生 生 文 库

生命　生机　生活

THE FIRST CELL

第一个癌细胞

[美] 阿兹拉·拉扎（Azra Raza）◎ 著

余相宜 ◎ 译

海南出版社
·海口·

版权合同登记号：图字：30-2022-030 号

图书在版编目（CIP）数据

第一个癌细胞 / （美）阿兹拉·拉扎 (Azra Raza)
著；余相宜译 . -- 海口：海南出版社，2022.7
　书名原文：The First Cell
　ISBN 978-7-5730-0602-8

Ⅰ . ①第… Ⅱ . ①阿… ②余… Ⅲ . ①癌 – 治疗 – 研
究 Ⅳ . ① R730.5

中国版本图书馆 CIP 数据核字 (2022) 第 108952 号

第一个癌细胞
DI-YI GE AI XIBAO

作　　　者：[美] 阿兹拉·拉扎（Azra Raza ）
译　　　者：余相宜
出 品 人：王景霞
责任编辑：张　雪
策划编辑：刘长娥
责任印制：杨　程
印刷装订：北京天恒嘉业印刷有限公司
读者服务：唐雪飞
出版发行：海南出版社
总社地址：海口市金盘开发区建设三横路 2 号　邮编：570216
北京地址：北京市朝阳区黄厂路 3 号院 7 号楼 102 室
电　　话：0898-66812392　　010-87336670
投稿邮箱：hnbook@263.net
经　　销：全国新华书店经销
版　　次：2022 年 7 月第 1 版
印　　次：2022 年 7 月第 1 次印刷
开　　本：787 mm×1 092 mm　　1/16
印　　张：19.25
字　　数：240 千字
书　　号：ISBN 978-7-5730-0602-8
定　　价：68.00 元

目　录

癌症之伤

1998年初春，我的丈夫哈维·普莱斯勒（Harvey Preisler）被确诊患有癌症。第二年，我们计划去旧金山度假，带着我们5岁的女儿谢赫扎德（Sheherzad），还有我哥哥贾韦德（Javed）的两个孩子——8岁的穆萨（Musa）和12岁的巴托尔（Batool），他俩从巴基斯坦到美国来玩。我们对这个假期充满期待，之前已推迟过两次，再不能推延了。孩子们已经急不可耐，又考虑到哈维的面部水肿和淋巴结肿大，急需采取积极治疗，那肯定得让我们在城里待上好几个月。在那之前，他坚持全家人一定要离开闷热的芝加哥出去度假，哪怕就1个星期。

飞往旧金山的航班定在一个晴朗的夏日早晨，我们在飞机起飞前一个半小时到达登机口，大家分头行动，哈维坐在候机区休息，而我跟孩子们在奥黑尔国际机场展开追逐战，我带着他们到美食区吃了些东西，然后返回候机区。

我们回来时，眼前的景象令我大惊失色。只见哈维坐在那里，双目失神，汗流浃背，手肘下的坐椅扶手和膝盖下的地面都积起了一摊汗水。他满脸通红，晶莹的汗珠填满了脸上的皱纹，英俊的面庞看起来出奇地年轻。他看着我，沉默却难掩焦虑。我让巴托尔跑去最近的咖啡厅帮忙拿一叠纸巾，我用纸巾轻轻擦拭哈维的脸和胳膊，然后擦干椅子和地板。汗水还是在不断地往下流，片刻不息，哈维的 T 恤和短裤全都湿透了，滴下水来。孩子们站在周围，脸色苍白，不敢看他。足足过了 15 分钟，这场"洪水"才算平息下来。我到礼品店买了新的衬衫和裤子。8 岁的穆萨一言不发地走上前来，接过我手中的包裹，小心地护送着茫然的哈维去洗手间。

作为肿瘤学家，哈维和我都非常清楚这样流汗意味着什么。这是一种 B 型症状，是许多癌症特别是淋巴癌的普遍症状。这可不是什么好迹象。出现 B 型症状的癌症通常更严重、恶性更强，且预后较差。我建议取消这趟旅行立刻回家，但哈维不愿再让孩子们失望，坚持继续这趟旅程。

到达旧金山的第一天，我们开车带着孩子们出去兜风，驶过弯曲的街道和海港时，我们俩心中都惴惴不安，不知道将会发生什么，唯恐出现最坏的情况。还好当时什么也没发生，哈维开始放松下来。然而，第三天夜里，我突然被惊醒——水不停地滴在我脸上，哈维的胳膊拱在我头顶，像开着水龙头一样流着汗。这一次，我们不仅需要为他换衣服，还不得不呼叫客房服务，更换湿透的床单。

一星期后，我们回到奥黑尔国际机场，哈维又出现了另一种与癌症相关的奇怪症状。他的左手腕突然肿大了两倍。上车回家时，尽管我已经给他吃了强力泰诺（Tylenol），但他仍然剧痛难忍，不停地扭动。持续 24 小时的冷敷加上强力镇痛剂才控制住他剧烈的疼痛。接下来的几天最为折磨，他经常大汗淋漓，夜里盗汗一两次，需要不断地更换衣物和床单。

肿胀从哈维的一处关节消退后，又会毫无预兆地忽然从别处冒起。新病灶先是刺痛灼热，几小时内变得鲜红滚烫。移动性淋巴瘤细胞自主游移，漫无方向。哈维脸上的水肿退下去，关节又肿了起来；颈部和腋窝的淋巴结肿胀了一天，第二天消退，随后脾脏又忽然肿大。流动的癌细胞分离、散开、聚集、消失、重组。它们假装漫不经心地在哈维身体里四处游走；它们"心怀怨愤，躁动不安"，任意进出各个器官，去探索各器官中可能扎根的位置，或排斥，或停留。哈维从内部，我从外部，我们一起看着这场"戏剧"，恐惧而无助。淋巴瘤细胞漫无目的，偏执而疯狂地行进，带着无心的恶意走向不可控制的结局。

20 年来，我一直致力于癌症治疗工作，但直到枕边至亲成为癌症患者，才真正明白癌症这种疾病是多么让人痛苦不堪。

这是那个夏季，我们所经历的伤痛——癌症之伤。

从终至始

我在 30 岁时绝不可能写出这本书，如今本书的问世，并不是因为我这些年完成的科研课题或学术论文，而是这几十年来的经历与体验。我照顾了数千名癌症患者，陪伴他们中的许多人走向死亡。我治疗的疾病多是绝症，说一些安慰的话语似乎有些做作，只谈个人学术成就又显得过分冷漠。周围环境事物或许并无太大改变，而我的感受却与以前大不相同。我学会了重新审视那些曾经以为理所当然之事，学会了在奇怪的地方寻求安慰。我对于一些曾自认为已经了解的事物，又有了新的认知，比如，生病与疾患的差异、治疗和治愈的不同、"感觉不痛"和"感觉不错"的差别；还认识到，许下从未实现的诺言是何等悲痛。在诊所里，在学术会议上，我都感觉自己像个骗子，一个装腔作势的知识骗子。他人疾病的复杂性让我自己的生活显得如此简单，在走向死亡的旅途中，我开始记录生存的悲剧。在这不停歇的记录过程中，有时我甚至为之振奋，也从中获得慰藉。

我治疗和研究一种骨髓白血病前期症状，医学上称之为"骨髓增生异常综合征"（myelodysplastic syndrome，MDS），1/3 的 MDS 患者会发展成"急性髓细胞性白血病"（acute myelogenous leukemia, AML）。与大多数常见的癌症类型一样，AML 的治疗方案 50 年来都没有太大变化。

　　其中只有些许细微的变化，手术、化疗、放疗方案——切割—毒害—灼烧的癌症治疗程序依然没有改变。这很尴尬，即使傲慢地否认这种尴尬也同样令人难堪。科技进步与动物模型上的治癌成功被大肆宣传，仿佛这跟治疗人类癌症有关系似的。以星期为周期测量癌症患者存活率的提高，不过是靠所谓的"改变游戏规则"来自欺欺人。盲目的乐观声明对病人极不公平，事实上，根本没人赢得了这场抗癌的战争，大多只不过是炒作而已。半个世纪以来，同样的夸夸其谈来自同样自以为是的声音。

　　一个世纪前，癌症治疗还处于原始阶段。或许 50 年后，历史学家也会如此评价我们。我们夸耀着伟大而神奇的技术进步，随意开关基因，有效编辑基因图谱——然而，癌症治疗在很大程度上却仍然停留在旧石器时代。问题不在于癌症研究没有进展，而在于为何癌症的治疗方式进步甚微。过去 50 年，人们在这一领域发表的论文数以百万计，宣称在对癌症的生物学理解上取得了巨大成功。如果已取得巨大成功，那么为什么我们却又无法运用这些研究结果？ 40 年来，我一直听到同样乐观的预言，说能治愈癌症的神奇疗法即将出现，因为我们对致癌基因、肿瘤抑制基因、人类基因组和转录组、免疫系统或阻断肿瘤的血液供应有了更好的理解。可大多数美好预期都在临床阶段功亏一篑，癌生物学知识与应用这些知识造福患者的能力之间存在的严重脱节令人吃惊。

　　我们谈论癌症的方式同样很原始。过去几十年里，我参加了数以千计的学术讲座，在"油管"（YouTube）上听了无数癌症研究者的公开演讲，演说内容千篇一律：开头都是说他们年轻时如何产生了研究癌症的热情，接着是怎样努力地工作，偶尔经受挫折，百折不挠之后终于取得个人成就，站上领奖台。演讲的最后，每位肿瘤学家无一例外地都会讲述至少一名患者康复的故事，他们积极乐观地总结所取得的确切进展，声称尽管进展甚微，但仍在不断进步，并以即将取得更大成功的许诺结束发言。"保持乐观"是关键，仿佛说出癌症患者真正遭受的剧痛折磨是一种罪过。为什么我们如此害怕讲述大多数死亡患者的故事？为什么要一直宣传那些积极逸事？为什么要把公众当作小孩子般娇惯？仿佛他们都脆弱敏感、紧张焦虑、容易受伤，认定他们需要保护，需要远离那些沉重的细节。事实上，对于每个参与其中的人而言，这不仅不公平，还会导致他们目光短浅，从长远来看，其效果只会适得其反。

我们的社会文化痴迷于胜利，将癌症患者的死亡视作失败，而且最好避而不谈。但死亡并非失败，否认死亡才是一败涂地。西方思想——至少在古典文学的描绘中——并不总是否认死亡。比如，希腊悲剧中对苦难的描述是为唤起观众矛盾的精神宣泄。看到自己最可怕的噩梦在舞台上公开上演，将自身代入剧中角色，辩论行为的后果，都能驱散观众对痛苦和死亡的恐惧。不同于希腊悲剧以高度夸张的形式呈现现实生活图景，强调内心焦虑和不安全感的深层根源，癌症故事中的痛苦和艰难抉择，无须夸张地描绘。有些人确实能设身处地、感同身受地体会这些致命的艰险，对于他们而言，阅读希腊悲剧和癌症故事同样都能深受启迪。

这些故事会引起我们深深的惊叹，理清笼罩在复杂生活中的蜘蛛网，解锁意想不到的美丽插曲，见证那些不可能情况下的小小的英雄主义，激发人们对一切美好事物更深刻的欣赏。"没有对生活的绝望，就没有对生活的热爱。"阿尔贝·加缪曾如此写道。清晰的认知来自换位思考。通过学习他人的经验，我们能更好地诠释自己的生活，选择另一种死亡方式，提前记录下自己的愿望。詹姆斯·鲍德温（James Baldwin）在《来自我脑海中某个区域的信》（*Letter from a Region in My Mind*）中，以惊人的口才阐述了我们的共同命运：

> 生命的悲剧如此简单，地球运转，日升日落，直到有一天，对于某个人而言，太阳最后一次落下，不再升起。也许人类麻烦的根源，就在于我们会牺牲生活的一切美好，将自己禁锢于图腾、禁忌、十字架、血祭、尖塔、清真寺、种族和军队、旗帜与国家，只为了否认死亡的事实，我们唯一拥有的事实。在我看来，人类应该庆祝死亡的事实，应该下定决心，向死而生，满怀激情地面对生活的难题，赢得个人注定的结局。一个人要对生命负责：它是那可怕黑暗中的一座小小灯塔，我们从黑暗中来，最终归去。为了后来者，我们必须勇敢而高贵地走过这条路。

事实上，我们中极少有人了解如何为死亡做准备，也不知道当它袭来时应怎样面对。

我每星期接诊三四十位病人，但对有些情况仍感到难以置信。有一位患者名叫亨利，43岁，英俊帅气，有着健康的古铜色皮肤。他经常打网球，妻子罗丝是一名艺术家，他们有三个年幼的孩子。而我要告诉他，他在百慕大群岛度假时无故出现的淤青，是因为患有急性髓细胞性白血病。骨髓检查显示，白血病源于严重的异型增生。大量受损染色体和p53基因（一种人体抑癌基因，也称TP53）突变，表明他的病情非常严重，甚至已经无法控制。他唯一的存活机会，是先接受密集的化疗，尝试缓解白血病，如若成功，紧接着立刻进行骨髓移植。这对夫妻的反应天真而无辜，一如预期惯例：在质疑与恐惧间摇摆不定，分心于各种事务，试图寻找支撑的力量，比如去研究这种疾病、找其他医生诊断、搜索最新的医疗选择、让他的兄弟姐妹做好移植的心理准备等。

夫妻俩第二次来访，我们面对面地坐在检查室里，就亨利严重的病情进行了沉重的对话。离开前，罗丝跟我说，她和亨利不知道该怎么告诉 3 个孩子，他们中最小的 5 岁，最大的也不过 10 岁。孩子们已经感觉到有什么不对劲，害怕发生最坏的事情。小孩会本能地察觉父母的焦虑，并评析紧张程度，就像鸟儿能听见灾难来临前的次声波。这一天晚餐后，等孩子们拿着蛋卷冰激凌在活动房里安顿下来，她终于找到机会跟他们谈谈。她先告诉他们，因为他们的爸爸得了血液疾病，要经常接受治疗，很多时候她得和他待在医院，奶奶晚上会常来陪他们。她说爸爸还要避免感染，要吃健康食品。两个男孩瞪大眼睛，都吓蒙了，哥哥看起来像快要晕倒，他们不想再听下去，罗丝也说不下去了。亨利忍不住哽咽。5 岁的女儿率先打破了这尴尬的沉默，她走到垃圾桶旁边，扔掉了手里的蛋卷冰激凌，平静地说："等爸爸能吃了，我再吃。"

在 4～6 周的住院化疗开始之前，亨利就因发热、寒战和暴汗而住院了。百万美元的检查仪器也没能查出任何具体原因。他开始注射 3 种抗生素，并同时进行抗真菌和抗病毒治疗，但不明原因的高热却继续肆虐，毫无减退的迹象。移植小组的人来看他，确定了几位可能的骨髓匹配对象。但是，我们必须首先将亨利骨髓中的白血病细胞数量从 80% 减少到 5% 以下，否则移植不会成功。由于白血病持续恶化，尽管他高热不退，我们还是不得不开始为他进行化疗。他骨髓中的造血细胞被清空，造成低血球计数，非常危险。接下来的三周，他遭受了高剂量化疗和可能致命的败血症的双重打击，变得虚弱不堪。终于，情况开始慢慢好转。漫长的六周住院治疗后，他回家了，然而，短短三周后，又因寒战、高热回到医院。白血病又卷土重来。从诊断到死亡，仅仅六个月。亨利接受的，是我从 1977 年以来就一直使用的两种化疗药物组合。

癌症的寒冬还在继续。

※ ※ ※

把癌症当作一种疾病，无异于将整个非洲看作一个国家。即使在同一名患者身上，在不同部位或不同时间点，它都不是同一种疾病。癌症邪恶而嚣张，随着每一次的连续分裂，它都在不断成长，变得更快、更强、更狡猾，也更危险。它简直是分子层智能的完美模板，能感知周围环境，并采取行动使自己的存活率最大化。它的行动看似有目的性，其基础在于反馈环路，不断运用过去的经验提高效率。随着时间的推移，它的分裂能力不断增强，不断入侵新空间，通过突变来关闭和开启相关的基因表达，提高对环境的适应性，优化"种子与土壤"的合作关系。我们眼睁睁地看着它发生变异，当一个区域的肿瘤在治疗中消退，另一个区域又出现新的病变，这种病变还带着精心挑选的新基因型，对所给治疗具有耐受性。仿佛迷你版的弗兰肯斯坦[1]，它们如幽灵般从机体中出现，决心要摧毁它们的创造者。

这种疾病惊人地复杂，而更惊人的是还原论者的自负，他们竟认为用一种药物针对一种基因异常便可治愈它。由于一些早期的研究成果，这一"神药"概念深入人心。例如，在慢性髓细胞性白血病中，使用靶向药物

---

[1] 英国作家玛丽·雪莱（Mary Shelley）在 1818 年创作的长篇小说《弗兰肯斯坦》（*Frankenstein*，也译作《科学怪人》《人造人的故事》等）中的主人公，是热衷于生命起源的生物学家用不同尸体的不同部位拼成的一个面目狰狞的巨大怪物。它引发了一系列诡异的悬疑和命案。——编注

甲磺酸伊马替尼，针对恶性细胞中染色体易位造成的异常杂合蛋白效果显著。另一种非常致命的疾病——急性早幼粒细胞白血病，也是由单一的染色体异常引起的，可用维生素 A 治疗。这两则成功故事似乎证实了一个范式：癌症由基因突变引起，可以用药物治愈。

不幸的是，大多数癌症都更为复杂，由更多的生物畸变驱动着恶性表型，癌细胞的信息通路比伦敦地铁还要错综曲折、顽固棘手。癌细胞不断地变形，几个小时就能更迭数代，它们以更换基因和整个染色体来取得新突变；它们使细胞器、蛋白质畸变，中和死亡信号；它们被无情的恶意驱使着，不断疯狂地进攻，在毫无防备的器官上炸裂开来，种下强力的恶性种子，然后继续冷酷地行进。癌症以专横的独裁统治着宿主。

面对如此复杂沉重的疾病，试图在组织培养细胞系或动物模型中复制其复杂性，并以此来开发治疗策略，完全是一场灾难。通过此类临床前药物检测平台，进入临床试验阶段的药物失败率高达 95%。剩下的 5% 最后也失败了，它们最多只能延长患者几个月的存活时间。过去 15 年，获批药物中有 70% 对患者的生存毫无帮助，且高达 70% 的药物实际上都对患者有害。

这些错误观念还将造成更大的伤害。根据现有数据，2018 年全球新确诊癌症病例约 1 800 万例，其中约半数死于癌症。美国癌症协会（American Cancer Society）报告称，随着全球人口的增长和老龄化，到 2030 年，全球癌症新增病例将增加到 2 170 万例，癌症死亡人数将达到 1 300 万。一项引用率很高的统计数据表明，1980—2014 年，美国癌症死亡率下降了 20%，1980 年 10 万人中有 240 人死于癌症，2014 年 10 万人中癌症死亡人数降至 192 人。然而，这一死亡率的下降并非得益于治疗的改进，而主要是因为早期诊断和吸烟人数减少。在全美及划定考察区域中，特定恶性肿瘤造成的癌症死亡人数都出现了令人不安的增长。1980—2014年，美国肝癌死亡人数增加了88%。在社会经济底层群体居住的或肥胖率较高的贫困地区，致命的女性乳腺癌、男性前列腺癌，以及胰腺癌、结肠癌和直肠癌的发病率增长迅速。尽管全美范围内淋巴瘤的死亡率稳定在8‰，但是在俄亥俄州、西弗吉尼亚州和肯塔基州等个别区域，其死亡率增长了74%。

然后是财政问题。靶向药物特罗凯（Tarceva，盐酸厄洛替尼片）能延长胰腺癌患者的生命，12天疗程需花费2.6万美元。18周的西妥昔单抗（Cetuximab）肺癌疗程，费用高达8万美元。在美国，2014年间新确诊的950万例癌症病例中，近一半（42.4%）患者在两年内花掉了自己毕生的积蓄。总体而言，美国2010年全年癌症治疗花费共1 250亿美元，预计到2020年可能达到1 560亿美元。这还只是病人和保险公司所付的账单金额，不包括慈善机构、私立组织、非营利基金机构、大学、行业机构和食品及药物管理局等各种其他来源的资金。文献检索显示，迄今为止已发表的癌症相关论文超过300万篇，生物医学信息检索系统PubMed显示癌症相关论文3 843 208篇（截至2019年10月），其中仅2018年发表的论文就高达165 567篇，而这些论文所报告的研究结果有70%都不可复制。

今天，预防大于治疗已成为共识。然而，实现这一目标的行动却严重滞后，与此同时，我们正在失去宝贵的生命，正在浪费大量的资源。作为肿瘤学家，我们的职责是从诊断到死亡为癌症患者提供治疗护理，提高他们的生活质量，减轻他们的痛苦。我们做到了吗？如果没有，是因为什么？我们能做些什么来改善未来患者的境遇？我们是否真的将心比心，从个人层面来考量癌症的深刻悲剧，理解它对患者家庭毁灭性的伤害，它对社会和经济的影响，以及它造成的严重心理创伤？更重要的是，在可能的范围内，我们是否已尽了最大努力？对当下实行的一些严酷治疗措施，我们是否应该质疑？我们提供的解决方案真的好吗？是否我们自己都不能确定，病人将死于癌症，还是死于我们开出的治疗方案？而这两种死亡方式，哪种更可怕？正如有人所言，用化疗、免疫疗法和干细胞移植治疗癌症，就像用球棒打狗来除掉它身上的跳蚤。这难道就是我们最好的选择？

※ ※ ※

利用现有的研究平台或更多人造转基因动物系统，想发现更好的药物，简直跟剖开大脑去寻找意识一样脱离现实，杳无希望。以此方式开发癌症药物已有 50 年之久，是时候重新评估这种临床前模型了吧？

不！

是时候完全抛弃这一策略了！悲叹毫无意义，除非能带来全新的策略。

新策略是停止追逐最后的癌细胞，集中力量消灭第一个。或更进一步，通过发现初期的癌细胞足迹来阻止第一个癌细胞的出现。

要阻止癌症，必须阻止它的开始。预防将是唯一慈悲而普遍适用的疗法。

预防不是靠改变生活方式。有人饮食健康、坚持锻炼却仍罹患癌症，因为致癌突变的累积可能是细胞繁殖和老化的自然结果。现在都是通过胸部 X 线检查和其他常规筛查进行早期癌症检测，而新策略必须超越当前的早期检测。我所说的预防，是指识别并消灭处于初始阶段的癌变细胞，不让它们有机会发展成真正恶性且不可治愈的疾病。这仿佛是一个不可企及的乌托邦之梦，但在一定时间内完全可能实现。我们已经在使用最先进的技术来检测治疗后的癌细胞残留，即最后的癌细胞。能不能调换顺序，用这些技术来检测最早的癌细胞？

为此，我于 35 年前开始专注研究白血病前期——骨髓异常增生综合征。早在 1984 年，我就很清楚，急性髓细胞性白血病太过复杂，在我有生之年或许都难以攻克。于是我把希望寄托于研究白血病前期阶段，探究防止它恶化为急性髓细胞性白血病的方法。这些年来我一直坚持这一策略。约翰斯·霍普金斯大学的伯特·沃格尔斯坦（Bert Vogelstein）是少数与我想法一致的研究者之一，他研究良性结肠腺瘤转化为恶性结肠癌的过程，得到了相同的结论——预防和早期检测是最佳策略。他的团队在研究乳腺癌、结肠癌、胰腺癌和肺癌领域处于领先地位。他们使用"液体活检"在体液中寻找初期的恶性肿瘤生物标记物。沃格尔斯坦多次指出，通用的实施早期癌症标记物检测手段和分子成像技术，可以治愈 30%～40% 的癌症病例。早期癌症标记物包括体细胞基因驱动突变、表观遗传变异、癌症特异性 RNA（ribonucleic acid，核糖核酸）和蛋白质、个体血浆、痰液、尿液和粪便中的癌症特异性代谢物等。只需用巴氏涂片检测癌源性 DNA（deoxyribonucleic acid，脱氧核糖核酸）标记物，对妇科癌症的筛查灵敏度可从 40% 左右提高到 80%。沃格尔斯坦说，今后 50 年，通过预防和早期检测，开发针对早期而非晚期癌症的新治疗方式，癌症死亡人数将下降 75%。

我下定决心要尝试在骨髓异常增生综合征患者身上检测出最早的白血病癌细胞，并在最初期摧毁它们。我面临的挑战现实而具体：此研究需要人类白血病细胞。于是我在给患者做骨髓手术时积极收集样本，MDS-AML 组织库就此建立。该组织库是我毕生心血的切实证明，我一生致力于研究初期阶段的癌症，致力于找到第一个癌细胞，将灾难扼杀在摇篮中。它建于 1984 年，已经是当今世界上最古老的个人医师独立收集的 MDS 及 AML 组织库了，库内没有一个细胞来自其他肿瘤学家。现在，该组织库保存着来自数千名患者的约 6 万份组织样本。

　　冷冻柜里的每一瓶样本都会唤起一段痛苦的回忆，每一支试管都在讲述一个故事。只有我见证了每一位患者在病程中所承受的痛苦，有些人甚至经受了十几次手术和取样。于我而言，这一切私密又神圣。有些冷冻柜的小瓶里装着患者的部分器官，在患者过世数十年后，这些器官还能在培养皿中解冻复活。其中就包括哈维的。我怎么能让这些患者失望？

※　※　※

　　我几乎能听到同行肿瘤学家和科学家们脑海中浮现的反对之声。

　　第一声反对，也许是控诉我忽略了现下全部待治愈癌症中 68% 的病例。而我的回答是，这个部分，早在几十年前就已经开始用手术—化疗疗法进行处理了。近期癌症死亡率的降低，主要基于早期检测的进步，而转移癌症的治疗并没有取得重要进展。唯一惊喜的例外是引入新免疫疗法，值得由衷地拍手称赞。两位优秀的科学家，詹姆斯·P. 艾利森（James P. Allison）和本庶佑（Tasuku Honjo）获得了 2018 年诺贝尔生理学或医学奖，以表彰他们在该领域的开创性工作。由于他们的突破性研究，许多绝望的肺癌、黑色素瘤、淋巴瘤和急性淋巴细胞白血病（acute lymphoblastic leukemia，ALL）患者得以大大延长预期寿命，甚至少部分可以完全治愈。这非常了不起。但免疫疗法并不普遍适用，当前能帮助到的患者还十分有限。首先，细胞疗法耗资巨大。而最坏的情况是，该疗法可能因超高的杀伤力而造成严重的副作用。在一个肿瘤负荷严重的患者体内，数十亿癌细胞突然同时死亡，会导致危及生命的毒性反应，因为细胞因子风暴会损伤肝脏和肺部，而肾脏会被细胞碎片阻塞。最后，有小部分接受治疗的患者

（7%～30%）出现难以解释的复发和诡异的肿瘤高速恶化。在肿瘤负荷较低时采用相同的治疗方法，则以上副作用都可以避免。事实上，利用人体自身免疫力来消灭最初的癌细胞，将是未来理想的治癌方法。

执业肿瘤学家们还一直重复强调："过去 25 年里，许多癌症的存活率都有所提高。乳腺癌、前列腺癌、慢性髓细胞性白血病和慢性淋巴细胞白血病已经成为慢性疾病，不再是绝症。就连几十年来最令人沮丧的恶性肿瘤——肺癌，其存活率也呈现出提高的趋势，尽管付出了巨大的代价。我们发现了至少 10～12 个靶向突变。另有 20%～25% 的患者对免疫治疗有积极应答。"我对此论述没有异议。当然，我们在许多方面取得了进展。这让我想起拉扎家的一位好朋友，已故的赛义德·V.S. 卡什米里（Syed V. S. Kashmiri）。他是一位出色的免疫学家和科学家，他曾对我弟弟说："阿巴斯，若有一天太阳从西方升起，全世界都会驻足凝视。但只有少数人看着它每天从东方升起并想知道为什么会这样，他们便是改变世界的人。"我引用卡什米里先生的话，因为我们便是如此，一直把许多事情视为理所当然。我们常说患者跟医生对话时，只关注积极的部分。我们肿瘤学家何尝不是一样，只关注那少数在有限时期内受益的病人。是时候考虑大多数患者了，他们承受化疗可怕的毒副作用，最终耗尽毕生积蓄，病情却没有好转。

同样，我还能预见来自一些科学家的批评，他们会一一列举通过动物研究和体外组织培养所取得的突破性进展，让我们在分子和基因层面对癌症病理有了进一步的理解。我同意，这些研究方式是深入了解癌症生物学的基础，必须继续进行。但你很快会发现，这些研究工具的运用将在本书中遭到谴责。我绝不是主张放弃如此宝贵的研究工具。我提出的问题是，事实证明，将这些研究模式用于开发肿瘤药物对患者几乎没有帮助。当然，这并不是个体研究者和肿瘤学家的责任，他们受困于这个体系，若不遵守规定的指导方针，便会失去研究经费，甚至会因玩忽职守被起诉。因为我也是其中一员，对此十分清楚。面对书中的每一点批评，我与任何阅读此书的研究者和肿瘤学家并无不同。但我的批评并非针对个人，而是指向这个我们不知不觉间形成的体系，这种在临床实践和基础癌症研究中，我们无意间共同创造的文化。

最后也是最重要的一点，肿瘤学家和基础科学家可能会认为，对于过去和未来，我的观点都太过悲观。这个论断显然也是错误的。事实上，我对过去和现在的情况实事求是，而对未来癌症的治疗非常乐观。接下来的几页内容中，你或许会从中感到悲观的气息，但那并非出于宿命论或虚无主义态度，恰恰相反，那是在表达对现状深深的失望。太多人失去了生命，只因为我们极其傲慢，因为我们相信自己有能力解决癌症这样错综复杂的疾病，这就像是在说我们将治愈衰老，它有可能会发生，但绝不会太快。等你读完这本书，你会跟我一样充满希望，相信未来的癌症患者会有更光明的结局，因为我们将学会把癌症扼杀在萌芽状态，从而避免癌症晚期悲剧的痛苦和折磨。我预测，在未来几十年里，医疗保健将发生根本性的转变。一旦我们安装上特殊设计的感测器，在出现实际临床症状之前，检测疾病引起的微小变化，神经、代谢、心脏和肿瘤疾病的早期检测自然会随之迎刃而解。这将是未来几年里，开发有理有据的有效预防模式并加以改进和完善的方向。

虽然书中的科学问题至关重要，但本书真正的价值在于帮助个体患者。他们面对着癌症反复无常的可怕挑战，我希望本书能在几个层面为他们带来力量，而非失望。首先，我们会看到，不是每一个悲观的预测都会成为现实；其次，成千上万的肿瘤学家和研究者们正夜以继日地努力工作，寻找更好的癌症治疗方法，这是不争的事实。每一天，我都见证着肿瘤学同行们以种种伟大或细微的方式为患者无私奉献。基础科学领域的同行也一样，他们不知疲倦地设计新的实验来验证各种假设，无私地与我们合作，帮助我们从分子层面理解癌症的内在变化。他们为癌症患者默默付出，做出了振奋人心的贡献。最重要的是，每一位阅读此书的癌症患者都将确信，他们并不孤单。我们在一起，我们中的每一个人都有 50% 的可能面临与他们一样的境遇。这些男女老幼面临严峻选择的故事反映了我们共同面对的挑战，表达了我们整个物种的焦虑和脆弱。

一些癌症患者很幸运，能活下来讲述他们自己的故事。我的一些病人也同意在本书中分享他们的故事。面对危及生命的疾病时，他们仍强烈地渴望生活、热爱生活，充分展现了人性的力量。几乎所有人都拒绝匿名，他们不愿意用一堆字母或病例编码作为代号，而选择提供真实姓名甚至照片。他们希望明确身份，希望你们知道他们是活生生的个体，希望他们的声音被听见。他们会带你走过他们个人的"地狱"，然后跟你分享他们乔伊斯式的精神——"去生活，去犯错，去跌倒，去胜利，去用生命再创生命"。最重要的是，他们不惜一切活下去的鲜活渴望跃然纸上。正是因为他们，我们这些肿瘤学家才会如此狂热执着，迫切地寻求看似不切实际的治疗方案，不断探索未知的种种可能，永不放弃，不让他们失望。他们是我们的精神力量。

然而，更多患者已经离世。由于我们不对导致患者们死亡的决策和行为进行仔细复查、质疑挑战，而是漠然视之，一个个患者在我们的沉默中失去了生命。在审视癌症的过程中，我的角色发生了多维度的转变。我是一名肿瘤医生，亦是癌症患者的遗孀，是患者的朋友，也是观察者、远程顾问、基础科学家、临床研究员。我质疑专家的建议和患者家庭的选择。我惊叹于患者们的天真乐观，他们充满希望，在一个又一个痛苦的试验中饱受折磨。更重要的是，我还质疑自己的决策。我的决策是否基于事实，抑或只是基于一些设计不当的研究所获得的不充分数据，做出不得已的选择？若我不能为病人提供更好的生活，能不能提供更好的死亡方式？我能否提高自己的沟通技巧？我该怎样获得工具箱中没有的技能，在更深的人性层面上更富有同理心地与病人互动？那不是我成为医生的初心吗？在真诚坦率的交谈中，病人与肿瘤医生都更加人性化。我希望提出新的想法，透过深刻影响着病人、家属、幸存者、肿瘤医生和基础研究者的人类问题棱镜，让我们所有人重新思考，质疑自己，挑战常规，认真审视我们刻板僵化的体制和中世纪般古板陈腐的机构。

最后，我想问，如果让朋友、家人、病人、医生这些牵涉其中的人回顾过往，知道现在所知的一切，经过了一定时间的思考消化，承受过失去的痛苦，他们会改变哪些决定呢？回忆细碎的谈话片段、啰唆的细节、绝望的选择，唯有在这样的追忆反思之中，清晰的画面才会浮出水面。原来对悲伤不幸的敏锐洞察一开始就存在着，它只是一直被压抑着，慢慢渗入意识。医患双方要坦诚相对着实不易，等到多年以后与患者家属交谈，我才终于能坦率地解释一切，因为他们终于做好了听的准备。回顾的过程迫使我们重温创伤，唤醒被压抑的记忆。其目的不是为了沉湎于痛苦，而是为了从过去中解脱，做好准备，将来才能做得更好。

只要还有一名亨利迅速而残忍地死去，就根本无须争论癌症研究和治疗的进展是大是小。首先，让我们谦卑地接受现实吧，我们的工作尚未完成。再进一步，我想说，让我们承认传统的处理方式大多过于僵化。在接下来的章节中，我坚持关注每一位个体的痛苦，是为强调我们急需改变，是为迫使我们每个个体和社会整体摆脱教条与传统的枷锁。本书的责任是从根本上重新绘制科学路线，让我们的智力、技术、体力和情感找到新的方向，不再受困于那些仅能延长短短数月生命的缺陷模型，而是去构想并努力实现希望的实质——通过早期检测和预防来实现真正意义上的治愈。从终至始，从最后一个到第一个。

我们有，且只有一个目标——确保我们所有的科研努力都是为了减轻人类的痛苦。我每天面对着这些痛苦，并将它们记录在《第一个癌细胞》这本书里。就人类的痛苦而言，科学和情感、医学与诗歌自然地融为一体，不可分割。这种融合不同于过去的癌症研究与治疗范式，甚至不同于过去谈论癌症的方式，对话充满同情心，科学亦富于关怀和共情，这能让我们不再因循守旧、自以为是，让我们得以解脱，不再受困于自己无意间进入的精神牢笼。我们的生命危在旦夕，我们的未来岌岌可危。让新技术、新观念打破僵局，重整实验室，重建我们的精神。让我们负起责任，抓住机遇。让我们解构这门已经变得冷漠的科学，再通过人类痛苦的棱镜来重构它。

谁人能够承受

我亲眼所见的荒凉

谁人如此勇敢

始终睁开双眼

看着鬼怪乱象滚滚而下

落于睫间

看着枪子弹片扭曲而至

刺入呼吸

看着生命哀号

哭喊着余生

——阿玛德·法拉兹（Ahmad Faraz），《眼睛银行》（*Eye Bank*）

第一章

奥马尔——生命之高贵

一只雀子的死生，都是命运预先注定的，

注定在今天，就不会是明天，不是明天，就是今天；

逃过了今天，明天还是逃不了，随时准备着就是了。

——莎士比亚《哈姆雷特》第 5 幕第 2 场

　　我和奥马尔在纽约相识的一年多时间里，他跟他的母亲纳希德几乎是形影不离。在我脑海中，很难将他们母子分开。从 2007 年夏天第一次收到奥马尔的信息，到我见他最后一面，他躺在床上奄奄一息，纳希德蜷缩在他身旁。我深知自己有幸，得以见证如此伟大的血脉亲情。爱无止境，奥马尔与纳希德之间的情谊将在新的天地延续。

天空与星辰容不下你的苍穹，

唯我心无垠，愿拥抱你的伤痛。

——赫瓦贾·米尔·达尔德（Khwaja Mir Dard）

2007 年 9 月，我刚搬到纽约不久，纳希德带着她两个儿子来我家吃晚餐。大儿子奥马尔那时 38 岁，毕业于牛津大学和哥伦比亚大学，左肩处发现高恶性骨肉瘤。

他几天前刚做完一轮化疗，口腔如战场般遍布疮痍，嘴里满是溃疡，黏膜损伤，牙龈出血。晚餐精致丰盛，亲人好友围坐一起。奥马尔一如往常地观察细致，妙语连珠，一边用他标志性的幽默逗大家开心，一边平静地拿出一瓶止痛药剂，小口啜饮，仿佛是什么美味佳酿。这便是他的格调，他的风采。

我们相识时间不长，大致可分为三个阶段。

第一阶段始于 2007 年夏天，我们忙于挑选医院与医生，纠结是否应去波士顿咨询其他医生的意见，焦虑该选择哪种化疗方案。

第二阶段，奥马尔开始经历不可避免的可怕循环：病情恶化—化疗中毒—各种副作用，周而复始。先是根治手术，外科医生尝试切除肿瘤。可惜，肿块活检报告显示，癌症已扩散，癌细胞渗入静脉。这基本等同于宣判死刑。为了清除癌细胞，开始一轮又一轮的化疗与放疗，循环往复，他几乎已习以为常。间或出现全血细胞减少，免疫系统严重受损，口腔黏膜溃烂，甚至偶尔因败血症住院；一个疗程结束，只得以短暂地喘息，又开始下一轮。

他承受着种种严重的毒副作用，病情却丝毫不见好转。癌细胞继续扩散：某一周，肺部小结悄然显现在 CT 光片上；某一个清晨，手腕上出现柔软的红色肿块。

在此期间，我曾当着奥马尔的面，问纳希德为何不回老家卡拉奇几天。一是她母亲生病了，二是她打算在这边长期陪护，至少要待到奥马尔化疗结束，也需要回去准备些东西。"他不让我走。"她简单答道。我看了看奥马尔，明白确实如此，他无法忍受纳希德离开他的视线。"阿兹拉阿姨，"他说，"有母亲在，孩子一定会好好的。"于是纳希德原计划在纽约只待几天，最后却待了18个月。除了睡觉，她时刻陪伴着奥马尔，处理他的各种事务。

这大概是最痛苦的阶段，寻常人一定会精疲力竭，奥马尔却干劲十足。这简直不可思议。他当时在约翰·杰伊刑事司法学院任教；他分析时事，见解独到，完成了大量的写作。并且那时他新婚宴尔，非常自信乐观。

他从未失去精神生活。2008年5月，理查德·道金斯（Richard Dawkins）到我家来访时，奥马尔也来吃晚餐。纳希德带来了她的书《克什米尔披肩》（*Kashmiri Shawl*），作为礼物送给理查德，理查德激动地把书带回家给他妻子，她可是纳希德的书迷。奥马尔准备了一长串的问题，跟理查德促膝长谈。6月初的一个晚上，奥马尔打电话跟我说，有人列出"死前必读的100本书"，而他不同，他列出了"要活下去必读的100本书"。他问我有没有兴趣跟他一起看看他的书单。我的朋友萨拉·苏勒里·古德伊尔（Sara Suleri Goodyear）是耶鲁大学英语系教授，当时跟我住在一起。我们都对这个想法很感兴趣，便约奥马尔把书单带过来，一起吃晚餐。那个夜晚简直激动人心，奥马尔神采飞扬地列出一个个书名，萨拉和我提出我们的意见。我们最爱的书大多都出现在他的书单上——从荷马、柏拉图、亚里士多德、希罗多德、修昔底德、维吉尔到《旧约》与《新约》《薄伽梵歌》《古兰经》，再到马基雅维利、裁默·伽亚谟和《伊索寓言》。他罗列了奥古斯汀、塞万提斯、陀思妥耶夫斯基、托尔斯泰、易卜生、福楼拜、普鲁斯特、兰佩杜萨、石黑一雄、拉什迪、史密斯、达尔文、霍金、斯蒂格里茨、斯蒂芬·平克和伯特兰·罗素，以及费曼、库恩和戴蒙德。整个列表可以在《3夸克日报》（*3 Quarks Daily*）上那篇我写他的文章中看到。在他离开后，萨拉和我聊着关于他的事情，一直聊到深夜。我们惊叹于一个如此热爱生活、如此年轻又博学的人，面临着几乎注定的死亡，竟然能这样从容镇定，泰然处之。

我们相识的第三阶段开始于 2008 年 9 月。他知道自己在走下坡路。尽管经过了多次手术切除了转移性病灶，包括双侧肺部都做了部分切除，癌症仍在远端复发。我们一起庆祝他 40 岁生日那天，他正在接受化疗期间，手臂上却又诊断出一个巨大肿块。这可不是什么好消息。

奥马尔的家人立刻采取行动，他的母亲纳希德、最好的朋友努尔和他忠诚可爱的妻子穆尔西一起，带他去找杰拉尔德·罗森博士（Dr.Gerald Rosen），他是圣文森特综合癌症中心著名的骨与软组织肿瘤专家。格里（杰拉尔德的昵称）建议进行第二轮根治手术，切除几乎一半的肩膀、手臂和胸部，希望能切除原发肿瘤周围的大片边缘组织，他坚信原发肿瘤是恶性细胞的主要来源。格里坚持手术绝对必要，并提出安排他认识的外科医生进行如此高风险的大手术。对于奥尔马的肿瘤，如同大多数实质固态瘤一样，格里认为若不能切除肿瘤，抗癌就失败了。但医院的外科团队并不赞成这一方案。奥马尔左右为难。他们随后来到我的办公室，奥马尔直接问我的意见，我也对他直言不讳："格里建议的手术风险很大，但这是唯一能挽救生命的方案。你还年轻，顺利通过手术的概率很高，给自己一个机会，去做手术。"另一种选择是实验性临床试验，我告诉奥马尔，最好的情况下，试验药物能延长他的生命几个月。手术充满潜在的危险，却是唯一治愈的可能。但他若选择药物治疗，我承诺能帮他拿到任何他需要的药物。奥马尔默默听着，最后表示他会考虑我的话。

奥马尔的姐姐和弟弟一直都勇敢坚定，尽全力挽救他的生命。他们不停地搜索有关新疗法或临床试验的消息。他姐姐萨拉带着她可爱的小儿子来看他，奥马尔特别开心。（他最可爱的地方之一，在于他心怀世界之大，却同时懂得为生活中的小事而感动开心。）有一天，他带萨拉过来吃晚餐。萨拉问起奥马尔的病情、可能的选择以及他短期和长期的预后，我很惊讶她能提出这么细节的问题。他的弟弟法里德正在布朗大学攻读博士，但他尽可能地把时间用来陪伴奥马尔。只要在纽约，他都会陪奥马尔去医院就诊，奥马尔住院时，他留院陪护。有一天他们离开时，我看见法里德默默地调整好奥马尔手臂上的悬带，帮他穿上外套，而奥马尔一直在和我说话，都不用跟他开口。这一幕让我深受感动。

奥马尔的家人和朋友虽一直参与他的治疗过程，但他们完全尊重他自己的选择，无论他们是否赞同，都会无条件支持他的决定。他们坚定地站在他身旁，以坚韧的意志面对悲剧的抉择，这不止一次地让我想起法伊兹·萨希卜（Faiz Sahib）的名言："Jo aye ke hum dil kushada rakhtay hain（该来的总会来的，我们心怀广阔，坦然面对）。"

最后，奥马尔决定不接受格里医生的根治手术建议。几天后，他来电请我帮他安排参加临床试验。随后，他到蒙特菲奥里医疗中心开始了临床试验。11月，他和穆尔西来我家吃午饭时，看起来心情还特别好。然而，1月初，试验失败，他又以他一贯的精力和效率迅速开始寻找其他可能性。我们都在疯狂探索。他对一种名为达沙替尼（Dasatinib）的药物感兴趣，该药物正被试验用于他那种肉瘤的治疗，但他又不愿再参加另一项临床试验，那会限制他尝试其他疗法。我答应为他从药品制造商那里取得豁免，给他开一份单独的用药方案。

奥马尔已经历了7次大型手术——切除了近一半的肩膀，切除部分右肺，接着是部分左肺。他接受了一轮又一轮的毒性化疗和放疗，参与了毫无益处的临床试验。与此同时，肿瘤在他身体其他部位不断出现。

※　※　※

奥马尔的困境凸显出我们在癌症治疗上是多么失败。

他的肿瘤医生和我都知道，在第一次手术失败后，化疗和试验药物都不可能治好他的癌症。如果术后我们唯一能做的不过是略微延缓死亡时间，治疗或不治疗，哪个才是更好的选择？如果不幸注定降临，一直向奥马尔和他的家人建议那些最多延长几星期生命的新药物，是不是很残忍？不清楚他们是否曾注意过这些药物的疗效期限有多短。奥马尔和他的家人都完全相信，如果一种药物获得美国食品药品监督管理局（Food and Drug Administration，FDA）批准或至少用于 FDA 批准的试验中，它对挽救生命的益处定然值得他承受任何副作用所带来的痛苦。他们是否真的理解，事实上，这些药物延长生命的效果都不过是以"周"来计量的？

监管机构的行为使病人的期望复杂化。一种新的抗癌药物进入市场需要 10～12 年，其成本高达 5 亿～26 亿美元不等。我们投入大量的智力、财力和时间进行临床前研究，以确定潜在的癌症新疗法，但这些努力却很少转化为有益于患者的实际成果。只有 3%～5% 的癌症患者参与了实验性试验，其中，1991—2002 年，仅 3.8% 的参与患者在第一阶段试验中取得客观临床应答，第二阶段和第三阶段的结果也不理想。

认识到肿瘤领域的高度需求，又受到来自宣传团体和癌症患者的压力，FDA 愿意批准新癌症用药，哪怕该药物比起现有疗法仅能延长患者存活时间两个半月。即使审批门槛如此低，也只有 5% 的药物能够获批进入市场。在 21 种适应证中，癌症用药成功率最低，这些获批药物仍可能以失败告终。一旦在非试验环境下使用，其结果甚至并不比未获批药物好。部分原因在于试验实施方式。参与试验的患者都经过精挑细选，一般都体型合适，能通过严格的筛选标准，包括稳定的身体状态、正常的心肺和肝肾功能、没有任何严重并发症等。而大多数癌症患者年纪更高、情况更差，且患有其他共病。在这样严格监管的临床试验环境中，药物或能稍微延长患者的生命，但一经获批，由一线执业肿瘤医生用于治疗未经筛选的普通患者，那点微弱的疗效几乎荡然无存。

2002—2014 年，FDA 批准了 72 种新抗癌药物，延长患者存活时间 2.1 个月。2006—2017 年，86 种实体瘤疗法获得批准，延长患者存活时间中位值 2.45 个月。过去 20 年，70% 的获批抗癌药物完全无效，对于延长生命没有体现出任何可量化的疗效，且 30%～70% 获批抗癌药物对病人有害。《英国医学杂志》刊登的一项研究表明，2009—2013 年，欧盟监管机构共批准 68 种抗癌药物，其中 39 种效果不佳，相比原有的治疗手段、安慰剂或其他药物联合治疗，对患者的存活时间及生活质量均无改善。在我自己的专业领域，骨髓增生异常综合征就是一个很好的例子。目前有两种获批的 MDS 治疗方案，一种是药物来那度胺（Revlimid），仅适用于 10% 左右的 5 号染色体长臂缺失患者。对其余 90% 的 MDS 患者，有两种获批药物可选，阿扎胞苷（Vidaza）或地西他滨（Dacogen）。无论使用哪一种，改善低风险 MDS 患者贫血达到不需要输血的程度，其概率约为 20%。且现在还无法预判哪 20% 的患者会对药物有应答。这意味着 80% 的患者要接受每月 5～7 天的化疗，至少持续 6 个月，其疗效极低甚至毫无作用，却要承受所有毒副作用，并支付昂贵的治疗费用。对于有应答患者而言，只要疾病没有恶化，就必须坚持药物治疗。药物不能直接治愈应答患者，中位缓解持续时间约 10 个月，个别患者缓解期长达数年。

面对这些选择，肿瘤医生该给患者什么建议呢？从广义上来讲，为病人做选择的并非我们，而是素未谋面的陌生人。即使我有不同想法，也无法作出真正独立的决定。其他专家已为最佳实践制定了正式标准，越轨者的任何离经叛道都可能面临违法的风险。在内部力量驱使下，我们靠效仿标准来寻求庇护。责任由这一领域的关键意见领袖（Key Opinion Leader，KOL）团队共同承担。该团队考量了当下所有科学文献，总结了无数临床试验，最终从中提炼出一套普遍原则。该指导原则是循证医学的核心，于是广大肿瘤医生群体随之采纳这些原则对癌症患者进行分类、分期和治疗，并使用统一且普遍适用的话语体系评判治疗结果。

这是好事。确实，循证医学非常重要。但在照顾个体患者时，循证医学还远远不够。无论提炼普遍规则的数据量多么庞大，具有多么显著的统计学意义，将基于广大群体的观察结果用于特定的个体患者，仍具有相当大的挑战性。30%的典型试验应答率，说明100名具有相同临床和生理特征的患者若接受该药物治疗，可能有30名患者有积极应答。而对于个体患者而言，现在还没有任何办法确定他们是属于用药有效的那30%还是属于用药无效的那70%。此外，药物应答会有多大意义呢？如果药物应答持续时间中位值为10个月，也就是说，30名应答患者中有15名会在10个月之内失去应答，只有15名能继续从中获益，其中极少数会长期用药有效。而癌症还会随时复发。这一规律适用于今天最成功的靶向治疗，只有极少数例外。相较支持性治疗，这些药物能延长患者几个月的存活时间。然而，当我面对一位没有5号染色体缺失的低风险MDS老年患者时，他每两到三周输血两个单位，行业意见领袖们告诉我应该给他FDA批准的疗法，尽管其有限期应答率仅为20%。或是面对奥马尔这样的患者，如果治疗根本无法延长他的生命，是否还应该继续进行实验性临床试验？他们仍会说：是的。

想象一下，你手握这些数据，坐在奥马尔对面，根本不可能用大数据提取的循证医学去为他个人做决定。几乎没有任何信息能帮我们预测奥马尔最可能的结果。万一他是位幸运儿，有望成为罕见的长期应答者呢？不入虎穴，焉得虎子，我们唯有放手一搏。

肿瘤医生们相信，让奥马尔接受实验药物和化疗，不论应答概率多小，至少还有一定的机会。问题不仅是这些药物最终于他无用，我们给出的建议也毫无益处。可能我们的建议不够实际、不够明确，或许我们本可以建议他享受余下的生命，无论还有多少时间；而不是将短暂的余生耗费在一次次化疗后的呕吐中，因喉咙布满痛疮，只能靠恶心无味的止痛剂维生。他原本至少能花一点时间跟新婚妻子去旅行，去英国看看朋友，去巴基斯坦和孟加拉国跟家人团聚。然而，奥马尔却被判处了无期徒刑，他不是在接受治疗，就是在承受副作用的折磨，除了呕吐和口腔溃烂，还有极低的血细胞计数和高度抑制的免疫系统，导致他时常因感染住进医院。

那么，不作为真的是最好的办法吗？若我们不进行治疗，肿瘤会迅速生长，一样会造成巨大的痛苦。哪一种选择产生的痛苦会少一点？让病人承受无效治疗带来的痛苦的毒副作用，以及身体、经济、情感和心理上随之而来的巨大负担，实在不像是最佳答案。局部控制肿瘤生长，缓解疼痛，会不会好一点呢？我们有没有给奥马尔提供不再治疗的选项？又该不该这样做呢？过去的经验可以作为参考。现在大家都很清楚化疗和放疗的毒性，但不受抑制的肿瘤有多大的破坏性却已经很难见到。史蒂芬·S.哈尔（Stephen S. Hall）在他的杰作《血液中的骚动》（*A Commotion in the Blood*）中，描述了 19 世纪末一位少女罹患高恶性肉瘤的最后阶段：

> 癌症的结局从不美好。尤其在那个时代，医生追踪那些不那么可怕的症状，却无力控制，结局更是糟糕。乳房肿瘤长到鹅蛋大小，腹

部肿瘤甚至更大。她的身体从头到脚布满了星星点点的小肿瘤，科利把它们比作铅弹或碎豌豆。到最后，一天数次呕吐不止，她没吃任何固体食物，很快就吐出大量鲜血。"几乎每小时发作一次，"科利说，"病人身体极度虚弱，这简直让她筋疲力尽。"伊丽莎白·达希尔18岁的身体遭受可怕的病魔入侵，她始终意识清醒，直到生命的最后一刻。最终，1891年1月23日，她在新泽西的家中去世。

这样失控的病逝太过恐怖，于是我们把希望都浪费在追寻不可能找到的治疗方法上。如果用对药物，哪怕经过长达10年的反复失败，总会有意外的惊喜。问题是如何从一开始就确定病人该用哪种药。

我的一个病人菲利普·科尔曼（Philip Kolman）患有低风险骨髓增生异常综合征，他基本上放弃了求生的希望。他自己叙述道："2017年初的一天，我在佛罗里达的医生告诉我，他对我的病已经没有别的治疗方法了。我需要频繁输血，每星期两到三个单位。他说我应该四处联系看看有没有适合我的研究项目。"跟奥马尔和他的兄弟姐妹不同，科尔曼说："我听到这个消息，就知道自己所剩时日无多，于是开始做人生最后的安排。"包括给我写信。他准备好了迎接死亡，但我没有。我让他飞去纽约接受一个新研究项目的测试。一开始进入项目，他的输血频率从每周一次下降到四五周一次，但随后稍有恶化，直到每两三周输血一次才稳定下来。"现在，我在等着下一种药物的出现，等它带来新的开始，新的希望。"科尔曼说。

※　※　※

奥马尔过世的几星期前，我去他家拜访。那天是他40岁生日。那晚他精心打扮，盛装出席，穿着正式的黑色夹克和漂亮修身的裤子。他天真地把我拉到一边，给我看了一样东西：过去 48 小时内，他手臂上莫名突然冒出了一个坚硬的红色肿块。带着不屈不挠的求生意志，这个异常聪明的年轻人盯着自己的手臂，问我这是否意味着肿瘤复发。他希望我说"不是，这不过是感染而已。"在我与奥马尔相处的时间里，那是我第一次感到特别难受——而我甚至还不是他的家人。一想到穆尔西和卡马尔，萨拉和法里德，尤其是纳希德要怎样面对奥马尔癌症的复发，我就伤心不已。我无法继续待在生日派对上，不顾纳希德的挽留，我在几分钟后离开了奥马尔家。还没走到地铁站，我就在人行道上干呕不止。

我的丈夫哈维·普莱斯勒是芝加哥拉什大学癌症研究中心主任，57 岁时，他被确诊癌症。他亲自指导我学习肿瘤学，有一条规则他反复强调：不要与患者走得太近。我不确定自己是否如他所愿遵循了这一建议。当他对我说"你来照顾我吧"时，我十分震惊。

"可是，哈维，"我反对道，"一直以来，你都坚持如果我感情用事，让情感影响到临床决定，就不能保持客观。"

他简单答道："对不起，我只相信你的判断。"

之后 5 年，我们看了无数验血报告、磁共振成像（MRI）和影像扫描，眼睁睁地看着他腹部的肿瘤越来越大，看着持续的真菌感染在他肺部汹涌扩散。哈维很清楚那些图像意味着什么。他不是盲目寻找虚假希望之人，也从不轻易受人哄骗。但他总是转过头问我："阿兹，你怎么看？"他需要放下自己的判断，寻求我的意见来决定他自己该如何面对。我小心翼翼，尽量不伤害他。

朱莉·伊普-威廉姆斯（Julie Yip-Williams）于 2018 年 3 月 19 日过世，终年 42 岁。她写博客记录自己的结肠癌，她说："癌症摧毁了希望，留下了一地荒凉，充满悲伤、抑郁、绝望，还有无穷无尽的徒劳无益。然而希望是一件有趣的事情。它仿佛拥有自己的生命和意志，不受我的意识力量所控制。它不可抑制，它的存在与我们的精神密不可分。希望的火焰，无论多么微弱，始终不会熄灭。"

奥马尔有什么选择呢？是屈服于绝望无助，面对一路陪伴他的母亲和妻子满面惊恐的样子，还是把希望寄托在推动现代医疗进步的肿瘤学家身上？在癌症面前，这很少是非此即彼的选择题。希望与绝望之间，鲜少有其他选项，患者同时或连续面临着希望和绝望。奥马尔亦是如此，面对癌症，他带着斯多葛式坦然的清醒和不屈不挠的乐观精神。

※　※　※

奥马尔和菲利普的经历体现了癌症研究令人忧虑的现状。

谈到无效治疗时，常见的错误说法是"患者用药无效"。事实上，无效的是药物，而非患者，是这些药物仅有 5% 的成功率，便被送到病床边进行临床试验。用于识别药物潜在疗效的临床前实验室数据，并不能预测药物在临床环境中的真正效果。在奥马尔和菲利普的病例中，我们无法更快地确定到底哪种药物对他们有效，只能被迫采用试错法，让他们进行反复的试验，付出巨大的身体、心理和经济代价。我们做错了什么呢？为什么我们没能将核心出版物上的科学进展转化为改善患者预后的成果？

是时候对当下的研究范式进行质疑了。当然，当下癌症研究也有亮点，有一些亚群患者，甚至是恶性肿瘤患者，都通过使用当下研究开发的药物取得了治疗成功，比如慢性髓细胞性白血病，大多数儿童恶性肿瘤患者，以及某些类型的成人骨髓和淋巴癌患者。我们将看到这些成功的原因，同样也会看清失败是系统性的，而这些成功只是一连串失败中的例外。绝大多数研究人员在研究他们从未见过的疾病，实验动物身上的癌症并非自发性的，而试管中的"癌症"也必然要靠人工制造并维持。这些人造数据与真实肿瘤几乎无关，而这些"模型"却被交给工业界用于进一步临床药品研发。尽管存在少数例外，但这种药物开发方法着实无益于患者。我们是怎么走到这一步的呢？

亚历克西斯·卡雷尔（Alexis Carrel）因在外科医学上的卓越成就获得1912年诺贝尔生理学或医学奖。1912年1月，即将获奖的卡雷尔从一只鸡胚胎的心脏中取出细胞，放进实验室的培养皿，维持细胞存活并不断增长30年之久。这令科学界大为震惊。只要为这些细胞提供所需营养成分，它们就能保持活性。卡雷尔的细胞培养奇迹指向惊人的结论：活细胞拥有永生的潜力。可惜，没人能复制卡雷尔的实验结果，总体来说，研究人员能在培养液中保存细胞，但仅能维持数周，更别提几十年了，没人能解释卡雷尔的培养细胞为何能存活如此之久。

细胞是否具有永生的潜力？这一问题一直没有得到解答，直到1960年，里奥纳德·海弗利克（Leonard Hayflick）给出了答案。通过一系列的复杂实验，海弗利克成功地用培养基培养正常细胞，使之存活了很长时间，但并非永久。细胞不能永生，它们会衰老、死亡。海弗利克发现，如果不受外力影响，细胞经过大约45次分裂（海弗利克极限）后，就会沿以下两条路径之一发展。它们要么最终将活动减少到生存所需的最低限度，逐渐蜷缩，进入衰老期，要么直接死亡。海弗利克认为，卡雷尔培养皿中的原始细胞不可能存活那么多年。卡雷尔用于喂养原始细胞的营养液中很可能含有可存活的胚胎干细胞，这些细胞在培养皿中扎根并存活下来。

从那之后，海弗利克极限成为生物学黄金法则，其被证实适用于正常细胞。而癌细胞却不同，一个肿瘤在实验室获得了永生。1951 年 2 月 8 日，从海瑞塔·拉克斯（Henrietta Lacks）身上摘除的宫颈肿瘤被送往乔治·奥托·盖（George Otto Gey）的实验室。以患者名和姓的前两个字母予以标注，海拉细胞（HeLa Cell）在培养皿中分裂繁衍，产生了第一个人类组织培养"细胞系"。仿佛一个巨大的超有机体，在营养液的供养下，海拉细胞一路气势汹汹，从试管到动物，它们漂浮在烧瓶里，在甲基纤维素涂层的培养皿上切割出锯齿状的路径，不断地攀爬潜行，铺展扩张，持续不衰长达 60 年。它们发生了质变，相比于普通人类细胞拥有 46 条染色体，海拉细胞染色体数为 70～164 条不等。在最具挑战性的环境条件下，海拉细胞的生存能力极强，无论在无机烧瓶还是小鼠身上，它们都能以最快速度为自己开辟生存空间。

到目前为止，已培育出约 4 万磅（约 18 143.69 千克）海拉细胞，它们以各种方式扩散在整个科学界，用于研究学习、分子解剖、基因重组，用作研究生的教学工具，用以支撑重大研究项目提案，等等。这场狂欢带来了令人尴尬的科研财富，研究者们靠海拉细胞获得了数千项专利，涉及从脊髓灰质炎（小儿麻痹症）到癌症等多种疾病。这一意外的礼物让医学研究获益良多，海拉细胞转手于一位又一位研究人员、一个又一个实验室，甚至跨越海洋和大陆，而讽刺的是，它最初的主人拉克斯女士对这一切却并不知情，从她的盆骨中取出原始肿瘤后不过 8 个月，拉克斯就去世了。［丽贝卡·斯克卢特（Rebecca Skloot）在她 2010 年的畅销书《海瑞塔·拉克斯不朽的生命》（*The Immortal Life of Henrietta Lacks*，中译名《永生的海拉》）中巧妙地叙述了关于海拉细胞的丑闻，涉及种族与研究的复杂关系、贪婪、商业和生物伦理问题。］

海拉细胞可预见的持续增长为研究者提供了实验机会，包括在可复制的体外模型上进行各种药物有效性测试。海拉细胞的成功带来了更大的发现，通过实验、技巧和一点运气，可以诱导各种肿瘤恶性细胞在实验室中持续生长。于是又产生出更多的细胞系，科研人员涌入这一领域，对各种癌症进行了大量实验。

许多实验用这种组织培养细胞系测试抗癌药物的效果，希望能找到可靠的方法来预测药物应答性。问题是，细胞系是否等同于原始肿瘤呢？仅部分等同而已。人类（或其他动物）体内的肿瘤发展取决于许多因素，包括它如何牺牲周围的正常细胞，破坏它所存在的组织来支持自己的生长。而细胞系是将肿瘤细胞从其自然栖息地（人体或其他动物体内）移出，迫使它们适应全新的恶劣环境。从器官到塑料容器的过程创造出一种近乎全新的细胞，其与原始肿瘤细胞在形态、基因型、表型和生物学行为上都大相径庭。人工培养细胞只能复制其亲本细胞的部分，而非全部特征。例如，人工培养细胞一般不会永久生长。在体外存活一段时间，细胞必然会发生重大变化，这不仅会影响基因组的原材料，也会改变基因表达，不久之后，体外细胞与其亲本细胞几乎没有相似之处。首先，体外培养细胞倍增速度要快很多。事实上，实验室挑选这些细胞来做长期实验，正是因为它们具有快速分裂和增长的能力。此外，体外培养癌细胞需要更高的氧气浓度。体内癌细胞可在低氧环境下生存，而实验室细胞培养需要高达 10 倍的氧气浓度。

除了获得性基因突变外，培养细胞的另一问题与信使 RNA 基因表达有关。RNA 水平的表达转录总称为转录组。研究来自不同癌症各种细胞系的基因表达谱，发现不同培养细胞系的转录组之间的相似程度甚至高于它们与源器官细胞的相似度。

研究中还发现，即便在最为严格的实验室管控下，一些生长最快的培养细胞仍会侵入相邻的培养皿，这让问题更加复杂化。早在 20 世纪 70 年代就已经开始出现了此问题，当时，各种癌症的细胞系染色体研究都被海拉细胞污染了，海拉细胞可谓是所有污染细胞之母。

细胞系上的药物实验能可靠预测该细胞系的药物应答。然而，一旦用于临床，体外实验就毫无预测价值。海拉细胞能准确预测药物对该细胞的疗效，却无法预测药物对人体的疗效。尽管体外培养细胞能用于基因研究和科学实验，但它在药物开发中并不可靠。

到这里，放弃通过体外实验进行药物开发可能才是合理的做法。可是，相反，前临床研究引入了更多的人造实验。尽管相较于培养皿，动物模型中的细胞系似乎与人体癌症的生长更为接近，但目前仍不清楚究竟需要怎样的体内环境，才能保证癌细胞在动物模型体内实现具有可比性的适当生长。人体无比复杂，难以理解，更无法复制。而研究者却试图劫持替代动物的身体来培养这些肿瘤细胞系。研究进入小鼠模型阶段。

※　※　※

1998 年 3 月，我的丈夫哈维确诊癌症。5 月 3 日早晨，他看了眼自己的咖啡杯，递给我一份《纽约时报》。头条非常醒目，"实验室新希望"。文章对根治小鼠肿瘤的药物致以真诚的惊叹。开篇第一句就令人瞠目结舌："如果一切进展顺利，一年之内，第一位癌症患者将接受注射两种新药。这两种药物能根除一切类型的癌症，无明显副作用，无抗药性——在小鼠身上。一些癌症研究人员表示这两种药物是他们见过的最振奋人心的癌症疗法。"美国国家癌症研究所（National Cancer Institute，NCI）所长理查德·D. 克劳斯纳（Richard D. Klausner）评论该研究："最激动人心的事情即将到来。"发现 DNA 结构的诺贝尔获奖者吉姆·沃森（Jim Watson）说："朱达将在两年内治愈癌症。"故事主角朱达·福尔克曼（Judah Folkman）本人则更为谦虚谨慎，如文章作者吉娜·科拉塔（Gina Kolata）所言："福尔克曼博士说，他只知道：'如果你是一只患有癌症的小鼠，我们定能照顾好你。'"

在我们的职业生涯中，哈维和我经历过很多次这样疯狂的轮回，从实验室的胜利到临床上的希望破灭，反复循环。现在我们和癌症的关系更为个人化，哈维对此报道表示怀疑，但作为癌症患者，他仍带着期待和渴望先来问我的看法。该研究策略的基本前提成立，动物数据也十分令人信服。两种药物的作用都是切断肿瘤的血液供应，让肿瘤缺乏营养支撑，生长停滞，最终退化，过程中不产生任何毒性。由于是《纽约时报》的报道，这个惊人的故事便"走"出了波士顿的实验室，一跃成为美国报纸和电视广播的头条新闻。癌症患者恳求他们的肿瘤医生，迫切想要得到这两种药物，力争参与临床试验，为此他们愿意去任何地方。药物生产商 EntreMed 公司的股价一个上午从 12 美元往上翻了 5 倍，飙升至 85 美元。我联系了福尔克曼博士，他特别和善，邀请我到波士顿参加一个为期一天的科研会议，会上将展示所有数据及临床试验计划。我参加了这次会议，回来时备受鼓舞，以为成功可能即将到来。然而没过多久便传来消息：无论这些药物在小鼠身上效果多么显著，在人类身上却是一败涂地。

尽管鼠和人类的血统分化早于 8 500 万年前，自人类文明之初，人类就一直观察记录鼠的生理特征。通过动物模型解剖和生理学研究来了解人类个体发育，这种系统实践历史悠久，甚至可以追溯到古希腊，随着亚里士多德的方法论沿古代贸易路线传播开来，动物模型也成为阿拉伯和后来欧洲地区医生的首选研究工具。

18 世纪，驯养各种鼠类作为宠物最早出现在中国和日本，最终发展为现代实验室小鼠。20 世纪初，当维多利亚时代的英国还忙于"新奇"小鼠的交易，生物学研究领域已初步建立起使用动物模型的研究方法。孟德尔遗传定律便是通过小鼠交配程序进行研究的。早在 1915 年，基因图谱研究就在顺利进行中了。人们采用多种方法开发用于癌症研究的小鼠模型，每一种模型都各有利弊。例如，约 97% 的人类基因在小鼠基因组中能找到同源染色体，相较于其他实验室生物这是一个明显的优势。但小鼠与人类基因组的核苷酸序列只有 50% 是相同的。

这些差异大多源于两个物种进化环境的不同。小鼠和人类的主要不同之处在于生命周期等因素。小鼠在 6～8 周达到性成熟，怀孕时长不超过 3 周，一胎生育 5～8 只幼崽，生命长度仅 3 年左右。小鼠的代谢率比人类高 7 倍。由于药物在小鼠模型中代谢非常快，小鼠和人类的用药剂量完全不同。将小鼠用于临床试验时，药物剂量大大降低。经过长期进化，小鼠的免疫系统主要对抗土地中的病原体，而人类免疫系统主要对抗空气中的病原体。免疫系统的显著差异体现在两个物种血液中循环的细胞类型上。人类血液中有 70% 的中性粒细胞和 30% 的淋巴细胞，而小鼠血液中有 10% 的中性粒细胞和 90% 的淋巴细胞。除了这些明显差异，使用小鼠作为人类肿瘤细胞宿主的最大挑战之一还在于，与癌症患者不同，实验小鼠原本是健康的。要让小鼠接受人体细胞移植而不产生排异反应，需要先破坏受体小鼠的免疫系统。这种免疫缺陷小鼠很难代表癌细胞在人体内的生长环境。而科学家们却满怀期待，指望靠这些动物实验找到对患者有效的药物。

利用动物为肿瘤细胞提供重要的生长环境，正是这一理念导致了细胞系异种移植（cell line - derived xenograft，CDX）的诞生。CDX 是当今最常用的细胞系：为了给癌症治疗创造更可靠的模型，将组织培养细胞系注射到小鼠体内。20 世纪 60 年代，从小鼠体内的肿瘤移植开始，利用动物模型作为癌症药物开发的临床前平台就得到了广泛应用。给小鼠移植肿瘤，将其制成模型，这类模型在几种细胞毒性化疗研究中相继取得了早期成功，如发现并证明甲基苄肼（Procarbazine，PCZ）和长春新碱（Vincristine, VCR）对治疗许多癌症有效。但这并不能说明 CDX 模型本身的有效性，因为细胞毒性药物会无差别地杀死所有细胞，无论正常的还是癌变的。也正因此，患者用药时毒性巨大。在相对粗糙、低成本的细胞培养系统上也很可能取得同样的结果。尽管如此，CDX 还是成为各种药物开发的首选模式。不同癌症对细胞毒性药物的应答率在 25%～70%。美国国家癌症研究所投资巨大，从多种常见肿瘤类型中分别培育出 6～9 个细胞系，希望能够覆盖各种不同的治疗效果。由此创造出 NCI-60 组，包括来自 9 种癌症的 60 个细胞系，然后交给研究人员进行 CDX 模型开发。

就药物开发而言，这些 CDX 模型全部失败了。

事实上，对于不断缩减的研究资源，这种药物开发模式是一种不负责任的严重浪费；不仅仅在肿瘤学领域，在动物败血症、烧伤和创伤领域也一样制成模型，用于研究人类在相同情况下的炎症改变，而这根本不具有相关性。实际上，无论用 150 种成功治疗小鼠败血症疗法中的哪一种来治疗临床患者，都是一场可怕的灾难。

这些动物实验具有误导性，尤其是对靶向治疗的效果预测不准确，人类并未从中获益，反倒大受其害。靶向药物是开发用于攻击个体和特定癌症的驱动蛋白。通过 CDX 模型确定的靶向治疗在临床实践中的成功率仅为 5%～7%，包括针对 BRAF、EGFR、HER2[1] 等基因突变所开发的药剂。偶然有药物在人体和体外模型中都有效的，也并非因为两者疾病的生物学相似性，而是因为这些药物碰巧是通用细胞毒性制剂。在人们对福尔克曼的研究热情高涨之时，蒂莫西·约翰逊（Timothy Johnson）医生告诉《波士顿环球报》（*Boston Globe*）："我个人的医学观点是，动物癌症研究应被视为科学界的八卦流言——动物实验结果对人类真正有效的概率，跟流言是真的概率差不多。有些流言最后是真的，但大多都是假的……流言会给被波及的人带来巨大痛苦，动物实验也如此伤害着全球数以百万计绝望的癌症患者。"他是对的。

随着各种体外实验和 CDX 实验的失败，人们将注意力转向了改善癌症种子细胞的质量，而不是种植种子的土壤。于是研究者不再使用培养细胞系制造临床前 CDX 模型，而是直接将人体肿瘤移植到动物身上，有时甚至会移植到相应的器官上，比如将人类胰腺肿瘤细胞移植到小鼠的胰腺。这些患者来源异种移植（patient-derived xenograft，PDX）模型可作为个体患者的"替身"，小鼠体内生长的肿瘤可用于测试多种抗癌药物。NCI 再次投入大量的资金，制成 100 种 PDX 模型，并分发给研究者进行科学研究。

不幸的是，此方法并不总是有效。举个例子，在 1 163 名寻求帮助的

---

[1] BRAF：BRAF 是一种人类基因，该基因位于人类 7 号染色体上，负责编码 B-Raf 蛋白。B-Raf 蛋白参与在细胞内部发送信号，从而指导细胞生长。BRAF 基因突变是一种癌症常见的生物标记物。

　　EGFR（英语：epidermal growth factor receptor，简称为 EGFR、ErbB1 或 HER1）：表皮生长因子受体（HER）家族成员之一。该家族包括 HER1（ErbB1、EGFR）、HER2（ErbB2、NEU）、HER3（ErbB3）及 HER4（ErbB4）；HER 家族在细胞生理过程中发挥重要的调节作用。

　　HER2 也称为 c-erB2，由 922 个腺嘌呤、1 382 个胞嘧啶、1 346 个鸟嘌呤和 880 个胸腺嘧啶组成。人类该基因定位于染色体 17q21，属于原癌基因。——译注

患者中，一家从事这项研究的实验室公司只能为半数患者培养 PDX 模型。最终，研究者们只找到 92 名患者能接受基于 PDX 模型测试的治疗，尽管当时研究者们发现 PDX 预测的准确率确实高达 87%。这种方法的实用性有待商榷，因为肿瘤需要在小鼠体内生长至少 6 周或更长时间，为适应各种药物测试做好准备。

不仅如此，还有明显迹象表明，通常情况下，由于植入肿瘤的生长环境改变，PDX 不一定具有准确预测性。为了了解肿瘤基因组在小鼠体内多轮移植中发生了什么变化，研究者们对基于 24 种癌症类型的 1 000 多个 PDX 模型进行了深入研究。植入肿瘤的进化与它们的母体细胞不同。人体内的胶质细胞瘤获得额外的 7 号染色体拷贝，而 PDX 模型会在一段时间后失去此变异。NCI 测试了 12 种抗癌药物，这些药物成功治疗了移植 48 种不同人类肿瘤的 PDX 小鼠，而其中 63% 的药物临床试验最终失败。更糟的是，根据《自然》杂志上关于这项研究的报告，NCI 研究人员得出结论，因为他们错误地认为，只要药物不能治疗 PDX 小鼠，就一定也对人类无效，这导致其他可能对人类有效的药物未得到测试机会。但在我看来，即使这些模型的效果符合预期，根本问题仍然存在——有效的抗癌疗法非常有限，通过这些模型预测，很可能只能排除应该避免的方法，而无法确定该给患者什么治疗。我必须再次强调，科学家不应再通过制造更多的人造小鼠模型和组织培养细胞系来开发抗癌药物，这些资源可以且应该投资于更正确的方向。

然而，只要能继续获得经费，维持影响力，即使已远远背离初衷，也没人愿意放弃他们的宠物实验。科学圈已陷入重复的三角模式循环，如同希腊人所描述的政府循环周期，民主—贵族—君主制以及它们退化而成的暴民政治—寡头政治—暴君统治反复循环。一开始是完全理性的民主状态，而后一小群人控制了负责分发经费的机构组织，进而主宰该领域，逐渐形成寡头垄断。随着时间的推移，民主向寡头政治的转变催生出一种"世袭贵族"，新生代行业专家们受惠于他们的科研导师，继承了定义规则的霸权，垄断经费分配权，彼此推崇，共享整个行业提供的特殊优待。而这个傲慢的小群体成功劫持了整个行业的话语权，这更是雪上加霜。

我最近遇到一位年轻的男性研究员，他狂妄自负，目空一切。两年前，他主持了一场哥伦比亚大学的研讨会，讲解带有 MDS 相关突变基因的小鼠模型，还提供了一些数据，支持一种抑制蛋白活性的药物，该药物并不针对变异蛋白，数据表明药物能治疗他强加于小鼠的某种疾病，但这疾病与人类 MDS 根本不同。我问他何以相信药物在小鼠身上的效果能同样对人类有价值，他轻蔑地笑道："抱歉，阿兹拉，小鼠模型不会消失的。"两年过去了，我相信他又治好了更多小鼠，也肯定获得了继续研究的经费。与他在同一家研究所的研究员最近开了一场讲座，用幻灯片比较了从 1970 年至今每 10 年里 AML 患者的生存曲线。曲线图显示数据基本毫无进展。然后他又开始我听了 40 年的陈词滥调，描绘他将如何理解 AML 细胞内复杂的分子机制，并找到方法，不需要杀死癌细胞，而是通过改变细胞行为，使它们不再是恶性的。这正是问题所在。仿佛过去 40 年并不存在一般，才华横溢的年轻科学家接踵而至，信心满满地宣告他们的计划：要将癌症转化为一种慢性疾病，不能治愈，但不会致命。他们何来的信心啊？依据在哪里？比起数十年前，现在确实出现了一些了不起的新技术，但对于理解癌症的复杂性仍是遥不可及。如果不能正确地认识这一点，实属脱离现实，甚至是企图用缥缈的希望去战胜经验和理智。

临床研究者忙于开展新的临床试验，基础研究人员则为下一笔经费申请发愁。要想打破此种庞然怪象，必须找到一种崭新的做事方式，不是改进一小步，而是飞跃式地巨大突破。这正是肿瘤学现在所需要的。人们如果一直执着于改进打字机，就永远不会发明文字处理器。继续把玩或改进旧的癌症治疗模式最多只能换来缓慢的进展。癌症问题急需另一种全新的解决方法。我们不应将目的局限于延长几周的存活时间，而应该拥有更为远大的目标。公众应该看到，我们肿瘤学家和研究人员已偏离初心多远，以及患者们付出了多大的代价。

每个人都需要停下来，想想自己在做什么、为什么这么做。年轻的研究者和所有肿瘤学家都必须独立思考，质疑教条，拒绝根深蒂固的陈腐传统，抛弃不适当的现有研究模式，大胆运用新兴技术，探索全新的方案来解决癌症问题。只有全新的思维和行为方式才能让从业者摒弃老旧方法，改变行业范式。所有研究人员都需要关注本学科内外出现的新技术，并不再依赖简化还原法，而是通过更包容、更多元化的方法，开发出更广阔的策略，以解决复杂的癌症问题。年轻的研究者们应融会贯通，向不同领域的专家学习，开展跨领域合作，共同解决生物学问题和技术障碍。几十年前，传统抗癌策略就已经发挥出最大潜力。人们迫切渴望癌症的治疗方法，一个英国倡导组织悲叹道："以当下的进展速度，要让 200 种癌症的患者存活时间延长 20 年，至少还需要 1 788 年！"

为了实现下一次飞跃，必须制定全新的战略。首先应立即做到以下两点：（一）从研究动物转向研究人类；（二）从追寻最后的癌细胞，转而开发新方法，探测最初的癌细胞。让我们发展技术，发明创造，跨越学科边界，通力合作，运用全部智慧和情感能力，并不断提醒自己，我们的首要任务和全部职责都是照顾好癌症患者。

科学家们继续执着于各种各样的小鼠模型，改变种子或土壤，修补免疫系统，通过敲入或敲除基因提高其复制人类疾病的能力。同样，肿瘤医生们也无法放弃在病人身上尝试一种又一种几乎无效的药物；他们都无可奈何。每个人都是体制的俘虏，追求体制严格要求下极度精确的细节，却忽略了基本命题的忠实性。科学家们忙于质疑实验中的控制因素和药物剂量，而不去探究为什么通过他们临床前的平台研发的药物成功率只有 5%。肿瘤医生花费大部分时间去平衡电解质，而不是平衡患者不切实际的期望。面对一个规定算法并强制要求用该算法的体制，科学家和肿瘤医生都停止了自己的判断。科学家的实验设计若不包含动物模型，就无法获得经费；而肿瘤医生必须遵循行业 KOL 制定的指导方针，否则就会面临法律的挑战。肿瘤医生让行业 KOL 决定他们如何治疗患者，而科学家让他们的导师设定科研章程。肿瘤医生无法为患者提供更好的选择，科学家亦别无选择，只能通过小鼠模型实验来深入了解生物学现象。两者都没有去质疑基本前提，科学家使用有严重缺陷的小鼠模型，只为开发几乎不可能有效的药物，而肿瘤学家使用昂贵的毒性药物，只为将患者生命最多延长几星期。他们之所以这样做，是因为他们只能这样做。我们就像那夜里丢了车钥匙的人，不去钥匙掉落的地方寻找，却在路灯下找，只因为那里有灯光。

我最近到哥伦比亚大学参加病例研讨时，指出了一些相关问题。我的同事埃德·格尔曼（Ed Gelmann）之前是该部门的主任，他说："阿兹拉，在来参加研讨会的这些年轻人割腕自杀之前，你还是告诉他们在还没发现更好的癌症疗法前，他们的职业生涯该做些什么吧。"

我给年轻肿瘤医生的忠告是，在找到治愈癌症的方法前，一定要坚守医学的基本原则：primum non nocere（首要之务便是不可伤害）。对待患者，每个医生都有自己独特的临床风格，但最有效的方法始终是花更多时间与患者相处。就像有人曾经说过，许多成功只需要你在场，正如尤加·伯拉（Yogi Berra）的著名宣言："只需注视，你便能观察到许多东西。"

医学是最具社会性的科学，要求具备更高的沟通技巧。若知道只有固定时间能见到医生，患者会紧张不安，心烦焦虑。他们深陷于疾病、疼痛和恐惧中。很多时候，如果缺少鼓励引导，患者无法用语言表达他们内心深处的忧虑。面对那种老是准备着开门逐客的"门把手"医生，患者根本没时间说清楚自己的担忧、期待和选择偏好。患者对医生的肢体语言十分敏感，而他们自身的肢体语言则更有深意。不要总去医书上寻找答案，医生需要开始学习如何读懂由患者的语言所写成的书。患者本身就像一座图书馆，我们要学习将符号与科学联系起来，理解患者的疾病体验，它们书写在患者非语言交际的符号系统中，具有个人独特的语法、语义和语用功能。

当然，在癌细胞中找到新的分子信号通路非常了不起，这会让你赢得奖赏，获得业内的认可、同行的尊重。尽力帮助因缺乏治疗而走向死亡的患者，虽不能为你赢得奖牌、丰富简历，但会让你成为更好的医生、更好的人，让你的内心世界更为平和，接受自己生活中不可避免的苦难。做一个谦卑的讲述者，充满同理心地解读疾病的迹象与症状，理解无论是谁，我们都拥有独一无二的归属——我们的身体，这样才能有效互动，帮助医患双方接受并应对这复杂诡谲的恶性疾病。1964 年版的《希波克拉底誓言》对这些做法简要概括如下：

我宣誓，为了患者的利益，我将采取一切必要措施，避免过度治疗和不作为的双重陷阱。我会谨记，医学是科学与人文的结合，对患者的爱心、同理心和理解有时可能比手术刀和药物更加重要。

伟大的乌尔都语诗人迦利布（Ghalib）写了一首漂亮的诗：

宇宙浩渺无穷，坚持方能成功。

雨滴化为眼泪，比珍珠更珍贵。

这首乌尔都语诗歌背后有一个神话故事，只有雨季第一场雨的前几滴雨滴，刚好落在蛤蜊贝壳里，才有机会变成珍珠。诗中，迦利布安慰没能成为初雨的雨滴，虽然错过了成为珍珠的机会，却可能落在恋人心上，化作美好的眼泪。治疗是珍珠，而治愈是眼泪。你可以两者兼顾。

菲利普·科尔曼给我写信时，他的妻子玛莎（Marsha）也写信给我，慷慨地称赞我是一名出色的医生。我希望自己成为一名出色的肿瘤学家，但时常感到深深的挫败。而玛莎的信清楚地表明患者和家属需要从他们的医生那里得到什么。"这些年来，我跟菲利普见过许多医生，只有您和另一位医生，在讨论病情时不让我感觉自己是个隐形人，"她写道，"我印象最深的是，感觉您作为医生，不一定非得超脱漠然、没有感情，您可以清晰、专业，但同时也让我看到了您感性的、人性的一面。"

玛莎的信让我不得不思考，我们的医疗文化何以发展至如此反常，患者发现一名有感情的医生竟会这样惊喜。这本应该是常态，而非例外。这让我想起，我女儿还在读医学本科预科时，一位事业有成的医生朋友在我们晚餐时转弯抹角地恭维她："谢赫扎德，我很高兴看到你考虑从事医学。真是聪明的选择！当医生永远不会失业，不管在哪儿，都能迅速获得尊重，连陌生人都会敬重医生。还能发财，你想赚多少就能赚多少。"谢赫扎德甜甜地回答道："但我父母一直跟我说，从事医学唯一的原因是为了减轻人们的痛苦。"

我们的医疗保健系统精于治疗，而不是治愈。我们能处理各种危急情况，却缺乏最基本的理解沟通行为。如今，治疗住院患者的医生只花不到20%的时间与病人直接交流，他们不停地处理电子病历、制作图表、检查测试结果、查看X线片和扫描片，还要执行毫无意义的行政任务，就这样把80%甚至更多时间耗费在官僚主义的噩梦中。门诊部门压力巨大，要在规定时间内尽可能地接诊更多患者。大量非医疗工作塞满了极其有限的时间，让医生过度劳累、情绪紧张甚至身体不适，最终成为自己厌恶的那种医生。大多数医生对现状并不满意，他们也渴望有机会多花时间与病人相处。按照亚里士多德的严格定义，幸福在于追求卓越、发挥个人潜力。作为教师和导师，我们的职责应该是促进年轻医生与病人之间的理解沟通，鼓励他们对眼前人类痛苦的悲剧进行深入的思考。然而现实却远非如此，"应该"和"实际"相去甚远。深陷于斗志消沉、单调烦冗、卑微粗鄙没有尊严的工作泥沼，年轻医生连睡眠都难以保证，追求其他简直是痴人说梦。在指责他们前，让我们先问问自己，我们的社会是否创造了条件，让他人有机会成为最好的自己。

※　※　※

死于癌症的患者中，约90%死于癌症晚期转移。这种情况在过去50年几乎没有任何改变，新的治疗方法无益于癌症已经转移的患者。在生物性统一的单一细胞群上测试新疗法时，无论用培养皿还是动物模型中养成的细胞系进行测试，都能定期获得可观的应答。而这些疗法一到临床就一败涂地，因为人体内的癌症不但繁杂多样、不可计量，还会无限进化、不断变异。是什么导致了这场灾难性的溃败？首要一点，是我们一贯否认敌人之复杂凶险、深不可测，而盲目坚持我们能用还原法将问题解构成可以轻易锁定的目标，比如单一的病源基因或信号通路等。这一章已经告诉我们，这种方法或许在所有实验室实验中可行，但在真实的患者身上却行不通。下一章，我们会研究癌症的根源，看看还原法失败的根本原因。

※ ※ ※

基于同情用药[1]制度，奥马尔迫切想要的药物达沙替尼在最短时间内获得批准。然而，我还没把药交到他手上，就接到了纳希德的电话。那是2009年1月20日，星期二晚上，我正在家中跟朋友莫娜·哈立迪（Mona Khalidi）一起吃晚餐。纳希德来电说："我想应该告诉你，奥马尔现在呼吸很困难。"接完电话后，我食不下咽，莫娜担心地问我："有什么问题吗？"是啊，确实，一位母亲要亲眼看着她的孩子死去，这问题太大了。莫娜说："阿拉伯语里回应晚辈的问候时常说：'愿你活着埋葬我。'"唉，对于亲爱的纳希德而言，这是不可能的了。

我赶到奥马尔家时，他半躺在床上，呼吸急促。他敬爱的父亲卡马尔坐在客厅，面如死灰。纳希德和努尔在奥马尔身边忙活。他最温柔的妻子穆尔西总是无微不至地照顾他，现在她正在餐桌旁，听从家庭医生的指令，准备使用舌下吗啡。

尽管呼吸急促，奥马尔还是老样子，穿着一件粉色鳄鱼牌衬衫，他始终不失格调和品位。一看到我，他就问起达沙替尼的情况。我告诉他我们拿到药了，他灿烂的笑容点亮了整个房间。他接着聊起观看奥巴马宣誓就职典礼的美好时光。"现在，"他跟我说，"给我讲个笑话吧。"我立刻讲起了那个美国流传甚广的杜撰故事：克林顿夫人看到一则讽刺她丈夫治理能力的言论，非常生气，她转向记者，带着冷酷的笑意，问道："那么，请给我点提示，对于我丈夫执政的8年，你到底不喜欢什么？和平与繁荣吗？"奥马

---

[1] "同情用药"的原则是：对于当下处于危及生命的情况或病情严重的患者，如果无其他有效疗法选择（且患者无法注册参与临床试验），可在不参加临床试验的情况下使用尚未获批上市的在研药物。使用在研药物可能对治疗有效，也可能导致无法预期的严重副作用。因此，"同情用药"目前的使用案例多是针对小规模个案病人，并未用于大规模病人群体。——编注

尔开怀大笑，然后让穆尔西过来帮他换上睡衣。穆尔西让他躺在床上，但他坚持要起床去卫生间。那是他最后一次下床。回到床上，他服用了更多口服药剂和舌下吗啡，慢慢昏睡过去。他的呼吸越来越困难。

我认为应该给他注射吗啡，可穆尔西说他希望待在家里。我想让人把吗啡泵带到家里来，可护士说那要等明天才能处理，这种特殊安排需要时间。在那漫长的 16 个月里，那是我唯一一次看到纳希德情绪失控。

"这是什么体制啊，阿兹拉？一路以来，我们付了所有的钱，不管他们想要多少，我们都愿意现金支付。为什么应该 24 小时营业的药店现在不能给他提供吗啡呢？这个国家的人不就总担心钱吗？不是吗？告诉他们我付现金，他们要多少都行！阿兹拉，告诉他们！让他们现在给他吗啡！"

"我们去散散步吧。"我跟她说，逼她跟我下楼。1 月的夜晚寒意逼人，我们站在滨河大道的楼外，她抽着烟，面无表情。最后，她转过身，盯着我的眼睛，问我要拿到吗啡到底还需要多长时间。我不敢直视她太久，说道："你想让我说实话吗？"

"是的。"她说，眼神茫然地落在人行道上。

"可能要几天。但我觉得他撑不过今晚了。"

她看向别处，继续抽着烟。

我们一起上楼，沉默无言。半小时后，她让我跟她一起到客厅坐坐。"好吧，"她说，"现在详细跟我说说，最后时刻会是什么样子？"我慢慢跟她讲清楚。过了一会儿，她过去躺在奥马尔身旁。几小时后我去跟他们告别，她仍那样陪着他。又过了几小时，大约清晨 5：30，我接到她的电话，她只告诉我，奥马尔停止呼吸了。

※ ※ ※

我仍记得奥马尔第一次来到我纽约的公寓，我们一起用餐，他异常镇定，从容不迫地吞下寡淡的蛋白质奶昔。当液体流过他口腔内裸露的黏膜伤口时，哪怕再疼痛难忍，他也只是微微皱一下嘴。"美即达到平衡。"马哈茂德·达尔维什（Mahmoud Darwish）曾引用爱德华的名言。那一刻，在他生命结束的几个月之前，仅他吃这一小口，嘴唇微皱这么一个小小动作，我就知道奥马尔拥有美。

※ ※ ※

《安东尼与克莉奥佩特拉》第 1 幕第 1 场中，马克·安东尼说："让台伯河上的罗马融化，让象征帝国的拱门倒塌！这是我的领域，王国不过泥沙。这肮脏的土地，人与野兽无异。生命之高贵不过如此。"是啊，奥马尔和纳希德在共同面对噩运绝境时的表现，便是生命高贵之所在。我向他们致敬，有幸认识他们，我无比感恩。

追求最终的圆满并非天使之职，
唯英勇无畏之士敢于拼搏冒险。
——阿拉马·伊克巴尔（Allama Iqbal）

第二章

沙堆与癌症

2001 年，我在马克·布坎南（Mark Buchanan）的书《改变世界的简单法则》（*Ubiquity: Why Catastrophes Happen*）中，读到物理学家佩尔·巴克（Per Bak）、汤超（Chao Tang）和库尔特·威森费尔德（Kurt Wiesenfeld）设计的"沙堆"游戏，了解了临界态这一概念。这几位物理学家创建了一个计算机模型，让沙一粒一粒落下形成一个沙堆，当沙堆越积越高，不太稳定时，一粒沙子就会打破平衡。引发崩塌的沙粒与之前的沙粒并无任何不同，只是随着沙粒不断落下，沙堆变得越来越不稳定，形成一种特殊的自组织系统，逐渐脱离平衡状态，容易发生灾难性突变。这种状态被称为"临界态"，它似乎是在沙堆中自主形成的，不需要任何外部力量。这不仅适用于沙堆，自组织临界态还作用于地震、森林火灾、股市崩盘和物种大规模灭绝等各类事件。

读完这本书后不久，我接到一个癌症患者从伦敦打来的咨询电话，当时我正在思考将这一普遍规律应用于癌症，特别是思考沙堆的自组织性与引发白血病的骨髓细胞自组织性之间的相似性。这位患者正是物理学家佩尔·巴克，他被诊断为骨髓增生异常综合征。

他病情太严重，无法转移到美国，于是我把他介绍给伦敦的同事，他在伦敦化疗，最后接受骨髓移植。佩尔·巴克在医院度过了漫长而又沮丧的几周后，我终于听到了好消息：他病情有所好转。

那段时间，佩尔·巴克会打电话告诉我最新的检查结果，或者让我帮忙解释血液学家跟他说的话。专业咨询结束后，我们常常聊起临界态和一个相关概念——幂次法则。在跟他的这些越洋对话中，我开始想明白一些事情。如果我们把沙粒想象成细胞、把沙堆想象成身体，会怎样？随着时间流逝，衰老产生意想不到的后果，身体发生许多变化，逐渐变得不再稳定，更易发生灾难性的崩塌，过去原本对身体无害的细胞活动却造成了灾难。从这个角度探索这种疾病的产生、扩展、传播和致命性的潜在原因，需要对癌症种子生长的土壤给予更多或至少同等的关注。这意味着我们需要彻底转变，把关注重点从病变细胞的特性转移到检查整个身体的健康状况。1971 年以来，美国用在癌症上的花费超过 5 000 亿美元，相当于每年500 亿美元，过去 40 年每个死亡的癌症患者人均花费 20 000 美元。然而，从过去到现在，我们仍不清楚癌症的根源，这一令人沮丧的事实一直困扰着我。或许像佩尔·巴克这样来自完全不同领域的天才，会给我们医学界带来新的见解！

※ ※ ※

癌症从何而来？

威斯坦·休·奥登（Wystan Hugh Auden）在他的诗歌《吉小姐》（*Miss Gee*）中，严厉批判了 19 世纪 20 年代盛行的癌症观，当时社会认定这种疾病与个人的失败有关。

> 托马斯医生坐着用餐，
>
> 他的妻子等着打电话，
>
> 医生把面包揉成小团，
>
> 说："癌症真是件趣事。
>
> 没人知道病因何在，
>
> 倒是有人假装明白，
>
> 它如同潜藏的刺客，
>
> 等待时机将你击倒。
>
> 它攻击没有孩子的女人，
>
> 攻击退休不工作的男人，
>
> 仿佛必须让他们付出代价，
>
> 因他们熄灭了创造力之火。"

事实上，癌症并非只攻击没有孩子的女人和退休的男人。如今，1/2 的男性和 1/3 的女性会遭遇癌症。我的许多病人看到自己的诊断时满脸疑惑，就像上面这首诗中的托马斯医生一样不明白原因，不过他们的困惑不是出于什么创造力之火，而是因为自己的生活方式明明很健康：定期锻炼，从不抽烟、喝酒。《极限城市：孟买的失落与回归》（*Maximum City: Bombay Lost and Found*，中译名《孟买：欲望丛林》）的作者苏科图·梅塔（Suketu Mehta）便是其中之一。我搬到纽约后不久，我们就成了朋友。2009 年的一天晚上，我意外地接到苏科图的电话，他声音颤抖着："阿兹拉，我得了肺癌，刚刚确诊。这怎么可能呢？我才 45 岁，我从来都不抽烟啊。"苏科图跟合作伙伴和他们的家人一起吃了一顿很辣的晚餐，早上醒来时感觉胸腔发颤。他想起他的叔叔34岁时死于心脏病，有些担心，于是去医院检查，医生给他做了心电图，告诉他："你的心脏没问题，胸腔内的颤动可能只是由胃灼热引起的。以防万一，还是去做个胸部X线检查吧。"

　　结果就发现了它：肺上2英寸[1]的阴影，恶性肿瘤早期。我从不抽烟，所以从来不会做肺部检查。等到出现症状，可能就太晚了。85%的肺癌患者确诊后都活不过6个月。

　　癌症就是我们身体的某部分想要永生。我们的身体不是一个单一的有机体，而是协同合作的细胞同盟。当一个细胞拒绝死亡，还将这种顽固的生命力传递给周遭其他细胞，癌症就来了——人体细胞对永生不朽的追求唤来了死神。

　　这种追求永生的共识从何而来？癌症与我们的生活方式有关吗？是因为接触毒素，吃什么，住在哪儿，抑或只是随机事件？是衰老的结果吗？科学作家韦特·吉布斯（Wayt Gibbs）有一句话引人深思，任何人想找到"解释癌症的可行理论，都必须解释为何癌症主要是一种老年疾病，又为何并非人人都会死于癌症。70岁的老人患癌症的可能性是19岁少年的100倍，但仍有许多人活到晚年却没有得癌症"。

　　癌症始于基因。由DNA组成的基因在有丝分裂期间盘绕结合成染色体，基因携带着蛋白质编码。DNA首先复制成为RNA，RNA是细胞合成蛋白质的模板。蛋白质执行细胞功能。细胞每次分裂必须忠实复制DNA，平均分配给两个子细胞，这一过程需要快速复制30亿个碱基对，

----

[1]　1英寸=2.54厘米。

难免会发生错误或突变。内置的细胞机制会不断编辑、修复并纠正突变。若突变发生在一个重要基因上，并且无法修复，细胞会被迫自杀。如果突变发生的基因不是至关重要，不导致细胞死亡，它就会持续存在并遗传给下一代。大多数 DNA 突变都无关紧要——它们产生的蛋白质并无实质性改变，有些甚至根本毫无改变。然而，如果这种错误或突变影响了具有促进或中止生长功能的基因，细胞就会驶向异常的不规则的增殖路径——癌症。

从本质上来讲，引发癌症的事件可以由个人内部因素触发，如年龄增长或遗传倾向，或由个人外部因素引发，如破坏 DNA 的环境毒素、烟草、酒精、紫外线辐射或病原体。病原体致癌似乎令人惊讶，但事实上全球约 20% 的癌症是由病毒或细菌引起的。例如，1977 年，日本发现成人 T 细胞淋巴瘤，后来在罗伯特·加洛（Robert Gallo）的实验室中发现的人类嗜 T［淋巴］细胞病毒 -1（human T-cell lymphotropic virus type-1，HTLV-1），证明该病毒是 T 细胞淋巴瘤的病原体。HTLV-1 能引发各种疾病，如葡萄膜炎或脊髓病，它有着极强的致癌性。其他被认为是癌症病原体的病毒包括乳头瘤病毒（与几种类型的癌症有关，最突出的是宫颈癌）、EB 病毒［Epstein-Barr virus, EBV，又称人类疱疹病毒 4 型 (human herpes virus 4, HHV-4)。伯基特淋巴瘤，某些类型的鼻咽癌和胃癌］，乙型和丙型肝炎病毒（肝癌），以及人类疱疹病毒 8 型（human herpes virus 8，HHV-8，与卡波西肉瘤相关）。幽门螺杆菌（helicobacter pylori，HP）是第一个也是目前唯一一个与癌症（胃癌和胃淋巴瘤）直接相关的细菌。

以上病原体导致癌症的方式与吸烟导致肺癌的方式类似。两者都通过引发细胞变异，让细胞进入无止境的分裂周期，不受正常生长抑制因素的制约。这些细胞获得自己的生命，进化变质成无法无天、反叛残暴的独立杀人机器。患者停止吸烟，肺癌并不会随之消失，吸烟所造成的危害只是最初的导火线。无论引发癌症的因素是什么——吸烟、病毒或曾接触其他有毒物质——最终，我们普遍认为，只要出现癌症，一定是细胞内部基因发生了改变。

是什么类型的基因改变呢？在癌细胞中，我们发现突变似乎可以关闭细胞中对抗癌症的基因，并触发导致癌症的基因。还会出现"非整倍性"的情况，即细胞染色体组成改变，可能出现染色体复制过量、染色体丢失或破坏。简言之，造成这种情况可能与遗传基因有关，也可能与染色体的细胞遗传有关，或者两者兼有。这便是我与佩尔·巴克所讨论的问题：是否每一次改变都如同一粒沙，而癌症就是沙堆突然崩塌的瞬间；癌症引起的无序暴乱会不会是外部因素迫使细胞叛变的结果？

※　※　※

佩顿·劳斯（Peyton Rous）1879 年出生于巴尔的摩，从小就对生物学兴趣浓厚。1905 年，他毕业于约翰斯·霍普金斯大学，获得医学博士学位，从 1909 年到 1970 年 91 岁离世，他一直在纽约的洛克菲勒医学研究所工作。1910 年，劳斯是一名病理学家，一个农民给他带来了一只胸部有肿块的普利茅斯岩石鸡。劳斯诊断该肿块为恶性肉瘤，并在他的实验室进行了进一步的研究。他将恶性肿瘤细胞移植到其他动物体内。当他把肿瘤细胞移植到与病鸡没有血缘关系的动物体内时，动物不受任何影响，但当他把这些细胞移植到与这只病鸡有血缘关系的动物体内时，不但出现了新肿瘤，肿瘤还在后续发展中变得更具侵略性和扩散性。劳斯在他的报告中写道："这是一只母鸡的梭形细胞肉瘤，到目前为止已传至第四代。这种肿瘤的移植和传递是通过使用原患病母鸡的纯血近亲家禽实现的。在市场上购买的同类家禽均表现出不受移植癌细胞影响，杂交家禽、鸽子和豚鼠也一样不受影响。"

癌症可以在近亲动物间传递，但病原问题仍没有解决。劳斯首先将肿瘤放入盐水中切碎，再用极细的滤网过滤，滤网可以捕获细胞和细菌等细小微粒。他将过滤提取物注射到近亲家禽体内，结果仍出现了新肿瘤。因为癌细胞和细菌都已被过滤掉，不在提取物中，劳斯得出结论，引起肉瘤的原因是一种比细菌更小的物质——病毒。这一发现开创了肿瘤病毒学研究领域。劳斯肉瘤病毒（Rous sarcoma virus，RSV）后因其 RNA 基因组被归类为 RNA 病毒，之后科学家们发现了 RNA 如何逆转录到 DNA，RSV 又被归类为逆转录酶病毒。RSV 是人类发现的第一种致癌病毒。

最初，劳斯的发现并未获得认可和重视，直到半个世纪后，他才最终因这一发现获得了诺贝尔奖。在他报告这一发现时，癌症和病毒都还不是广泛研究的对象。更重要的是，当时的科学家很难想象鸟类的肿瘤与人类有什么关系。劳斯本人也怀疑自己的发现是否有意义，因而放弃了癌症研究。但到了 1930 年，第二种致癌病毒浮出水面，理查德·索普（Richard Thorpe）证明乳头状瘤病毒是造成兔子长疣的原因。劳斯的发现得到了人们的重视，第二种癌症相关病毒的发现重新点燃了人们对 RSV 的兴趣。新的关注也让佩顿·劳斯恢复信心，重返癌症研究领域。随后，在许多其他动物体内都发现了致癌病毒，包括小鼠、猫和灵长类动物。1964 年，EB病毒被证明是一种人类淋巴瘤的病原体。科学家们竞相寻找新的致癌病毒，研究病毒诱导细胞癌变的行为机制。

RSV 可在近交系动物模型中稳定传递肉瘤。分子技术一出现，RSV研究就如火如荼地开始了。人工诱导基因组发生突变，并开发出一种能继续复制但不致癌的毒株。彼得·迪斯贝格（Peter Duesberg）和彼得·沃格特（Peter Vogt）比较了致癌 RSV 和不致癌的 RSV，发现前者有一大一小两个 RNA 亚基，而后者则只有一个小的 RNA 亚基。较大的 RNA 片段便是恶性表型的最终驱动因素。这是人类识别的第一个致癌基因，因其会导致肉瘤（sarcoma）而被命名为 "src"。这一发现证明了病毒的致癌性取决于其所携带的致癌基因，随后，人们在影响鸟类和哺乳动物的癌症中迅速发现了一系列其他致癌基因。19 世纪 80 年代的一流癌症研究者中，若说有谁尚未发现致癌基因，那简直是个笑话。

一位智者曾经说过，重大科学发现后面不该是感叹号，而应是分号[1]，因为科学发展总是一个连续的过程。当迈克尔·毕晓普（Michael Bishop）和哈罗德·瓦默斯（Harold Varmus）两位科学家的研究表明，人类细胞中也存在非常接近的 src 致癌基因，致癌基因的故事变得更为激动人心。该基因可能源于人类细胞在其自然生命周期中被 RSV 逆转录病毒感染。现在已知有两种区别甚微的致癌基因，一种是 RSV 病毒版本的 v-src，另一种是人类细胞版本的 c-src。v-src 和 c-src 合成的蛋白质控制着细胞增殖和死亡的基本功能。因为人类细胞中的 c-src 与现有的癌症没有直接联系，它被认为是一种原癌基因。原癌基因的正常功能是促进细胞分裂。以下两种情况会导致原癌基因功能失调：第一种是发生改变基因行为的突变，导致它在没有正常生长信号的情况下驱动细胞分裂；第二种是原癌基因调控异常，导致基因过度复制及调控蛋白失常。无论哪种情况，其结果都是癌症特有的组织生长失控。

缺乏生长抑制信号也会导致癌症。负责抑制组织生长的基因被称为抑癌基因（tumor suppressor gene，TSG，又称肿瘤抑制基因），其中最重要的是 TSG p53，它的功能是不断检查细胞中任何 DNA 损伤的迹象。一旦检

---

[1] 英语中的分号（Semicolon）为非常用标点，它与中文中的分号有所不同，主要用来连接两个或多个独立的句子，也可用来分隔一系列由逗号隔开的成分。——编注

测到未修复的 DNA 片段或异常生长信号，p53 就会迫使细胞立即进行自我修复或者自杀，从而预防细胞癌变。p53 被称为基因组的守护者。它激活抑制细胞分裂的蛋白质。它是我们细胞内最重要的抗癌屏障。为了逃过 p53 这个细胞警察，癌细胞需要抑制 p53 的正常监视功能。p53 基因突变会导致异常 p53 蛋白的产生，这种蛋白无法执行其重要功能，包括全细胞监督和诱导细胞死亡。这一功能失常导致细胞无限制生长。事实上，p53 是多种癌症中最常见的突变基因。

抑癌基因的种系突变也会导致癌症易感性。利 – 弗劳梅尼综合征（Li-Fraumeni syndrome，LFS）是一种遗传性疾病，100% 的 LFS 患者最终都会患上癌症。他们中有一半人在 30 岁前患上恶性肿瘤，所有人在 70 岁前都患上癌症。最常见的是血癌、脑癌、乳腺癌、骨癌、性腺癌、肾上腺癌和消化道癌。70% 的 LFS 病例存在 p53 突变，而剩余 30% 显示有另一个肿瘤抑制基因 CHEK2 的突变。

阿鲁娜（Aruna）和萨姆·甘比尔（Sam Gambhir）通过一场难以言喻的个人悲剧发现了利 – 弗劳梅尼综合征。他们 14 岁的天才儿子米兰（Milan）在湖中划船时撞到头部，造成脑震荡。医生要求他做一个头部 CT，排除颅内出血，但没人能想到一次简单的 CT 扫描会对细胞造成严重破坏，结果导致脑癌。米兰 16 岁时死于多形性胶质母细胞瘤，这是人类已知的最具侵略性的冷血杀手，五年存活率不到 5%。萨姆·甘比尔的整个职业生涯都致力于寻找早期检测癌症的方法。事实上，米兰出事前一年，萨姆争取到了 1 000 万美元的经费，用于检测癌症早期迹象。米兰本人曾与斯坦福大学金丝雀中心（Canary Center）[1] 的研究人员合作，开发了一种可穿戴超声波腕带，使用复杂的微气泡技术对复发癌症进行早

---

[1] 斯坦福大学金丝雀中心是一个致力于早期癌症检测研究的研究中心。——编注

期检测。故事的转折讽刺又残酷，米兰因癫痫被送进急诊室，萨姆作为斯坦福大学放射科主任，目睹 CT 图像上浮现出他儿子颅内的大肿块。

阿鲁娜经历过两次乳腺癌。米兰的腕带灵感来自他母亲的经历，他意识到是乳腺癌早期诊断挽救了母亲的性命。米兰确诊后，母亲和儿子都进行了基因检测，均显示存在遗传 p53 突变。萨姆说："米兰的脑癌可能是 CT 扫描的辐射造成的。p53 突变携带者更容易受到辐射的影响。对正常人而言，CT 扫描没什么大不了，但对于携带 p53 突变的人，CT 扫描的辐射就可能增加他们患癌的概率。我们永远也无法确定该概率是多大。"

p53 的功能完整性还与癌症预后相关。例如，在 MDS 中，当患者出现多个染色体损伤时，癌症基因组高度不稳定，患者预后不良。研究表明，如果复杂的细胞遗传损伤同时伴有 p53 突变，预后就会很差，但如果没有 p53 突变，即使许多染色体受损，患者也可以在病情稳定的情况下存活多年。病情恶化的主要驱动因素是 p53 突变，而不是染色体受损。另外，5 号染色体单一缺失的 MDS 患者预后良好——情况稳定，病情进展缓慢，存活时间长。但在这些看起来风险很低的患者中，会有 1/5 的人 p53 基因出现突变，他们的病情往往会迅速发展为急性白血病。因此，在确定 p53 突变状态之前，对细胞遗传问题复杂的患者进行不良预后，或对 5 号染色体缺失患者进行良好预后，其判断信息都不完整。相较于染色体的细胞遗传，基因遗传更加重要。

近期，人们又发现了 p53 的另一奇异特性。细胞每分裂一次，自然突变的机会就增加一次。动物体型越大，细胞越多，那么理所当然，大型动物应该有更多突变，更可能患上癌症。然而事实恰恰相反。人类的癌症发病率比小鼠低，却比鲸要高。大象几乎不患癌症。这个谜题被称为"皮托悖论"，以流行病学家理查德·皮托（Richard Peto）的名字命名。皮托悖论指出的问题是，为什么癌症的发病率不会随着生物体中细胞数量的增加而增加。皮托推测，不断长大和衰老的动物，某种细胞内运行的内在生物机制保护它们免受癌症的侵袭。好像确实如此。

庞大的体型让大型动物得以躲避捕食者，提高身体机能并获得更长的寿命。动物世界中有 11 种胎盘哺乳动物目，其中 10 种属于大型动物，它们有各种不同策略避免患上癌症。比如最近发现，大象基因有 20 个 p53 副本。原癌基因可以通过增加副本转化为致癌基因，同样，提高 p53 副本数量，可以完全预防癌症。这一发现令人兴奋，我们能不能效仿大象，通过在我们的基因组中插入多个 p53 副本来开始终结癌症呢？这样的备份可增加基因转录，防止基因的任一副本因随机突变而失效。科学家们在实验室中不断验证这个想法，最终制成了细胞中 p53 异常活跃的小鼠。通过实验，这些小鼠对癌症产生了抵抗能力，能抵抗通常会导致恶性肿瘤的 DNA 损伤剂。这一发现激动人心，然而，不幸的是，代价也甚为惨重。p53 异常活跃的小鼠衰老过快，几个月内便迅速变老，寿命缩短了30%。这种快速衰老机制是受到了激素刺激，该激素名为胰岛素样生长因子Ⅰ（insulin-like growth factorⅠ，IGF-Ⅰ），由 p53 控制，负责细胞增殖。IGF-Ⅰ信号增强会使细胞加速进入衰老期。正如我们所知，细胞衰老与个体衰老密切相关。简言之，若没有 p53，细胞会癌变；若 p53 过度活跃，细胞就会过早衰老并死亡。

故事还没有结束，这段传奇还有一个重要转折。p53 受控制器 Mdm2 控制，一旦 p53 开启，就会激活 Mdm2 基因以确保 p53 及时降解，从而防止其过量积累和过度活跃。人工抑制 Mdm2 的活性有望增强 p53 的活性。为了研究这种效应，我们制造了完全缺少控制器的 Mdm2 敲除小鼠，对这些小鼠使用刺激 p53 的药物，而结果是灾难性的。由于全身大量细胞不受控制地自杀死亡，这些小鼠基本上完全融化了。休·阿姆斯特朗（Sue Armstrong）的著名著作《p53：抑癌基因》（*p53: The Gene That Cracked the Cancer Code*）对修补 p53 基因造成的意外后果进行了精彩的讲述。

p53 的故事错综复杂。2002 年，另一研究团队报告了这一代携带额外 p53 副本的小鼠。这些"超级 p53"小鼠不受癌症侵袭，也不会过早衰老，这可能反映了它们体内的 p53 处于正常调控之中。

但 p53 也不是大型动物和癌症问题的唯一答案。鲸不会得癌症，但它跟大象不同，即使是寿命超过 200 年的巨型露脊鲸，体内也没有多余的肿瘤抑制基因 p53。预防大型动物癌症的方法之一是减缓新陈代谢，减少破坏 DNA 的活性氧的产生。另一种方法是像裸鼹鼠一样，通过透明质酸激活另一条肿瘤抑制通路。

这些研究都无法告诉我们如何避免人类癌症。但毋庸置疑的是，比较生物学极大地增进了人类的知识体系，应继续坚持研究，总有一天，这些研究会有益于地球上所有的动物。

※ ※ ※

对于突变是否触发致癌基因的活性或改变抑制基因的功能，伯特·沃格尔斯坦和克里斯琴·托马塞蒂（Cristian Tomasetti）的统计分析明确证明，一个器官干细胞分裂的次数决定了该器官患癌症的可能性。32 种不同类型的癌症中，66% 导致恶化的突变是由 DNA 复制错误引起的，这种突变被称为"始发突变"。

沃格尔斯坦团队对结直肠癌的研究，还揭示了突变产生的速率以及哪些突变会导致细胞癌化。结直肠癌发展缓慢，中间会经历三个不同的阶段：起始、扩张和转移，通常需要 20～30 年才会发展成我们在晚期病例中看到的成熟形式。细胞的永生化最常见的原因是 DNA 中的体细胞突变。一些突变来自遗传，另一些是由环境因素引起的（比如由苯引起的突变导致继发性疾病 MDS 和 AML）。而绝大多数的 DNA 突变由细胞内部过程引起，每一轮 DNA 复制中，平均发生三个复制错误。此外，突变可能来自染色体中两条 DNA 链之间碱基配对的量子效应、DNA 聚合酶诱发的错误、活性氧对 DNA 代谢的损伤，以及将 DNA 碱基转化为不同形式的水解脱氨作用等。这些都是导致 DNA 损伤的重要因素。通常，关键基因中一个或很少几个驱动突变会使细胞进入恶性状态。总共约 140 个驱动基因，影响大约 12 条主要的细胞信号通路，这些通路涉及细胞的增殖、分化及有关癌症表型的正常功能。这些基因中，决定细胞命运和存活的基因约占 90%，而控制所有基因突变率的基因占 5%～10%。后者中，最常见的是 BRCA-1（乳腺癌 1 号基因）和 BRCA-2（乳腺癌 2 号基因），其遗传性突变会大大增加罹患多种癌症的风险，特别是乳腺癌和卵巢癌。

这类驱动突变似乎是治疗癌症的明显目标，特别是在儿童身上，相比于在几十年发展过程中获得许多"乘客突变"的恶性细胞，儿童癌症患者中的恶性细胞要单纯许多。癌细胞通常有一到两个始发突变，但它会产生分散的子细胞，每个子细胞又会获得一组不同的乘客突变。乘客突变不直接影响增殖功能，但它搭乘始发突变的"顺风车"，影响细胞的克隆扩增。随着癌症的生长，它们持续进化，不断获得额外的突变和遗传多样性，因此产生出一个带有始发突变和各种额外乘客突变的克隆生态系统。

克隆扩增取决于其遗传结构和微环境之间的适应协调。胃中的原发肿瘤与其在肝脏中转移的子细胞生长环境完全不同。在胃和肝脏中生长的细胞克隆，虽始发突变相同，但其性能和对治疗的反应，将取决于其乘客突变和局部环境信号的总和。针对始发突变的靶向药物可以消除占主导地位的细胞克隆，消退肿瘤，但拥有不同基因图谱的亚克隆会在一边虎视眈眈，最终将获得生长优势并导致癌症复发。不仅如此，它们导致的复发恶性更强，从本质上来讲，这些复发的克隆体之所以存活，正是因为它们能抵抗治疗。

以上结论引发了以下几个问题。第一个问题是，预防。如果癌症源于细胞内部错误，与环境等外在因素无关，那么改变生活方式也无济于事。而事实并非如此，我们能看到生活方式对癌症发病率的影响。以肺癌为例，其突变 35% 由 DNA 复制错误引起，65% 归因于环境因素。第二个问题是，如果突变能发生于细胞准备繁殖的任何时间，为何癌症更多发于老年时期？这里，让我们再次回到佩尔·巴克的工作与生活。他所患的 MDS 是由细胞内在因素和细胞周围充满炎症变化的微环境共同引发。唯有不受正常生长控制信号控制的基因突变细胞，才可能在这种恶性环境下存活。人体微环境可能发生哪些变化，以牺牲正常细胞为代价，提高突变细胞的存活机会？阅读自组织临界现象后，我开始思索，在引发恶性转化的细胞内基因—染色体崩塌之前发生了什么？系统可能已经很不稳定，微小的扰动便能引发雪崩。

※ ※ ※

不稳定系统中引发崩塌的扰动可能来自非整倍体，这一生物现象对当下以基因为中心的癌症研究提出了挑战。人类遗传的 2 组 23 条染色体，分别来自父母双方。如果一个细胞包含的染色体少于或多于这 46 条，那就是非整倍体。细胞分裂过程中，由于染色体的不平等分离，一个子细胞获得多于 46 个染色体，另一个子细胞则相应获得少于 46 个染色体，由此产生了非整倍体。为什么会出现这种情况？基因突变，尤其是那些调整修复受损 DNA 的基因若发生突变，会导致染色体不稳定，进而产生非整倍体。早在 1902 年，德国科学家特奥多尔·博韦里（Theodor Boveri）就观察到，非整倍体的海胆卵胚胎发育异常。他提出，染色体数目不正确的细胞更容易癌化。由于功能基因的数量异常，具有非整倍体的细胞产生异常数量的蛋白质，干扰重要的增殖和死亡信号。大约 90% 的实体肿瘤和 75% 的液体肿瘤显示有非整倍体存在。

基因突变和非整倍体都是恶性肿瘤的标志，但作为癌症的原始成因，关于两者的相对重要性的争论已持续数十年。一方认为非整倍体先出现，染色体断裂导致基因突变；另一方则认为遗传突变是驱动因素，非整倍体只是后续结果。

2017 年，冷泉港实验室研究员进行了一项实验，他们并排培养了两组细胞，一组染色体数量正常，另一组多一条染色体。非整倍体细胞刚开始生长缓慢，但最终突然出现爆发式增长，几乎在一夜之间开始迅速分裂。随着细胞增殖，染色体越来越偏离正常数量。这个培养皿似乎再现了体内的情况，原发肿瘤缓慢生长一段时间，然后突然爆发，侵略性转移。非整倍体细胞相比正常细胞更具生存优势。随着子细胞的非整倍性逐代继续恶化，这些细胞表现出遗传不稳定性，有些子细胞的染色体多于亲本细胞，有些则偏少。

最初的缓慢增长是否代表系统持续走向失控的自组织阶段，种群越来越不稳定，如同沙堆一般，最终达到自组织的临界态，任何微小事件都可能引发系统崩塌？导致沙堆崩塌的最后一粒沙与其他沙粒并无任何不同，引发剧烈变化的细胞与培养皿中的其他细胞可能也并无差异。如果整个培养皿的细胞都变得敏感不稳定，就容易发生灾难性剧变。DNA 中一个微小复制错误或细胞分裂时携带的乘客突变，原本不会有什么影响，但在这种情况下却会颠覆整个系统。

※ ※ ※

2000 年初，一个美丽的清晨，哈维、谢赫扎德和我在起居室的窗前欣赏密歇根湖壮丽的日出。我们在芝加哥的公寓可以俯瞰湖滨大道和林肯公园动物园，从约翰·汉考克大厦到西尔斯大厦，城市全景尽收眼底。哈维心情很好。早晨轻松愉快，谢赫扎德跑来跑去，看到爸爸妈妈难得的放松，她特别开心。哈维问我有没有什么特别想做的事情，他休息好了，看起来状态很不错，于是我提出了一个不可能的想法，问他是否愿意跟我一起去湖边慢跑。我们之前常常一起跑步，但现在哈维已经几个月不曾冒险出门了。他眼睛一亮，说："为什么不呢？"

我们才跑出几个街区，刚到佩吉·诺特伯特自然博物馆，哈维的步伐便慢了下来。

"怎么了？"我问。

"我不清楚，但我感觉不能正常呼吸了。"哈维说。

我们停下来休息了一会儿，再试着跑起来，又只跑了一个街区，哈维就再次出现同样的情况。我们回到家，随着时间的推移，哈维开始出现呼吸急促。我建议去急诊室，但他拒绝了。我给他用了谢赫扎德的喷雾器，对他有一些帮助。我们待在家里，一整天都十分紧张。哈维躺在卧室里，看肯·伯恩斯（Ken Burns）的《内战》系列片。他看得很专注，我时不时地过去检查他的情况实在有点烦人，于是我试着不去打扰他。

对于突然取消精心安排的计划，谢赫扎德已经习以为常。当我告诉她我们就在家里吃饭时，她连眼都没眨一下。我们很早就睡觉了。第二天凌晨 4：00，哈维叫醒我，他需要帮助。他满头大汗，拼命喘着气，看起来就要昏倒了。我想打 911，但他让我开车载他去医院，因为救护车会把我们送到最近的急诊室，而他想去我们工作的拉什大学医学中心。管家帮我一起给他穿好衣服，扶他上车。我提前给医院打了电话，我们开车到医院时，工作人员已经带着轮椅在门口等我们，几分钟内，哈维接受插管并戴上了呼吸机。

过了好几天他才取下呼吸机。经过详尽的检查，包括支气管镜检查，都没有发现肺部问题的原因，最终诊断为成人发作性哮喘，医生给他开了大剂量类固醇和支气管扩张剂，让他出院。这次突然的哮喘发作跟他的淋巴瘤有什么关系吗？他没有肺部问题病史，我们必须考虑淋巴瘤的影响，但不可能得到明确的答案。仅一年后，回顾病情，这次哮喘被重新诊断为原发癌症的副肿瘤综合征。

哈维所经历的残酷症状源于淋巴瘤和免疫系统之间的斗争，战斗在他虚弱的身体里一路燃烧爆炸，持续几天甚至几星期，然后是诡异的平静。他精疲力竭，根本无法进行任何身体活动。1999 年 11 月，我们到曼哈顿参加一个简会。我们住在广场酒店，哈维很是兴奋，要带谢赫扎德去中央公园动物园。第二天早上，他开始穿衣服时，突然坐了下来，抓住左小腿。"一定是抽筋了。"他说。那时，我把他身上发生的一切都归咎于淋巴瘤，他有时会不耐烦，不愿意听我不断地提醒他诊断结果。我们飞回芝加哥时，他明显步履蹒跚。我逼他去看内科医生。超声检查显示小腿中有深静脉血栓形成（deep venous thrombosis，DVT）。他的肿瘤专家、肺病专家、风湿病专家和内分泌专家得出的普遍结论是深静脉血栓、盗汗、移动性多发性关节炎，甚至是前一年诊断的哮喘，这些都相互关联。哈维的症状可能是由于淋巴瘤在全身各处移动，引发局部反应，从皮肤蔓延到肺部。但同样的症状也见于局限在器官内的实体肿瘤。这又如何解释呢？

有时，副肿瘤综合征是尚未发现的恶性肿瘤最早出现的症状。它们能影响任何系统或器官。完全无法预测它们将出现在哪个组织。安萨里等人通过追踪胰腺癌和血栓形成之间的奇妙联系，描述了我们对这些综合征的认识历史。

> 1784 年，曼彻斯特的外科医生查尔斯·怀特（Charles White）首次证明，"股白肿"不是由残留乳汁或恶露引起，而是由静脉阻塞血栓引起的。1847 年，德国人鲁道夫·魏尔肖（Rudolf L. K. Virchow，1821—1902）观察到静脉血栓经常迁移到肺部。1865 年，法国医生阿曼德·特鲁索（Armand Trousseau，1801—1867）描述了在他自己的胰腺癌病程中发生的移动性静脉血栓。此后很长一段时间内，胰腺癌被认定具有其固有特性，能诱发高凝性素质，导致临床高发的血栓形成。这一"事实"后来遭到质疑，有人提出不应该强调胰腺癌和血栓栓塞疾病之间的关联，因为血栓的胰腺癌相关性既不唯一也不特别，它在其他内脏恶性肿瘤中也一样常见。

哈维的经历也提醒我们，无论什么原因，癌症作为一种疾病，不单单是局限于一个器官的肿瘤。癌症不只原发肿瘤本身，我们人体对癌症的免疫反应能影响到任何系统，其影响藏于暗处，令人意想不到，但伤害性有时甚至超过肿瘤本身。消灭潜在的癌症是唯一的永久性治疗方案。其他所有尝试都不过是权宜之计，只能从症状上减轻疼痛和炎症而已。

盗汗说明存在感染，证明有免疫系统的参与及细胞因子的释放。细胞因子是一种蛋白质，对人体响应并抗击癌症至关重要。当身体感觉到不对劲时，会产生强烈的免疫反应。癌细胞通过发出"不要吃我"或掩盖"吃我"的信号来躲过免疫系统的怒火。免疫反应最终无法消灭癌细胞，反倒开始破坏正常组织，从而造成更大的伤害。癌症患者的免疫系统并不总是被抑制，也可能过度活跃，具体表现为有时过度活跃、有时活跃不足。

威胁哈维生命的问题在于他的免疫系统对反复感染的反应减弱，导致他在生命最后一年每个月都要住院好几次。他定期静脉注射免疫球蛋白以增强免疫力。与此同时，他表现出对淋巴瘤过度活跃、不稳定的免疫反应迹象，出现恼人的盗汗和极度痛苦的多发性关节炎。关于对免疫反应同时既不够活跃又过度活跃的观点难以调和。一种观点是，癌症伪装成朋友，欺骗免疫系统，却只是部分欺骗。另一种观点是，这些症状由肿瘤分泌的化学物质和蛋白质引起，通过血液在体内传播，在易感组织中产生反应。反过来，癌症本身首先是由免疫系统缺陷引起的。如果癌症是后果，那么身体中哪些系统性变化会使环境更适合突变的恶性细胞生存呢？会不会就是过度活跃的免疫系统导致的炎症反应为癌症提供了生存环境呢？

还原法是以贬低个人经验价值为代价推动生物医学领域的发展。癌症在个体病例中可能是多器官疾病，即便在恶化细胞仍局限于一个器官的情况下。癌症只在最早期可以被定义或局限为各个组成部分的疾病。癌症的影响广泛深远，遍及全身范围，其原因不能简单地追溯为单个恶性细胞故障；而是单个实体相互作用，与宿主防御共同产生不可预测的复杂行为。免疫细胞似乎无法识别癌症并消除它，但同时也无法对它视而不见（至少在一些病例中是这样）。被激活的免疫系统丢失了真正的目标，对宿主的伤害甚至比癌症更大。由于免疫系统的攻击，患者会出现一系列奇怪的副肿瘤综合征。像是水的两种状态，展现出意外的特性。温度降到0℃以下时，水会变成冰。但水在液态和固态下的分子组成并无改变，那是什么原因造成冰的光滑性呢？单个部分的简单总和无法解释整体产生的复杂性。副肿瘤综合征似乎是癌症的突现特征。

要全面探索这些复杂问题，仅进行肿瘤基因组测序以确定诱发突变还远远不够。肿瘤只能通过人工移植到免疫系统被破坏的健康动物体内，因此，在动物模型中，身体的所有伴随反应、免疫反应的错误反击、整个系统对恶性肿瘤的反应、全部副肿瘤综合征都完全不存在。谁曾记录小鼠关节疼痛和盗汗的B型症状呢？

※ ※ ※

癌症发病率随年龄的增长而增高，可是衰老和癌化这两个过程在生物学上几乎完全相反。老化细胞不一定会死亡，它们会进入一种所谓"衰老期"的假死状态，停止增殖，最小化代谢活动和能量消耗，不再执行任何有用的功能，但仍然活着，会继续产生废物。

当细胞达到海弗利克极限时，就会衰老或死亡。记录细胞分裂次数的时钟是染色体末端的DNA片段，即端粒。细胞每次分裂，端粒就会缩短。大多数癌细胞通过产生端粒酶来避免衰老或死亡，这种酶可以重建失去的DNA。伊丽莎白·布莱克本（Elizabeth Blackburn）、卡罗尔·格雷德（Carol Greider）和杰克·绍斯塔克（Jack Szostak）三位科学家发现了端粒如何保护染色体，以及端粒酶如何恢复端粒DNA，并因此获得2009年诺贝尔生理学与医学奖。

衰老与端粒的缩短和衰老细胞的积累有关。衰老细胞的问题在于，它们通过维持最低限度的生物活性来维持生命，继续产生废物，却不执行任何有用的功能。人体的"垃圾"清除系统加班加点地工作，不仅要为正常的工作、分裂并对身体至关重要的细胞服务，还要服务于这些"吃白食者"。此外，衰老细胞会产生引发慢性炎症的蛋白质，由此产生的有毒环境非常适合突变细胞生存并促进其生长，这是引发癌症和其他年龄相关疾病的重要因素。变异的种子在衰老的身体里找到了适宜的土壤。

令人惊讶的是，有些人（通常在 60 岁以上）体内有 2%～20% 的血液细胞来自携带基因突变的克隆，这些突变与 MDS 和 AML 等高恶性疾病相关，但他们却身体健康，没有任何疾病迹象。血液计数或可识别骨髓疾病等方面均无明显临床表现异常，但血液和骨髓细胞却存在与疾病相关的突变，这种情况被称为意义不明的克隆性造血（clonal hematopoiesis of indeterminate potential，CHIP）。这个很长的专业术语表明有一组细胞或一个克隆细胞系携带与严重病理相关的突变，但没有出现低血细胞计数，无法确定其引发疾病的可能性。CHIP 的发病率随寿命的增加而增高，在 60 岁人群中高达 20%，80 岁人群中则高达 50%。CHIP 进展为 MDS 的发病率非常低（约 1%），但与心血管疾病和脑卒中等其他疾病有关，特别是在那些没有易识别危险指标的脑血管疾病病例中。很少有百岁老人表现出 CHIP。若你梦想长命百岁，得确保自己没有 CHIP。

除了衰老细胞、突变 DNA 片段累积、碎片增加和老年人体内的促炎微环境外，随着年龄增长的骨髓空间重组也可能扰乱正常的生理分级细胞信号。细胞活动至少有部分是通过化学和神经信号在微环境或基质细胞的控制下进行的。信号量至关重要，它在某种程度上取决于两个细胞之间的物理距离。随着年龄的增长，细胞达到其增殖极限并死亡，大量的实际组织丢失。一个健康的成年人体内，约一半骨髓被造血干细胞占据，另一半空隙充满了脂肪。随着年龄的增长，脂肪与细胞之间50∶50的比例发生了变化，70岁老人的骨髓中一般有70%的空间充满脂肪。这种脂肪比增加了效应细胞和靶细胞之间的距离。即使是抑制信号剂量轻微降低，也会让距离控制基质细胞较远的靶细胞获得增殖优势。若该靶细胞也有积累突变，便会逐渐导致克隆无限制扩增。这种异常情况如果继续不受限制，骨髓最终就会变成"单克隆体"，由单一细胞的子细胞占据。这种单克隆群体以特异的可识别基因突变为特征，最常见的 CHIP 相关突变会影响 TET2[1]、DNMT3A 和 ASXL1[2]基因。

很明显，单克隆性并不意味着其中一个子细胞即将发生恶性转化，但它有可能诱发恶性肿瘤的发展。随着克隆继续迅速扩增，单克隆细胞数量随之增加，系统可能开始脱离平衡，向自组织临界态发展。骨髓中处于异常结构下的细胞重组，是否与沙堆的自组织一样，受同样的规则支配？一旦达到临界态，该体系将易于突发灾难性的变化。一些观察结果支持这一观点。例如，几乎所有慢性髓细胞性白血病患者的恶性细胞都存在9号染色体和22号染色体之间的易位，这被称为费城染色体，以纪念完成这一重大发现的城市。几年前，人们证实了克隆扩增和单克隆状态先于费城染色体出现。

单克隆性疾病的发病率与年龄增长成正比。在60岁以上的女性中，多达40%显示出单克隆性的骨髓状态。不仅所有癌症都是单克隆性的，癌症前的异型增生也呈单克隆性。正常细胞在非正常环境中开始发育异常。

---

[1] TET 蛋白，ten-eleven translocation，是生物体内存在的一种 α-酮戊二酸（α-KG）和 Fe2+ 依赖的双加氧酶。人 TET 蛋白家族有三个成员，分别为 TET1、TET2 和 TET3。TET 基因的突变可以引起多种肿瘤尤其是造血系统肿瘤。——译注

[2] ASXL1(additional sex combs-like 1)，该基因编码作为一种染色质结合蛋白，这是正常确定发育中胚胎的片段特性所必需的。该基因突变与骨髓增生异常综合征和慢性骨髓单核细胞白血病有关。——译注

因此，影响骨髓、子宫颈、肝脏、食道和胃的异型增生状态都是单克隆的，且异型增生说明土壤或微环境异常。只要系统遵循普遍的临界态规则，就无法预测它将发生什么。

※　※　※

衰老是最强大的致癌物，它为所有导致癌症的现象创造相遇条件。诺拉·艾芙隆（Nora Ephron）诙谐幽默，洞察力如激光般敏锐，她建议女性从43岁开始藏起脖子，这一说法闻名于世。"我们的脸会说谎，但脖子很诚实。砍开一棵红杉才能知道它的年纪，如果它有脖子，就不需要这样了。"我这些天照镜子时，总是会想，如果这些是衰老变化的外在表现，衰老在我身体内又造成了多严重的破坏呢？这看起来非常严重。至少有四个领域发生了深刻的生物学改变，使年迈的身体成为恶性细胞生长的温床。我称这四个领域为"MIST"（衰老之雾）。一是突变（mutations）。除了遗传因素和有毒环境的影响之外，细胞分裂时每一轮DNA复制都伴随新的复制错误。细胞代谢也会导致DNA损伤。随着时间推移，这些突变会不断增加。二是免疫（immune）系统效率降低。随着年龄的增长，身体所有进程都逐渐老化，致使免疫系统衰退，无法在第一时间消灭癌细胞。三是衰老（senescent）细胞数量增加。衰老细胞已经停止分裂，本身具有抗癌性。但它对其他细胞却具有致癌性，因为它们仍代谢活跃，产生废物积累，使细胞生存环境恶化，所以造成的炎性微环境为异常癌症种子提供了理想的土壤。四是随着年龄的增长，组织（tissue）流失，面部和颈部的组织流失显而易见，而体内的组织流失也同样严重。组织萎缩流失导致骨髓等器官内空间重组，让原本依赖于精确化学信号生理分级的细胞之间的空间距离发生变化，影响信号传递结果。以上四个因素增加了老年人患癌的可能性。佩尔·巴克的模型中，一粒沙子最终足以让整个系统雪崩，而一个老年人的身体会被层层叠叠的"衰老之雾"所淹没。

　　遗传、衰老、有毒物质或病原体，每一种致癌物质都会引起致癌基因和抑癌基因两者或其中之一的突变。理论上，可以简化研究，直接针对基因突变寻找解决方案，可问题是这些改变并非静态的。癌细胞在每个分裂周期都继续产生新的突变。成人癌症的复杂性在于成百上千个小问题共同作用，这也是为什么老年人的癌症比儿童癌症更难治疗的原因。在老年人体内，同一亲本细胞的下一代癌细胞突变都不尽相同，更不用提不同细胞的后代癌细胞之间，突变更为多样化。年少时，DNA 复制错误还没有时间积累，癌症产生于一个主要基因或节点信号通路的故障，它们使细胞进入永久增殖周期，无法正常成熟并衰老死亡。老年人体内，多种蛋白质在毒性促炎微环境中不断累积功能障碍，相较于克服这种复杂问题，攻击单一目标的效率更高。在慢性髓细胞性白血病的治疗中便是如此；但即便在慢性髓细胞性白血病的治疗中，靶向药物也只在疾病稳定的慢性阶段有效，在急性发展恶化期无效。最后，癌细胞与免疫系统的相互作用导致一系列各不相同、极度痛苦并危及生命的体征和症状，这些症状被统称为副肿瘤综合征。跨越半个世纪的生物学研究应足以说明，我们在未来很长一段时间内都无法真正解决复杂的癌症问题。下一章将检验应用这些知识设计个性化的治疗方案，并讨论这种精准医疗举措的结果。

※　※　※

　　佩尔·巴克与我远隔重洋，对于他的悲剧故事，我只能通过电话和电子邮件了解其中的细节，但这对于我来说意义重大。我建议他着手处理一些有关临终决定的问题，正如我和哈维当时所面对的一样。两个故事如此相似，令人难以置信。他们两人都才华横溢、精力充沛、干劲十足、认真专注，职业生涯成就斐然，他们正处于事业巅峰时期，对未来几十年都有宏伟规划，却突然走到生命的终点。他们都有年幼的孩子，却无法活着看到孩子们长大成人、大学毕业、成家立业，更不可能见到未来的孙子、孙女。

很多个夜里，我一觉醒来，总是看到哈维一动不动地坐在床边，背对着我陷入沉思，那一瞬间时间仿佛停止了。对于时间所剩无几的人而言，时间意味着什么？我沉默无言，不去打扰他的沉思。任他一个人听着死亡的脚步声步步逼近，要如何面对死亡和失去、痛苦和悲哀，如何承受生命匆匆的荒凉，忍受许多事情还未完成却再也没有机会的沉重悲伤？不然还能怎样？癌症一点点缓慢却残酷地折磨、侵蚀着他的身体，清醒敏锐的意识被囚禁在疼痛的身体内，用精确的感官记录每一缕痛苦和耻辱。在芝加哥那些黑暗的夜里，我们像两具饱受折磨的灵魂，囚困于自身的地狱，冻结成僵硬的姿势：他竖着不动，我横着不动，两个人都不敢承认对方醒着，害怕言语打破这沉默。病在他身，痛在我心，用语言零碎地表达我们所遭受之苦，用话语让痛苦具体化，无论多么质朴的语言，都难免表述不清引起误解，最终伤人又伤己。很快，我就会在永远听不到他声音的房间里讲话，我呼吸的空气将不再包含他的呼吸。就在我努力控制心中沉痛之时，我的意识被入侵的理性劫持，冷静地分析如何精确定义我的感受，试图辨别我的悲伤是为哈维哀痛，还是焦虑我与谢赫扎德将在没有他的世界继续生活。思想和情感，冲突与混乱，同时击溃我的心防，冲破所有残留的希望屏障。生命无尽虚无又孤独的岁月将至，我无助地陷入阴郁的悲伤，那是一种残暴的剧痛，锋利地刺穿身体，哽住我焦干的喉咙，引发一阵阵晕眩恶心。

其他癌症患者是否也经历过这样的思绪万千，迷失于这短暂却强烈、摧毁灵魂的痛苦折磨之中？他们是否也在不眠之夜的寂静中，用疲惫的手指抚过痛苦锯齿状的边缘，用沉默诉说着告别？

※ ※ ※

我与佩尔·巴克最伤心的一次谈话发生在他骨髓移植的几个月后。就在一切都趋于稳定时，他出现了移植手术中已知最可怕的并发症之一——严重肺损伤。他熬过了多轮治疗，近乎英勇地面对一切，而最终，佩尔·巴克知道自己没有希望了。

※ ※ ※

哈维和佩尔·巴克在几个月内相继过世。两个热烈的生命戛然而止。他们过早地离世，对留下的人产生了无限蔓延的剧烈影响。我陷入深深的迷茫，如云遮雾罩，机械地重复各种动作，却一直感觉灵魂被撕裂，支离破碎。我尽量在努力做个可靠的母亲，去上班，看病人，管理实验室，结束哈维的科研项目，为十几个被随意解雇的科学家找工作；处理房产问题、社保申请、医院账单和保险；安抚悲痛的亲人，感谢善意的朋友。同时，我要面对自己的宇宙天翻地覆，承受内心深处的忧郁悲痛。

我感到意识的裂痕，

如大脑裂开的缝隙；

我试着一针针缝合，

却始终都缝合不起。

试图让后面的思想，

紧跟上前面的思想，

却条理不清杂乱无章，

如小球胡乱散落一地。

　　　　　　　　——艾米莉·狄金森（Emily Dickinson）

第三章

N. 女士——上膛之枪

马塞尔·普鲁斯特（Marcel Proust）说过，真正的发现之旅不在于寻找新的风景，而在于拥有新的眼睛。我每天的体验与此格言略微不同，我是透过病人的眼睛获得新的视野。N. 女士拥有独一无二的敏锐洞察力，她意气风发，活泼开朗，充满智慧和幽默。她有一种神奇的能力，能通过常识、极高的智慧、独特的幽默和纯粹的直觉，将看似无关的事物联系起来。更重要的是，她对生活炽烈燃烧的热情在她一米七七的身体上展露无遗。

2008 年，62 岁的 N. 女士第一次来到我的诊所，她的发言滑稽又荒唐。"供你参考，我患重度贫血至少 25～30 年了，"她说，"我还坚信我的 MDS 有遗传成分，你知道吗？我父亲的姐姐的第一个孩子生来就没有骨髓。"虽然她患贫血时间很长，但直到我们见面之前她才刚被诊断为 MDS。初期几年还算稳定，她的患病细胞 5 号染色体长臂缺失，这种特殊的 MDS 亚型病情发展缓慢，存活时间较长，对来那度胺［曾经臭名昭著的药物沙利度胺（Thalidomide）的衍生物］应答特别良好。

※ ※ ※

早在 1999 年，我就给哈维开了沙利度胺，他是史上第一批通过"同情用药制度"接受该药物治疗的淋巴瘤患者。

当哈维的癌症开始出现一系列痛苦的突发副肿瘤综合征时，我们知道必须采取某些治疗手段。就在那时，我听到一位肿瘤学家在一次全国会议上提交的数据，他曾尝试使用沙利度胺治疗淋巴瘤患者，有一些零星成效。我立刻觉得，对于哈维来说，这也许是一个更安全的选择，因为他仍不愿意开始化疗。我告诉哈维我认为这值得一试。我们还能失去什么呢——几星期时间吗？哈维愿意接受我的建议。为了更确定使用这种试验性药物的可能性，我们拜访了哈维在芝加哥的主治肿瘤医生史蒂夫·罗森（Steve Rosen），西北大学癌症中心主任。史蒂夫医生是我们的好朋友，他为人充满魅力，富有同情心，善良体贴，关怀病人。我们讨论哈维的治疗方案选项，除了化疗，还是化疗。史蒂夫听取我有关试用沙利度胺的建议，同意开这种药。在史蒂夫和凯特琳癌症中心（全称纪念斯隆－凯特琳癌症中心，Memorial Sloan-Kettering Cancer Center）淋巴瘤科主任欧文·奥康纳（Owen O'Connor）的支持下，我在同情用药和单个病人协议基础上，从药品制造商新基生物制药（Celgene）那里为哈维申请到了沙利度胺。

考虑到沙利度胺对 MDS 患者的毒性，我们最开始给哈维的用药剂量为推荐剂量的 50%。即使剂量减半，药效仍然惊人，用药 48 小时内，哈维的面部水肿开始明显消退。一周后，他脸上凹凸不平、怪模怪样的浮肿完全消失，重新恢复了英俊的面容。

※ ※ ※

N. 女士出现了需要干预的血细胞计数下降。正如我们所希望的那样，她对刺激红细胞的激素普罗克里特（Procrit）及来那度胺应答良好。贫血症好转超过预期，她的生活质量很好，能照顾许多猫咪，长途开车去看望亲朋好友，跟她 99 岁高龄的母亲一起购物吃饭，享受着充实的生活。

N. 女士定期回来随访复诊，所有人都很喜欢她。她性情开朗，说话声音洪亮，幽默搞笑，善于自嘲，她深切关注他人的生活，记忆力也特别好，实在很招人喜欢。她还特别善于跟年轻人沟通。经常有年轻人跟着我到门诊，无论是夏季实习的高中生、正在写论文的医学博士研究生，还是来参加血液学培训的年轻研究员，N. 女士都能侃侃而谈，简单询问他们的背景，然后讲起各种仿佛为他们量身定制的奇闻轶事或个人小故事。我记得她有许多年轻粉丝，特别是马特·马卡姆（Matt Markham），他们在我们门诊的工作结束后还一直跟她保持联系。这便是她的魅力，她的光芒。

她喜欢猫，她和她已故的丈夫曾经带着他们漂亮的猫咪大军走遍了美国和欧洲，赢得无数赞赏，获得各种奖项。她在门诊讲起各种获奖旅行的有趣故事，逗大家开心。为了纪念她最爱的猫咪威廉（William），她在康奈尔大学猫科动物健康研究中心创建了一个纪念基金，用于改善猫的护理和健康。N. 女士还是出色的自然与鸟类摄影师。她参加了佛蒙特大学的研究项目，包括对东多塞特的印第安纳蝙蝠的研究。她是门萨俱乐部的成员，玩桥牌和国际象棋，对计算机也很有天赋。她乐于分享不同领域的丰富见识，在寻常聊天中谈起她精彩非凡的经历，让大家大开眼界。我很喜欢她。

N. 女士常常回顾自己的过去，试图找到 MDS 的根源，她想知道她小时候度假的小木屋里的煤油加热器是否可能导致她的病情。关于她的未来，她总试着从我这里获得比谷歌搜索结果更满意的答案。她特别渴望了解靶向治疗的最新研究进展。当我提起我正在进行新药的临床第一阶段或第二阶段试验，她总是特别兴奋。"我就靠你了，亲爱的好朋友，让我至少再活个 10 年，20 年更好。真的，就靠你们了。"她还跟我说过好几次："你们要把 MDS 变成像艾滋病一样的慢性疾病，希望我能活到那一天。"

　　后来，不可避免的情况发生了，来那度胺对她不再有效，她不得不依赖输血维持血细胞计数。靠匹配者捐赠的血液维持身体的时候，她仍保持着狡黠的幽默感，她每周都给我寄卡通漫画，让我会心一笑，甚至在诊所里突然大笑起来。最后，她开始使用阿扎胞苷进行化疗，过程很不愉快。阿扎胞苷化疗持续到四五个月，输血频率并无任何缓解，反倒出现了意料之外的新症状，N. 女士开始感到莫名的疲倦。她睡够 8 小时醒来，身体却还是感觉疲惫不堪，像是费力劳作了一整夜。刷牙这么简单的动作都让她精疲力竭，洗吹一次头发中间都至少需要休息三次。她的胳膊沉重如铅，抬不起来。为了摆脱抑郁，她给自己灌咖啡，服用埃克塞德林（Excedrin）和利他林（Ritalin），却都毫无效果。一周又一周过去，她来到诊所，坐在我对面，向我述说她无力完成的家务。我们试着加强输血，让她的血红蛋白始终保持在 10g/dl[1] 以上（正常水平为 12.5～16g/dl）。这极度的疲惫让她自己也深感困惑，之前她血红蛋白只有 7g/dl 时都比现在感觉要好。最终，在排除营养不良、甲状腺功能障碍、药物副作用等所有可能的原因之后，我们不得不承认她患上了副肿瘤综合征。

　　我们停止了阿扎胞苷的化疗，让她获得了短暂的解脱。她寄给我这段话：

----

[1] 血红蛋白的单位，读作克每分升。——编注

　　最近我接受了好多次输血，我觉得可以把医院表格上我的职业改成"吸血鬼"……就像我总喜欢跟人说，我服用了好多"血液兴奋剂"，恐怕会被禁止在电视上看奥运会了……好吧，我开玩笑的，但我真的感觉好多了。周围神经病变减轻了，夜里潮热、高热、头晕目眩和精神恍惚都好多了，在所有这些难受的副作用中，最可怕的是，我感觉在化疗期间我的智商降低了至少50……很开心我的智商回来了。

　　我们放松下来，庆祝她从极度难受的症状中暂时解脱，但也清楚这不过是缓兵之计，不可能长久。她冲进诊所，为我们送上飞吻，分发完全不健康的小零食、饼干和甜甜圈，与护士击掌，和接待员争论，她为难得恢复正常的自己而感到开心，每个人都松了口气。

　　我们继续对症治疗，但 N. 女士的病情明显恶化，需要更多地输血，甚至偶尔还要输血小板。2014 年的圣诞节快到时，她告诉我们要开车送她妈妈去佛蒙特州拜访亲人和朋友，我们特别担心。为了减轻我们对她"在新常态下四处奔波"的担忧，她说："只要计划好就没问题，像一次军事行动。"她坚持"除非我的血红蛋白真的下降，意识模糊了"，不然只要能坐着完成的事情都不是问题，包括开车也一样。她承认，比如下车走到商店门口这种"垂直活动"确实"需要认真计划"。她都计划好了，包括选择的商店都能在店门口附近停车，还有购物车可以倚靠，但这些计划不过是蓄意否认现实。她拒绝面对现实，不断地要求我提供解决方案。她表现出绝对相信科学，尤其信任我的能力，这种超乎寻常的信心让我们所有治疗参与者都感到不安。

　　像 N. 女士这样高智商的门萨俱乐部会员，博闻强记，见多识广，才华横溢，竟会如此坚决地断然抗拒和无视现实，完全无法接受即将到来的死亡，这一难解的问题正体现了我们人类的复杂性。当时我刚刚经历了奥马尔的悲剧，很自然地把他们两人对癌症的反应进行比较。奥马尔 38 岁，是一名杰出的青年教授，他沉迷于研究各种治疗方案，直到生命的终点都一直满怀希望；但在某种无形的层面上，我隐约感受到，他对末日将至有着沉默而深刻的悲伤预感。从确诊那一刻起，他就存在于一个阈限空间，悬于生死之间，无助地等待，茫然地停在生死的门槛上，无法跨越或撤退，进退两难，亦无力解释自己的处境。表面上他无忧无虑地努力生活，可他身上有一种微妙的破碎感，一种无法言喻的沮丧。别的时候，像莎士比亚《暴风雨》中的魔术师普洛斯彼罗提醒他的女儿那样，凡人生命皆短暂，奥马尔似乎也一样准备好宣告生命狂欢的结束。"我们不过是造梦的材料，人生匆匆，如梦一场。"奥马尔心灵深处的裂缝难以解释，奇特却深刻，他接受现实的优雅克制与 N. 女士对现实的决绝抗拒形成鲜明的对比。她坚持等待的姿势，永不放弃的期待，她不顾一切活下去的渴望如风暴旋涡般激烈而炽热。

庆祝她母亲的百岁生日令 N. 女士更加充满信心，她继承的是强健优良的基因，她的母亲是最好的榜样。"这女人是台机器，她太顽强了！很多方面——当然不是全部——我都希望自己能像她一样。特别是活到 100 岁，精神和身体都还康健，能像她那样自己生活，自己做事。我是说，这个女人太了不起了。"

这段时间，N. 女士告诉我，对于自己的疾病和如何应对它，她发展出了一套全新的哲学。我让她写下来，给我其他的 MDS 患者看看：

我的颂歌：
我不是我的癌症。

　　我不因患有癌症而成为"受害者"。

　　我不因对抗癌症而成为"英雄"。

　　我与生命之间并无法定契约。

　　我可能在过马路去修车厂取车的路上被垃圾车撞死。

　　我不会让人们因为我得癌症而排斥我。（我发现人们往往会排斥癌症患者。）

　　她还记录了患 MDS 最艰难的部分，以及她如何应对。对于她来说，身患癌症就像"背着背包爬山，每走一步就有人往包里多放一块砖。每向上一步，背包都越来越重，而我越来越虚弱，真的很艰难。我如何面对呢？我试着从攀爬中获得成就感，就像年轻时攀登冰川、山峰和阿尔卑斯山那样快乐"。对于怎样选择哪座山去攀登，她给出了建议：

　　我每天精力有限，如果我选择把精力花在开车出去吃顿午餐或看看电影，而不是整理床铺、收拾东西或洗衣服，那挺好的。若你们到我家来，不喜欢我家里乱七八糟的：床铺没整理、盘子没洗……你们有三种选择：（1）忽略这些脏乱；（2）如果实在受不了，你可以自己清理；（3）离开。

※　※　※

　　N. 女士从佛蒙特州回来后立即被送到急诊室，她高热寒战、大量出汗、严重恶心到失控呕吐，处于感染性休克的边缘。我们让她住院，随后进行详尽的例行感染检查，开始覆盖所有病原体的输液治疗。跟大多数这类患者一样，始终找不到发热的原因。她的病情迅速恶化。每天早上我都去病房看她。她躺在床上看着我，眼神充满渴望，她还一边跟我抱怨医院的沐浴问题，一边开着讽刺的玩笑："这医院的意面太假了，我要管它叫'非意面'"。当我们试图控制不明原因的感染（可能是真菌性肺炎）时，她的白细胞停止发育成熟，血液中的白血病幼稚细胞开始以可怕的速度稳定增长。就在我们眼前，MDS 转化为急性白血病。

在 N. 女士与败血症作斗争时，我与她谈话总是深感自己能力不足，无力解释我们面对的许多矛盾与不确定因素。事实上，在地狱之门打开前，灾难即将来临的警报迹象早在 6 个月前就已经开始显现。那时，她骨髓中酝酿的白血病细胞刚刚开始恶性增殖，但数量仍然可控。在她的骨髓中检测到一种新的细胞遗传学异常，以及高比例的幼稚细胞。当时我告诉她这一情况，她脸色苍白。"好吧，我猜这不是个好消息。"但她仍坚持她的座右铭"别放弃！别投降！"她说："为什么不采取激进治疗呢？拉扎医生，你总是说要在阳光灿烂时修补屋顶。现在太阳快下山了，漏洞也出现了。能不能做些什么？把我当成你的小鼠，你想做什么都行，我完全相信你，你说做什么我都会照做。"她当时要求我采取行动是完全正确的，白血病才刚开始抬头。早期发现白血病，并以治愈和预防为目的进行治疗，这难道不正是我把研究重心转向 MDS 的首要原因吗？

可对于 N. 女士和所有癌症患者的问题而言，主要在于除非癌症早期表现为可以通过手术切除的实体肿块，否则没有其他明确的疗法可以安全地消除少量流动的癌细胞。化疗是我们唯一的治疗方法，但相较少量的异常细胞，它会破坏更多的正常细胞。对于成熟白血病，使用化疗是值得的，因为骨髓中大多数细胞都是白血病细胞。这就像是在说我们不能治疗你的普通感冒，要发展成肺炎才能治疗。

在 MDS 背景下，N. 女士骨髓中的克隆细胞发生突变，失去正常的分化能力，停滞成为幼稚细胞，不断复制 DNA，进行有丝分裂。唯一可能的治疗方法是骨髓移植，这需要杀死骨髓中全部的细胞，包括正常细胞和恶性细胞，再尝试用匹配的骨髓捐赠者的新鲜细胞重启空骨髓。破坏骨髓的负面影响巨大，死亡风险极高，必须限制只用于极少数精心挑选的年轻 MDS 患者。N. 女士年龄大了，患有多重并发症，心、肺、肾、肝功能欠佳，并不适合骨髓移植手术。

而现在，从我们第一次在她骨髓中发现转化迹象以来，6 个月过去了，败血症使她体内迅速发展的白血病更加复杂化。只治疗感染，她会死于白血病；用常规化疗手段治疗白血病，受抑制的空骨髓将无法对抗感染，那她会死得更快。无论做什么都无法增加她的存活机会。前面是深海，后面有恶魔，我们困于其间，进退两难。

※ ※ ※

过去 50 年，治疗白血病的策略是通过一轮激进的"诱导"化疗杀死尽可能多的异常细胞。这会要求患者住院数周，在此期间接受"7+3 方案"：7 天用胞嘧啶阿拉伯糖苷（cytosine arabinoside，araC），简称阿糖胞苷（cytarabine）；3 天用柔红霉素（daunorubicin）。这些细胞毒性药剂杀死白血病细胞和体内所有其他快速分裂的细胞，导致三种最常见的化疗相关副作用：杀死毛囊，导致脱发；杀死胃肠道细胞，导致恶心呕吐；杀死正常骨髓细胞，导致低血细胞计数，使患者易受感染。这些细胞增殖速度极快，它们对化疗的破坏也最为敏感。一个健康成年人体内，仅骨髓每 24 小时就产生近 1 万亿个细胞。一旦化疗清空了骨髓，进入所谓的"发育不全期"，患者需要 2～4 周缓慢恢复。这期间患者会出现危及生命的感染，需要静脉注射多种抗菌、抗真菌和抗病毒药物。如果恢复的骨髓中白血病细胞低于 5%，则达到"完全缓解"（complete remission，CR），算是值得短暂庆祝的事情。

问题是"完全缓解"并不完全。用专业医学数据来说，一轮"7+3"只能破坏几个白血病细胞"对数"（1 个对数减少 10%，则 3 个对数表示 1/1000 原始白血病细胞）。如果患者不继续治疗，即使骨髓中没有影像学可识别的白血病细胞，疾病还是会复发。为了"巩固"CR，必须按疗程重复进行"7+3"或其衍生方案。由于人体一次只能耐受一定量的细胞毒素攻击，一个疗程一般为一个月，化疗 2～7 天，恢复期 2～4 周。病人被送回家，休息 7～10 天，再入院进行下一个疗程。20 世纪 80 年代初期，我刚进入肿瘤学领域的培训，我们做了一些开拓性试验来确定"巩固"疗程的最佳次数，对 3 次、4 次、8 次后续化疗进行比较。8 次显然太多了。我记得只有少数患者能够承受这种严酷的长期折磨。现在的标准方案是 2～4 个"巩固"化疗周期。

化疗的"希望"是将恶性细胞数量减少到很低的水平，让病人自己的免疫系统处理"微小残留病变"（minimal residual disease，MRD）。许多技术已经发展到可以检测出 1/100 万甚至 1/10 亿的异常 MRD 细胞。尽管能检测到这些残留的恶性细胞，但我们却没有比"7+3"化疗更有效的疗法来杀死它们。然而，若再次使用"7+3"，将杀死数十亿计的正常细胞，且很可能无法歼灭少数残留恶性细胞。"7+3"化疗方案失败率高达 1/3，有些患者的白血病克隆一开始就对"7+3"有抗药性，根本达不到 CR，有些则是因 MRD 导致复发。

很难相信的是，过去半个世纪竟没出现更好的治疗策略。我记得 1982

年在罗斯韦尔·帕克[1]听过一个讲座，当时一位客座教授说："我们很清楚，未来我们的孩子会用难以置信的眼神看着我们说，'你怎么治疗癌症患者？化疗？！你疯了吗？'而 30 年过去了，经过一代又一代人，我们还在原地踏步，反复做着一样的事情。过去 40 年，只能对每年数百名患者重复着同样的话、同样的数据、同样的副作用清单，真是令人尴尬又沮丧。"

如果 N. 女士能活到 2019 年，一种名为罗特西普（Luspatercept）的新药也许会对她有效。罗特西普并非为治疗 MDS 而开发，它的临床效果纯属意外发现，许多癌症疗法的发现都是如此，本是为一种疾病开发的药物，结果却意外地对其他疾病有效。罗特西普可以捕获原本会跟细胞表面受体结合的分子；若受体与这些分子结合，它们会在骨骼形成过程中释放一个非常重要的信号，这一通路过度活跃将导致骨质流失。多发性骨髓瘤患者的骨骼可能被侵蚀，产生名为"溶骨损伤"的孔洞。开发这类药物是为了阻断该信号，从而减少骨质溶解损伤。在健康志愿者和多发性骨髓瘤患者中进行试验时，研究人员注意到，受试者的血红蛋白急剧上升，常达到危险水平，有些患者血红蛋白上升过高甚至不得不采用放血治疗。于是研究人员改变方向，把重点转向了治疗贫血。该药物因而进入 MDS 领域。

罗特西普在欧洲进行的二期临床试验取得了振奋人心的效果，特别是对骨髓中含有环形铁粒幼红细胞（即细胞核被一圈铁粒子包围的早期红细胞）的患者有改善贫血的效果。环形铁粒幼红细胞中含有丰富的铁（血红素），但红细胞前体细胞却不能将这种血红素与球蛋白相结合生成血红蛋白。没有血红蛋白，环形铁粒幼红细胞就不能发展成为完全成熟的红细

---

[1] 指罗斯韦尔·帕克癌症研究所（Roswell Park Cancer Institute）。后文提到的罗斯韦尔·帕克
     纪念研究所也指这里。

胞。它们夭折，导致患者贫血。

2016 年，我们在哥伦比亚大学开展了该药物的多中心 3 期临床试验，其中 70% 的患者接受该药物，30% 使用安慰剂。弗恩·普里斯特利太太（Mrs. Fern Priestly）是一名接受试验的患者，她患有环形铁粒幼红细胞贫血症，依赖输血，达到该试验的两项主要标准。N. 女士的骨髓中也有环形铁粒幼红细胞。双盲试验中，我们开始时并不知道弗恩所接受的是药物还是安慰剂，但她所经历的副作用让她在试验早期很快就弄清了情况。"我知道我接受的不是安慰剂，"她告诉我，"因为每隔三星期的注射后我都感觉特别疲惫。"这感受太明显了，就像你不用看天气预报也知道外面正在下雨。"但每一次情况都慢慢好转，我想我的身体终于适应了。"她说。这项研究简直为她而生，被诊断为 MDS 长达 19 年，终于迎来了"故事的高潮"。每隔几周注射一剂罗特西普就能让血红蛋白数量稳定，这让她非常兴奋："我真的找回了自己的生活。"

人生无常，最悲剧性的转折忽然出现，弗恩和她的丈夫埃尔登·普里斯特利（Eldon Priestly）遭遇致命车祸。2018 年 8 月 12 日，星期天，弗恩当场死亡，埃尔登身受重伤，于 4 个月后去世。

人世间的一切是多么可厌、陈腐、乏味而无聊！

——莎士比亚《哈姆雷特》，第 1 幕第 2 场

※　※　※

试验中，对所有患者的主诉症状都必须予以高度重视，任何反应都可能与药物有关。最终，这些症状可能与药物有关或并无直接关联，但实验

治疗中出现任何新迹象，都必须极度谨慎，因为在实验阶段，我们对药物的短期和长期毒性并不充分了解。这是新药试验的代价。我的一位患者就在罗特西普试验中遇到了问题。

2011年，我遇到一位患者，几次会面后，我确定他是一名理想的病人。他名叫格尔森·莱塞（Gerson Lesser），是与我同行的医生、教师和研究者，高大英俊、聪明大方、博学多识，是一位有思想的犹太裔纽约人。他跟他妻子一起来见我，他的妻子黛比十分可爱，也跟他一样聪慧。我们在定期门诊中成为朋友。

每次医疗问诊结束后，我们会花两倍的时间聊聊个人生活，讨论政治、文学、科学与音乐。他常常给我带来他刚读过的书，或是他觉得我会喜欢的书籍，我邀请他们夫妻到我的公寓读书，我们在曼哈顿温馨的餐馆里一起用过许多次晚餐。格尔森和黛比在我心中占据了重要的位置。我感到无比幸运，我的职业让我有机会见证种种非凡的人生，瞥见人性最高贵的一面。面对这样的恩典，我唯有心存感恩。

我第一次见他时，他已患有肾性贫血症8年。最后，我让他参与罗特西普试验。他也对药物有明显应答，血红蛋白增加了几克，十多年来首次达到近乎正常的水平，但同时出现了活动时呼吸短促的现象。因为担心此现象可能与药物有关，所以我们让格尔森退出了试验。他很快再次依赖输血，直到今天。

人类命运充满了不确定性，弗恩和格尔森对试验药物都有积极应答，却一个死于意外车祸，一个无法继续试验。尽管如此，特罗西普一旦被FDA批准，将成为MDS治疗领域备受欢迎的新选择。问题是，给100名环形铁粒幼红细胞型MDS患者使用特罗西普，只有38名患者能有积极应答，不再依赖输血，而药物对其余62名患者均无效，并且，根据目前的经验，没人能被彻底治愈。今天的临床试验设计方式与三四十年前几乎相同，这一事实令人沮丧。例如，使用环形铁粒幼红细胞作为标记来挑选患者显然不够合理，因为并非所有这类患者都对药物有良好应答。在特罗西普的三期临床试验中，我们没有认真尝试去研究为什么 62% 的患者对药物无应答，以及有应答的患者到底有什么特征。我们本可以保存试验对象治疗前的血液和骨髓样本，得到试验结果后，可使用最新的分子技术对有药物应答者和无应答者的样本进行比较，这能为我们提供有效线索，更精确地预选未来可能有应答的患者。但同样令人失望的是监管机构的态度，他们没有更严格地要求试验发起者。未来 100 名患者中用药无效的有 62 名，对药物几乎没有积极应答，却要承受药物带来的副作用，并在药物获批后承担昂贵的治疗费用。监管机构可曾采取什么措施来保护这些人？很不幸，完全没有。另外，一旦获得 FDA 批准，药物制造商出售罗特西普预计每年在欧洲和美国市场将获利数十亿美元。我年轻时或许会更关注 38%的成功率，而不是 62% 的失败患者所承受的压力。现在我年龄大了，无法忽略掉试验药物的毒副作用，以及患者所要付出的身体和经济代价。即使N. 女士还活着，尝试使用罗特西普，也无法保证她会有积极应答，更无法确定药物能生效多长时间，又会产生哪些副作用。一旦药物应答停止，她的疾病仍会继续发展，要么转化为急性白血病，要么血细胞加剧减少，直至血细胞计数骤降至无法挽回的低点，最终导致死亡。

这种令人沮丧的事情不仅发生在 MDS 和急性白血病治疗领域。维纳伊·普拉萨德（Vinay Prasad）是俄勒冈健康与科学大学一名年轻的血液肿瘤学家，他批评美国高达 7 000 亿美元的医疗保健资金投入在确定药物成本、利益冲突、用设计不合理的临床试验开发癌症药物和诊断上，并提出一个事实："超半数医学实践缺乏证据支撑，并可能无效。"这也是该领域的主要问题所在。普拉萨德分析了 2008—2012 年 FDA 批准的 54 种抗癌药物，其中 36 种（67%）批准依据是所谓的"替代终点"，即提高存活率，但并非基于对肿瘤的已知疗效。事实上，随后几年的随访显示，36 种获批药物中有 31 种并没有明显提高存活率。我们做错了什么呢？

　　也许千篇一律的研究方法正是问题所在。我们能否改善这些严峻的数据，按需定制治疗方案以满足个体患者的需求？答案是：能，精准医疗。

※　※　※

　　表面上看来，个体化治疗的想法合乎逻辑，很有吸引力。例如，N. 女士使用阿扎胞苷 6 个月，但毫无效果。其他 MDS 患者对阿扎胞苷应答良好，药物足够有效，可以随着时间的推移降低用药频率。2015 年，80 岁的马克·德·诺布尔（Mark De Noble）在使用阿扎胞苷治疗后，得以跟妻子一起开车周游全国。"现在是 2019 年 2 月，我仍继续使用阿扎胞苷，每 6 个星期用药 5 天，定期找拉扎医生做骨髓活检。我跟妻子一年旅行几次，一般是自驾游，探索新的地方或走亲访友。我们也喜欢在家招待亲朋好友们。现在我们退休了，每个月会去一家收容了 15 个问题青少年的收容所做一次志愿者。我们大家一起准备三道菜的晚餐，我们教孩子们准备食物，使用厨具，摆好桌子上菜，再一起开心地用餐。"

　　阿扎胞苷对德·诺布尔先生疗效显著，可 N. 女士用同样的药长达半年却毫无效果。在显微镜下，他们的疾病看起来很相似。事实上，德·诺布尔对该药物如此良好且持久的应答让他获得了对药物有特殊应答者的特别称号——"独角兽"。传统意义上，实验性药物的临床试验能从统计学上预测最低患者应答率，若数字低于标准，则直接完全放弃该药物。但 2012

年的一项试验改变了这种传统，在该试验中，44 名尿路上皮癌患者接受药物依维莫司（Everolimus）试验，总体应答不佳，但其中有一名患者出现了非常良好的应答。我们对如此特殊的药物应答进行了更深入的研究，结果意外发现了之前与此类膀胱癌并无关联的突变，这再次说明同形态肿瘤之间存在深刻的生物多样性。因为这一案例，一项由 NCI 资助的试点研究启动，旨在确定与此特殊应答相关的分子特性。在上述药物试验中，依维莫司对于特殊应答者而言是良药，可对于另外 44 名患者而言，承受药物毒性却没有任何疗效，值得吗？

理想的情况是将药物用于预选出的可能有应答的患者。识别预测标记，通过匹配药物与患者来提供个性化治疗，这仍是肿瘤学界珍贵却难以触及的圣杯。我们努力追求过这一目标吗？在全美范围内进行的试验中，90% 以上几乎完全没有保存肿瘤样本用于事后检查，以确定预测性生物标记物。即使在上述针对特殊应答者的 NCI 资助试点研究中，也只对作为单一潜在预测标记的基因突变进行了研究。如果特殊应答的原因不是基因突变，而是基因在 RNA 水平上的异常表达，或者原因可能在肿瘤细胞之外，与肿瘤的微环境有关，那会怎样？为什么我们不能根据需要做出更全面的努力？是谁在推动这样的短期研究议程？这样的程序只有一个目的，让勉强提高少数患者几周存活率的药物迅速获得批准。

有一名 MDS 患者名叫芭芭拉·弗里希尔（Barbara Freehill），我们相识多年，非常亲近。她患有低风险 MDS，随后演变为骨髓增生异常综合征—骨髓增殖性肿瘤重叠综合征（MDS/MPN）。她需要定期输血，我每 2～3 周去看她一次。她端庄高贵，美丽聪慧，是我有幸照顾过的病人中最了不起的人之一。我们可以谈天说地，畅所欲言。我给她用了很长时间的地西他滨，后来又用了来那度胺。她做我的病人几年来，每个月来见我 2～3 次。有一天她没有预约突然出现，护士告诉我芭芭拉有急事找我。我出去看她，她着急得快喘不过气来。她39岁的小女儿肯德拉·赛思（Kendra Seth）被送进了重症监护室（ICU）。让肯德拉来讲这个惊人故事吧。

我因为右侧身体疼痛被送进了急诊室，我想可能是跑步时拉伤了肌肉。疼痛迅速加剧，从轻微疼痛变成剧痛难忍。在 ICU 经过漫长的一夜，CAT 扫描（计算机轴向断层扫描）显示我的门静脉有一处巨大血栓。血栓几乎阻塞了所有流向主要器官的血液。为了让我活下来，必须尽快清除血栓。可三次手术都失败了，下一次也希望渺茫，我妈妈建议请她的医生过来"看看"。

我求妈妈算了……在"最佳时机"的手术失败后，我的身体和精神都空前虚弱。我的身体似乎完全乱套了，几星期都没吃什么东西，却在一夜之间增重30磅（约 13.61 千克）。我无法弯曲手指、脚趾，甚至不能翻身，生生被困在自己的床上。

精神上，我完全无法理解，一年前，我还成功登顶乞力马扎罗山，而短短几个月内，我的生活就天翻地覆。我不想再见另一组医生，因为他们会问我相同的问题，却给不出任何答案。

然后我遇到了拉扎医生……她进门时，我们还正在讨论我"最好的"选择是进行五个器官移植。我一心只想回家，回到丈夫和四个小孩身边，于是我同意了，你知道我当时是多么绝望了吧。拉扎医生安静地走进来，她没有问我那些常规的问题，她把我当成一个人，而不是一桩病例，我立刻感受到她的善意。拉扎医生建议我去检测一下JAK2（just another kinase–2，非受体型蛋白酪氨酸激酶 –2）的基因突变，约 10 天后得到结果：阳性。这是我恢复健康的第一步。

［注：我的同事乔·尤尔西奇（Joe Jurcic）是在职的血液学家，他也注意到她的血小板计数很高，并在我之前安排了测试。］

肯德拉的故事非常戏剧化，她病危躺在重症监护室，从考虑进行 5 个器官移植，到只需要使用阿司匹林进行治疗。她患有潜在的 MDS/MPN 重叠综合征，血小板过高，导致血液在大大小小的血管中形成凝块。阿司匹林能减少血小板的凝结作用，防止血栓形成。正确的药物匹配正确的病人，挽救了有 4 个孩子的 39 岁母亲的生命。

※ ※ ※

肯德拉的病例指向一个伟大的计划：通过对病人癌细胞 DNA 测序来发现突变，匹配具有抗突变蛋白活性的药物，无论肿瘤在哪个器官，都可使用该药物。这种方法结合现有的顶尖技术，预选潜在的应答患者，实现为满足个体患者需求而量身定制的治疗方案。精准医疗，定制医疗保健，针对性治疗，预测建模，优化治疗策略。

听起来都精彩非凡，这是未来的潮流，时髦的方向。可大多都行不通。实际情况是，我们设计了两种类型的试验：一种称为"伞式试验"，影响同一器官但呈现不同基因突变的肿瘤与不同靶向治疗相匹配。例如，对有 EGFR 突变的肺癌患者，最佳治疗方案是使用厄洛替尼（Erlotinib）一类的 EGFR 抑制剂，而对 HER2 基因突变的肺癌患者，匹配药物是赫赛汀（Herceptin）。第二种是"篮式试验"，它追踪不同器官肿瘤中出现的相同突变，试图发现适合具有同一突变的所有患者的靶向治疗。例如，厄洛替尼对有同样 EGFR 基因突变的胰腺癌患者和肺癌患者同样有效。许多癌症项目已经开始推广精准医疗的理念，看起来这是正确的做法。

但这种方法存在几个问题。首先，由一个基因引发一种癌症的情况罕见。其次，即使识别出这样的基因，也没有许多有针对性的有效获批疗法可以用于治疗患者。再次，即使基因突变与药物匹配，也不能保证药物应答，实际应答率最高只有30%。最后，如果一切顺利，靶向治疗对患者有效，其效应与不匹配的治疗相比，延长患者生命也最多不超过6个月。这是大多数治疗策略的基本问题：癌症治疗要么不能延长患者生命，要么只能延长有限的几星期或几个月时间，却需要患者承受巨大的身体、经济和情感负担。

需要对成千上万的肿瘤进行测序才能找到这些罕见的患者，这代价是多么巨大，而收效又多么微弱？！维纳伊·普拉萨德于2016年在《自然》（*Nature*）杂志上指出，这个数据将非常惊人。在MD安德森癌症中心的一个测序项目中，2 600名患者中只有6.4%的患者与针对突变的靶向药物相匹配。2016年5月，美国国家癌症研究所对795名实体肿瘤和淋巴瘤复发患者进行了试验，仅有2%的患者能匹配靶向治疗。并且，普拉萨德还提醒我们："匹配治疗并不一定能保证疗效。"基于生物标记的靶向药匹配患者中，仅1/3对药物有应答，且无恶化生存期中位值低于6个月。普拉萨德估计，精确肿瘤学仅有益于1.5%的患者，比如NCI试验中那一名患者。

2018年美国癌症研究学会（American Association for Cancer Research）会议上，纪念斯隆－凯特琳癌症中心的大卫·海曼（David Hyman）展示了超过2.5万名患者的肿瘤数据。其中，15%与FDA批准药物匹配，10%与临床试验中的药物匹配。普拉萨德在他的最新分析中发现了相同的匹配比例，61万名美国转移性癌症患者中，15%符合FDA批准的基因靶向药物用药资格，但匹配患者中只有6.6%可能对药物有良好响应。欧洲的一项研究也有类似的发现。2009—2013 年，欧洲药品管理局批准了 48 种癌症药物用于 68 种适应证，其中只有 26 种（38%）适应证对患者的生存期有改善，且存活时间延长中位值仅 2.7 个月。

当我质疑耗资数亿美元进行此类试验的可行性时，经常得到一个自以为是的答案："好了，阿兹拉，对于那 6.6% 的病人来说，多出的五六个月甚至更长的生命时间很重要。"这时间当然重要，别忘了我们说的是中位数，还有一半患者生命延长时间低于中位数。可另外那 93.4% 的患者呢？他们承受药物毒性却毫无疗效，又当如何？为成千上万的肿瘤测序而浪费的资源真的值得吗？

以精确肿瘤学这一领域的最新进展为例：2018 年 11 月，FDA 批准抗癌药拉罗替尼（Larotrectinib），用于治疗具有神经营养受体酪氨酸激酶（tyrosine kinase，TRK）融合基因的成人和儿童实体肿瘤。这一小分子药物试验，受试者共 55 名患者，其中 22% 显示完全应答，53% 显示部分应答。应答时间持续多久呢？药物对 2/3 的应答患者有效持续为 6 个月，40% 可持续 1 年。为了找到这些罕见的匹配病患，仅测试花费就高达平均一名患者数千美金。该药物将被用于成千上万例患者，对于其中几十名延长生命一年的患者来说，该药物的获批确实是个好消息。但请记住，相比于美国将诊断出的 1 735 350 例新癌症病例，以及将死于癌症的 609 640 人，获益患者的数量是多么小。这不应该是我们最有效的进步方式，但这类获批药物却大受欢迎，被视为新格局、新规则、新范式。我的观点是，如果我们把重点转向使用基因组技术实现早期检测，也一样能通过常规基因分析识别这些罕见病例。FDA 的批准并不是胜利的宣告，而是一种动力，推动大家为未来设想更好的策略，以帮助大多数患者。

精确肿瘤学最终失败是因为它忽视了癌症的进化本质。正如狄奥多西·多布赞斯基（Theodosius Dobzhanksy）所观察到的那样，"只有从进化角度来看，生物学的一切才有意义。"在 1837 年，查尔斯·达尔文（Charles Darwin）在他的笔记本上画了一幅树干的草图，树干上有放射状的树枝，代表着各物种从同一个祖先进化而来。今天，癌症图谱与达尔文的树重叠，癌症的基因多样性和多个相互竞争的癌细胞亚群都来自原发肿瘤。由于早期研究者之间出现了分歧，肿瘤学家们花了很长时间才理解这一点。20 世纪 70 年代，分子生物学蓬勃发展，研究人员确信他们将解开癌症之谜。致力于研究细胞内分子遗传学的还原论者过于自信，淹没了试图从整体上理解肿瘤的多元论者。双方各执己见，几乎完全无法沟通。

彼得·诺埃尔（Peter Nowell）洞察到癌症是一个不断演变的实体，这一观察对之后的癌症治疗产生了深远影响，在今天被誉为真正具有革命性的想法，而在 1976 年此观点发表时却毫不意外地被大家忽略了。幸运的是，哈维是例外。他当时立刻看出诺埃尔理论的绝妙之处，让我来分享这篇论文。在每周的实验室会议上，哪怕是最微小的错误，哈维也会毫不留情地严厉批评。他非常在意细节，无论多小的失误都会让整个演讲失去可信度。我必须认真研读这篇论文，阅读各种背景材料，将观点连贯地呈现出来。这篇论文帮助我在职业生涯早期对癌症有了完全不同的看法。冒着考验非专业读者耐心的危险，我认为有必要在此摘抄诺埃尔经典论文《肿瘤细胞群的克隆进化》（*The Clonal Evolution of Tumor Cell Populations*）中这段摘要：

> 有人提出，大多数肿瘤起源于单个细胞，肿瘤进展源于原始克隆内获得性遗传变异及其后更具侵略性的亚系克隆。相较于正常细胞，肿瘤细胞群遗传显然更不稳定，这可能是由于肿瘤中特定基因位点的

激活，致癌物的持续存在，甚至是肿瘤内的营养不足。获得性遗传不稳定性和最易识别的细胞遗传学相关选择过程，导致晚期恶性肿瘤具有高度的个体核型和生物学特征。因此，每位患者的癌症可能需要单独的特定治疗，甚至这样的定制治疗也可能因具有抗药性的基因变异亚株的出现而受阻。更多研究应着重于理解和控制肿瘤在发展到临床常见的癌症晚期之前的进化过程。

40 多年过去了，今天，数百个个体肿瘤的突变图谱绘制，及此期间癌症治疗策略开发的惊人失败，证实诺埃尔所写的都是对的。简言之，肿瘤的进化也符合达尔文的自然选择过程。癌症开始于单个细胞，在一个或多个基因突变的驱动下释放生长控制信号，当细胞开始不受抑制地增殖时，它的子细胞产生额外突变，从而形成树的多个分支。每一个携带初始细胞驱动突变和新乘客突变的细胞分支都获得了新的代谢和生理特性。基因型与微环境相匹配的细胞会发展出生长优势，有选择地扩大它们的种群。其他细胞则静静等待机会。没有一个病人只患有一种单一癌症。

每一种癌症中都包含无数种癌症。化疗不能杀死所有癌细胞，适者生存，存活的细胞会适应并再生。这便是最成功的靶向治疗也会失败的原因；它能杀死对治疗特别敏感的癌细胞，因生物多样性而具有不同性能的其他癌细胞却能活下来继续生长。

每种癌症都是独特的，但所有癌症都有一些共同原则。首先，几乎所有已知癌症的恶性进展都始于单个细胞。与增殖、细胞生长和细胞死亡相关的关键基因发生突变，使细胞具有生长优势，该细胞迅速分裂产生自己的克隆体。所有子细胞都将共享相同的基础基因突变。此外，一些子细胞将产生额外的乘客突变，使其生物特征不同于亲本细胞。这种亚克隆的形成在肿瘤中经常发生，但通常情况下，少数克隆一直处于支配地位，而其他克隆则处于次要地位，等待发展机会。当然，恶性细胞也会离开它们的始发地，游走形成转移瘤。

无数具有不同生物学特征的子细胞伴随着额外突变、染色体变化、营养和代谢需求的改变，这就是为什么最好的靶向治疗疗效也很短暂。治疗一个应答敏感的克隆系，同时也会引发自然选择过程，导致新的疾病产生，而且新的癌症还具有抗药性、更具侵略性，并更难医治。由此形成的新癌症产生于完全不同的发展史，具有不同的增殖分化规律和全新的侵袭潜能，它对治疗的反应完全不可预测。通过血液计数变化、副肿瘤综合征、免疫反应等临床棱镜可以观察到这种可怕的疾病突变奇观。作为临床医生，我们常常看见混杂的癌细胞群在人体内进行着千变万化、不断重复的"舞蹈"。

相互竞争的细胞群轮流扩张缩小，不断变换位置，或聚集或散开，只等被新的 DNA 复制错误再次激活，适应新环境，与骨髓中的合作伙伴结成联盟，在支持器官中找到避风港。偶尔，MDS 便是如此凶猛残忍地转化成急性白血病，而我们只能眼睁睁看着它堕落恶化，在这失控的暴乱前束手无策。

肿瘤微环境在克隆选择和进化中起着至关重要的作用。身体不同部位的土壤性质不同。卵巢癌是一种通过腹腔直接物理侵袭，而不通过血液或淋巴传播的肿瘤。研究人员在研究卵巢癌时发现，癌细胞亚群以特定的方式生长。微环境的特性各不相同，适合不同细胞克隆的生长。一颗种子，一片土壤，若一粒种子的属性被突变改变，它就需要找到一个新家。临床前平台使用细胞系和患者来源的异种移植作为药物开发的模型，可能完全不恰当，因为它们缺乏人体内的微环境。

※　※　※

对我而言最糟糕的事情：

出于善良不得不撒谎。

——埃斯库罗斯

成功的秘诀在于人际关系，人际关系的奥秘在于信任，而信任的秘密则在于承认纯粹而简单的真理。可肿瘤学的问题是，像生活中一样，真理很少纯粹，也从不简单。

我在卡拉奇长大，十几岁时第一次读到关于巴基斯坦的开国元勋穆罕默德·阿里·真纳（Muhammad Ali Jinnah）的历史故事，对我影响深远。20世纪40年代初，在印度次大陆印巴分治的几年前，真纳在印度阿格拉的一次公众集会上，对大约1万人发表讲话。听众中大约有500人对英语略懂一二，只有大约50名精英能听懂英语。真纳先生曾在伦敦的林肯律师事务所接受过律师培训，他用带着英式口音的纯英语讲了40分钟，只在最后一点时间，才用乌尔都语—印地语—英语的混合版本向平民讲话。令人震惊的是，听众们尽管听不懂，却仍被他深深吸引。当被问到为何如此时，一名听众说："你看，真纳先生说的英语我真的一个字都听不懂，但我完全相信，无论他说什么，一定是为我好，是为了保护我。"

他这样盲目地信任合理吗？信任不仅是华丽的糖衣，信任还是至关重要、不可或缺的。过于盲从纯属幼稚，盲目相信易遭欺骗。但一个人的可信赖度一旦树立，对他的绝对信任便合情合理且意义深远。这位听众的信任并非盲目，而是基于他对真纳先生以前的行为能力、正直可靠的品质，及其对群众的仁慈与同情所做出的明智理性的评估。信任不是静态实体，而是逐渐建立的过程。

病人有权信任他们的医生，如同选民们信任真纳先生。但我们值得被信任吗？

1986年，我到巴基斯坦做一次短期访问。在一次家庭聚会上，一位年长的阿姨见到我很开心，已经多年未见了，她问了我一个奇怪的问题："我不在意医生拿了多少个学位，就算他们因治愈癌症而出名，只要他们手中没shifa，我就离他们远远的。我想知道，你手中握有shifa了吗？"shifa是个乌尔都词，大致可翻译为"治愈的力量"。这相当于对医生的绝对信任，一种强大而无形的信念，无论他们的健康面临多么严峻的挑战，尤其是面对医学知识无法解决的问题时，只有医生才有充分的智慧保持敏锐、关怀与同情，并始终关注患者的利益。

N. 女士以为我拥有shifa。每次就诊时，她至少不下6次表达对我的信心。她把生命托付给我。我无措地计算着自己让她失望的次数，这个身心被恐惧包围却一心相信我的脆弱女人，坐在会诊室里，拼命地找寻我无力召唤的生命线。N. 女士跟我都清楚她身患绝症，走到生命尽头只是时间问题。显然，我没有治愈方法，没有可以消灭即将到来的白血病的神奇子弹，只能在她每次表达对我shifa之能的绝对信任时，我只能温和地提醒她面对真实的未来。她总是一笑置之，转移话题，有时也会突然激动，直接走出房间。我提出让临终关怀团队参与进来，她立刻拒绝了。我需要的是精神医生吗？"我一生都在服用抗抑郁药物。2岁时我妈妈就认为我太亢奋了！我真的不需要更多兴奋剂了，谢谢。"N. 女士只是拒绝接受她生命的末日将至。她想要的是癌症治疗，而不是精神安慰。她甚至甘愿充当小鼠，去试验我能想出的任何实验方案。

她的病情急剧发展，甚至完全失控。几天后，她因高热住院。一天清晨，我坐在她床边，她已经呼吸困难。那是第一次只有我们两个人，没有护士、别的肿瘤医生和医学生围在旁边听我们谈话。奇怪的是，独处的亲密反倒产生了距离感，让我们以难得的正式和礼貌诉说难以言说的事情。

"我现在必须给你插管，戴上呼吸器。你可以拒绝。"

她屏住呼吸，脸色苍白，然后振作起来，反击道："拒绝？然后呢？拉扎医生，我不会放弃的。尽你所能让我活下去。上帝啊，我妈妈活到了100 岁，我的基因很好。就算我死了，也要冷冻我的身体，等你掌握技术后再把我克隆出来，我知道你能行。你是我唯一完全信任的人。"

我亲吻她，然后呼叫麻醉科。我们把她推到内科重症监护室（MICU），几分钟后，她被插上管，戴上呼吸器。

随之而来的不是维持生命，而是延长死亡。N. 女士再也不可能独立呼吸了，因为她的根本问题并非迅速恶化的肺炎，而是无法治愈的致命癌症。感染突然加剧，正是因为病原体在她白血病肆虐的身体里横行无阻。骨髓无法产生最重要的第一道防线——白细胞，免疫系统迅速走向全面崩溃。我知道接下来将是多么可怕的状况。但她不清楚。

我首先是一名临床医生，我的医学职责和伦理道德义务是减轻疾病给患者带来的痛苦折磨。我应该让病人从最好的科学技术中受益，而非受害。但给她插管，为她接上人工生命维持系统，就好像死亡只是一个选项，我是不是没有保护好 N. 女士？是什么力量迫使我为她提供插管的选项，让她接受未知的恐怖折磨？当然是法律。我做了些什么来帮助她接受死亡？对于白血病的绝望不可治愈，对于使用人工生命维持系统毫无意义，我是否解释得足够清楚？是不是我给她传递了错误的希望，这是不是我作为她肿瘤医生的失败？我的用语是否足够清楚，不曾让她迷惑？还是她的反抗完全出于天性，无论我如何解释该疾病预后无望，她都不会屈服？我明明清楚知道插管、上呼吸机于她而言是最糟糕的决定，却违背自己理智的判断，被迫为她提供这个选择。我明知故犯，将她推向下星期的地狱梦魇，这是否有违道德？医疗的个人责任与社会责任在何处交接？

N. 女士信任我，错了吗？我的 shifa 在哪儿？

※ ※ ※

今天，我们对死亡讳莫如深。但一个世纪前，当战争、疾病、饥荒肆虐，死亡是人们意识中始终存在的威胁。那时人的预期寿命最多不过 40 多岁。死亡往往被视作新的起点，而不是悲哀的终点。艾米莉·狄金森想象着她死后的最后时刻，那是一种难以捉摸的永恒，她描绘了死亡在庄严的护卫下英勇降临：

> 只因我无法为死神驻足，
> 他仁慈地为我停下脚步；
> 马车只载着我们，
> 以及永恒。

> 车缓缓前行——他不急不促，
> 我卸下辛劳俗务，
> 也抛却闲暇安逸，
> 来回报他的风度。

可我们的女王 N. 女士不会这样，她不会很快平静地消失在暮色中，也没有人驾驶她的马车在夕阳中缓缓前行。

　　接下来的一星期，她失去知觉的身体陷入了可怕的混乱。她遭受了人工生命维持系统可能带给人的所有耻辱。要容纳为了对抗低血压而注入的6升液体，她的身体不均匀地畸形扩张，由于衰竭的肾脏无法排出大部分液体，这些液体淤积在她身体各处奇怪的裂缝中。由于眶周水肿和出血，她眼圈青黑，眼睛凸出，整张脸肿胀发亮，难以辨认。白血病细胞不断增殖，四处游荡，她的皮肤饱受摧残，星星点点地布满了岩石般坚硬的小包，这些凸起的小包呈现病态的绿色，被称为"绿色瘤"。绿色瘤周围是紫红相间的斑点，表明皮下毛细血管碎裂，血小板极低。她身体每个孔都插着管子，管线遍布从颈静脉到股动脉的多条大静脉。监测器记录着氧饱和度、生命体征、肺动脉压和心律等一切指标；装有轮子的可调节金属杆上，彩色屏幕闪烁着，不停发出"哔哔"声，惊吓到来探视的客人，也惊动了护士们进来查看，最终被忽略、关掉，但过一会儿又是一轮惊声尖叫。

　　死亡逐渐侵蚀她强烈的求生渴望，她腐坏肿大的身躯被铐在配备了上百根管子的MICU病床上，饱受凌虐摧残，堆积无数耻辱。N. 女士悬于生死之间的奇幻状态，她在脑海中与葬礼搏斗。她大脑皮层的每一寸褶皱都在反抗，她皮肤上的每个毛囊，器官里的每个细胞，都在战斗。她拒绝死亡。她绝地反击，燃烧惊人的精神力量和体能储备，挑战医学想象和常规的极限，谱写出全面反抗的杰作。她以不屈不挠、离奇又轻蔑的拒绝姿态，承受绝症的致命打击，展现出极端的持久耐力。

　　她101岁的母亲最终插手干预。一位贴心的陪护把老太太推进MICU，在 N. 女士的朋友和律师的陪伴下，她最终请求停止她女儿的生命维持。关闭机器，拔掉静脉注射管，取出导管，关掉监视器，"哔哔"声和警报声不见了，取而代之的是一阵突如其来的诡异寂静，令人不寒而栗。

※　※　※

行业领袖们提供治疗方案的算法依据是治疗策略对整体人群的成功率或失败率，但管理患者和应对每个独特个体的生存挑战问题仍是临床肿瘤医生的职责。无论技术进步，关于"生命权"的全国辩论，或循证医学的指导方针，在这些个人的私密时刻都毫无用武之地。反复传达临床试验的结果，或不断说明治疗应答和存活概率的统计数据，都不一定对患者有帮助。没有感情地背诵事实，无异于没有马的骑手，毫无意义。这些时刻要求我们向每个人内心的人性致敬。与迅速发展的疾病相匹配的医疗选择复杂而荒谬，病人对此感到迷茫困惑，医生必须运用自己所有的情感、心理、社会、智慧、哲学甚至文学储备，带着同情、善意和理解，与病人进行一次又一次实质性的对话。医患对话应更平和坦诚地面对临终问题，更坦率地解释医学与科学知识的局限性，从第一次会面到之后尽可能多的每一次面谈，不断对治疗选择的讨论进行更深入的补充。在绝症最后的日子里，关怀的艺术远比医学科学更为重要，而就在这时，肿瘤医生将照顾多年的病人交给一个新的临终关怀团队。

除了结束生命和放弃抢救的对话，另一个同样重要的问题是：我为什么无法给 N. 女士提供比"7+3"更好的东西？在过去的几十年里，由全国肿瘤学家合作小组进行的大型临床试验，大多数都着眼于调整这两种药物的剂量、疗程或配方，以轻微改善应答率。我们参加的每一次全国性会议都没完没了地讨论"7+3"，哈维和我对此非常反感，因而按照伟大的保罗·法默（Paul Farmer）公式，我们也开始用它来指代那些啰唆的人。在严肃的科学会议或平常的晚餐聚会上，若有人长篇累牍地絮絮叨叨，哈维会靠过来轻声说："7+3。"

这个领域的最新成果，脂类封装"7+3"组合版，被众多评论家和编辑吹捧为重大突破、范式转变。在一项耗资数千万美元的大型三期临床试验中，新的"7+3"版本将生存时间延长到 9.6 个月，相比标准版本的 5.9 个月提高了 3.7 个月。我们延长生命时间的门槛为何这么低？比之前的疗法花费高出近 10 倍，延长 3.7 个月生命，这就是我们能提供的最佳方案吗？

过去 50 年，AML 治疗的进步在于，我们能通过各种参数，包括白血病细胞的临床表现、生物学和遗传特征等，确定可能适合化疗的患者及复发风险高的患者。研究表明，在 60 岁以上的老年人或高危急性髓细胞性白血病的患者（转化自 MDS 或由化疗等毒性环境引发的 AML）中，即使对"7+3"产生了完全缓解应答，其整体存活率也并没有提高。产生于骨髓增生异常综合征背景的白血病，如 N. 女士所患 AML，普遍具有抗药性。在她的病例中，"7+3"可以减轻骨髓中白血病负担，但若要提高存活率，就必须随后进行干细胞移植。考虑到她的年龄和其他共存疾病，移植是不可能的（移植会比其他任何因素更快致命）。那为何还要用可能有致命副作用的药剂给她治疗？在医院折磨她几星期的意义何在？为何不简单地提供最好的支持性治疗，比如输血，并根据需要治疗感染？为什么不让他们在家与亲人度过最后的时光呢？事实上，肿瘤医生会提供两种选择：细胞毒性治疗和输血用抗生素等支持性疗法。可正是在这一点上，我们陷入怪圈，否认绝症的结局，对死亡的极度恐惧和不灭的希望之火融成一团，无法做出理智的判断。和 N. 女士一样，几乎所有患者都拒绝支持性治疗，决绝地选择激进疗法。

※ ※ ※

N. 女士死于 MDS 引起的并发症。但从更广阔的角度来看，MDS 不能，也并没有打败她。是她战胜了 MDS，她激励了无数因为她的 MDS 而与她相识的人。她敢拿一把上膛的枪去赌俄罗斯轮盘。她自己就像一把上膛的枪，拥有死亡的权利，却没有开枪的扳机。

> 我的生命如一把上膛之枪，
>
> 屹立在角落，直到有一天，
>
> 它的主人经过，发现了我，
>
> 带走了我……

——艾米莉·迪金森

我好思念她。在一些稀奇古怪的时刻，当我看见一只猫，看到特别搞笑的漫画，或是撞见一脸惊恐的年轻医学生，特别是当我遇到别的 MDS 患者，他们的一句评论、一个手势、一个表情或一个问题，我都仿佛又看见她笑着跟我说话。我也会带着微笑，默念一声：

N. 女士，万岁！

第四章

姬蒂·C.——什么伤口需要永远慢慢愈合？

周一高峰时段之前的清晨，曼哈顿地铁站会带给你惊喜。我在这样一个清晨，走下五十七街和第八大道地铁站入口的陡峭楼梯，准备乘 A 线列车去哥伦布环岛 168 街的哥伦比亚大学医学院，地铁站的原始面貌展现在我眼前，令我大为惊叹。不见了周末车站的嘈杂混乱——过度狂欢后疲劳不堪的身体带着酒气、汗味，冲撞拥挤，匆匆穿过车站，挤进车厢，这一切都不复存在。台阶上的啤酒罐、汽水瓶、散落的吸管、脏乱的纸巾塑料袋都被清扫干净。就连那些浑身湿漉漉的流浪汉也默默发着呆，在疲倦中慢慢地走着。这样的时刻温柔惬意，意外地整洁令人愉悦。干净的地板露出工整的几何图案，从中心柱延伸向入口处的旋转门，等待着靴子和高跟鞋落在上面。地下市场还没有热闹起来，但比吉斯乐队（Bee Gees）已经开始歌唱：

> 你突然进入我的生活
>
> 每件事都有你的影子

> 我日思夜想
> ……只愿抓住你
> 一分钟也是永恒
> 你不只是一个女人
> 对我而言你远不只是一个女人

我要去一个人满为患的诊所，接诊 20～25 个病人，并在接下来的 12 小时内为 MDS 和 AML 患者做 5～10 个骨髓活检。地铁上，我凝视着漆黑的地下隧道，玻璃上倒映着乘客的身影，有人俯身玩着手机，半睡半醒的青少年依靠在超大的背包上，还有穿着得体的年轻精英正在调整耳机。清静的车厢里，我打开《纽约时报》，却无法静下心来阅读。我脑海中充斥着将要面对的工作任务，试着对其进行分类，将动作与身体、处方与患者面庞相匹配，可我发现自己脑海中的画面不够清楚，不由得皱起眉头。不过，还是有些跟诊所预约时间有关的面孔清晰地浮现在我脑海：8∶00，RG；8∶30，L.W.；9∶00，姬蒂·C.。

我绞尽脑汁，尽量隐晦委婉地向一位病人传达坏消息，又愉快而谨慎地向另一位病人提出新的实验性试验。我努力加强心理建设，跟 RG 就不可能的选择进行谈判。这些年我们每周见面，关系已经相当亲近。我会跟她恐慌不安的女儿通电话，她女儿远在澳大利亚，因为自己孩子们的事情没能搭上下一班飞机。她会担心些什么？又会有怎样的希望呢？我该怎样帮助她更好地照顾她母亲？她母亲住在布朗克斯，血红蛋白只有 7 g/dl，几乎每次爬五层楼都会晕倒，却仍在安息日拒绝乘坐电梯。那天早上，她血液中开始出现幼稚细胞，虽数量不多，但性质令人担忧，我要为她做骨髓活检，检查是否发生了从 MDS 到 AML 的疾病转化。然后呢？我跟 RG

和她安静绅士的丈夫一起坐在诊室里，我会给她在澳大利亚的女儿和在波士顿的儿子打电话，等全都联系上了，再开始讨论下一步的治疗。他们都会非常紧张，我上周就预先通知过他们要做这次骨髓检查。

RG 已经 71 岁了。她是一个极富爱心却有重度焦虑的女人，她的身体非常虚弱，只有 92 磅（约 41.73 千克）重。每次到诊所，她会拥抱我至少 5 次。她一直提醒我，她非常相信我有能力帮助她。她的孩子们想让她搬去跟他们其中之一住在一起，但她拒绝了，她不想换医生。除了我，她不愿见别的医生。一想到我的能力曾是（现在仍是）多么地有限、多么地可悲，一旦她的 MDS 转化为 AML，我能提出的治疗方案会是多么地无望，我就心如刀割。40 年过去了，能提供给可怜的 RG 的治疗仍然只有"7+3"？

我突然陷入深深的悲伤。我感到迷茫。我想起我的朋友萨拉·苏勒里在芝加哥大学演讲时朗读过她的书《无肉的日子》（*Meatless Days*）："迷失不过是短暂的喘息，像一列火车在终点前的车站间暂停，上演一个虚假的结局。我们看到，死亡只是走向极端的变化，它不是失去我们，而是要找到我们，在我们最不愿被它抓住的地方抓住我们。"

疾驰的地铁在第 125 街站停了下来，短暂地停留，在那瞬间仿佛终点到站。我脑海中另一位病人骨髓里的 MDS 细胞克隆发展的间断平衡恰与这一幕相符。也是我那个上午要接诊的病人，名叫姬蒂·C.。她的病情看起来暂时平稳，主克隆稳定，较小的亚克隆在自发扩张和退化之间徘徊。然而，她的骨髓里藏着一颗定时炸弹。我想知道，当细胞进入下一站，获得新突变，休息片刻再重新启程，直到失去控制，还要多长时间？这趟火车离失事还有多久？

※　※　※

姬蒂·C. 70 岁出头，2009 年 6 月，她的保健医生发现她的血红蛋白下降，随后她被确诊患有 MDS。她的血红蛋白降至低于 8g/dl 时，我的同事大卫接诊了她，给她做了骨髓活检。活检显示她为低危 MDS，细胞遗传学正常。她从 2009 年开始依赖输血，大约每 6～8 周接受一次输血。最初，大卫给她用促红细胞生成素，刺激红细胞生长，后来又使用了 FDA 批准的化疗药物地西他滨。化疗后输血间隔增加，但应答维持时间不长，4 个月后，她又恢复了原本的输血频率。

大卫请我考虑让她参加我的一个临床试验。2010 年 6 月，我第一次见到她，那时她严重贫血，每 2 周输血 2 个单位。姬蒂和我一见如故。她是典型的纽约客，身材瘦削，放荡不羁，过着单身生活，她常去中央公园和布朗克斯的纽约植物园散步，经常乘坐地铁到 92 街听讲座，到纽约现代艺术博物馆看艺术展，或去林肯中心参加古典音乐会。她热爱读书，我们交流书籍和音乐，谈论儿童与政治，大聊诺拉·艾芙隆、干性肌肤、《白鲸》(*Moby Dick*)。我们会谈笑风生，也会严肃地讨论她重度贫血的病情和治疗方案。我们成了好朋友。

我又给她做了一次骨髓活检，很高兴地看到她的 MDS 仍是低危型，染色体检测结果令人惊喜。她骨髓中的一个小细胞克隆显示出 5 号染色体长臂缺失，即 del5q。这就是当初 N. 女士的病变细胞显示的 del5q 异常，与来那度胺的应答灵敏度有关。第二次会面时，我告诉了姬蒂一个好消息：近 70% 有 del5q 的 MDS 患者在接受来那度胺治疗后，很长一段时间内可以不再依赖输血。她听了很是惊讶，问道："为什么之前没给我这种治疗？"我解释说，最初诊断时，她的细胞遗传学正常，但随着时间的推移，在用地西他滨治疗后，才出现携带这种染色体损伤的细胞亚克隆。癌症中的克隆进化通常是疾病进展的标志，但这一次，化疗揭示出一个"好"克隆的存在。

姬蒂对来那度胺的应答很惊人。仅 1 个月内，在没有输血的情况下，她的血红蛋白开始上升。一周又一周，我们坐在诊室里，惊讶地看着她的血细胞计数逐渐趋于正常。我们击掌欢呼，手舞足蹈地一路从诊室跳到走廊，相互拥抱，准备宣布伟大的胜利。

多年来，她体内细胞的氧合功能一直不佳，当她的血红蛋白水平第一次达到正常范围时，她坐在诊室里，陷入沉思，异常安静。"我突然感觉自己不一样了。有一种全新的清晰感，我无法解释这种感觉，我需要理清头绪。"我们聊了很长时间贫血对她的身体造成的负担。她仍心事重重，试图对新发现的自我进行量化、归类和定义。"为什么不写下来呢？"我建议。

"这主意不错。"她说。

再次来看我时，她带来了这个：

　　我一直关注自己的身体，当身体对新药产生应答，我的血红蛋白逐渐上升到正常的范围。我专注于自己身体的进展——再一次，有能力爬上地铁站的楼梯，重新开始每天绕崔恩堡公园散步，甚至爬山；以及，总体而言，能维持正常状态。我仔细感受着这一切，充满感恩。但最大的惊喜，是我发现了一件我过去竟没意识到自己丢失了的东西——我的"脑子"。当我发现自己脑子里充满想法、联想与灵感，发现自己能轻松表达自己的想法——你知道，也不是什么天才或独特的想法，但那是我自己，我真是太兴奋了。这样的康复让我激动不已，尤其是我竟不曾意识到自己失去了多少，这一路走来是怎样苦苦挣扎。这么多年来，直到现在好转之前，我竟不知道自己的情况有多糟糕。

那时，我的同事，肿瘤学家悉达多·穆克吉［Siddhartha Mukherjee，《众病之王：癌症传》（*The Emperor of All Maladies*）《基因传》（*The Gene: An Intimate History*）的作者］和我正在为我们的实验室研究策划募捐活动。随着政府支持的减少和尖端技术成本的增加，我们迫切需要筹集到我们的研究项目所需的每一分钱。伟大的演员休·杰克曼（Hugh Jackman，金刚狼的扮演者）和他美丽的妻子黛博拉－李（Deborra-Lee）慷慨地提供他们的住所作为活动场地，《名人录》（*Who's Who*）的豪华阵容将到场参加活动。没人想在这样的场合听冗长乏味的演讲，但我们仍需传达这一活动的重要性和紧迫性。一天早上在诊室聊天时，我跟姬蒂提到了募捐活动。

她尖叫道："我超级崇拜休·杰克曼！我好想去参加这个聚会，当只苍蝇也行！"

我灵光一闪，立即邀请她来当演讲嘉宾。她刚开始表示拒绝，她从未在公众场合发言，更别说有这么多名人在场。我劝她放心，她只需要读读她带给我的那张动人的纸条。最后她同意了。

那天，她来的时候特别漂亮，穿着一件米色的亚麻连衣裙，发型精致清爽，一串珍珠优雅地环绕着她修长的脖子。那个晚上，她恬静高贵，充满魅力。我们一起喝了杯普罗塞克[1]，她沉迷于在 VIP 来宾中寻找她认识的面孔。杰克曼家宽敞的客厅周围站着哥伦比亚大学的最高领导层，还有

---

[1]　Prosecco，产自意大利东北部的一种起泡酒。——编注

邓文迪和鲁伯特·默多克（Rupert Murdoch）、伊万卡·特朗普（Ivanka Trump）和唐纳·卡兰（Donna Karan）等许多名人。姬蒂一点儿也不紧张。她的真实与诚挚深深地打动了所有人。她讲述了自己辛酸的经历和成功对抗病魔的故事，衷心地呼吁大家支持我们的项目，并获得了回报。那晚我们募集到 100 多万美元，全部捐款将用于癌症研究。她欣喜若狂。她跟杰克曼夫妇合影留念，把照片发给家人和朋友，之后来门诊时还跟我们分享她亲友们的喜悦。我们现在不仅是朋友，还是合作伙伴，我们有着同样的热情，想提高人们对癌症研究的认识和支持。

她一直在缓解期，继续服用来那度胺，从一周一次复诊改为一个月一次。她来诊所时，我们大多聊些轻松的话题，比如怎样处理腹泻问题。腹泻是来那度胺众所周知的副作用之一，发作时非常迅猛，这让她对出门感到紧张，不愿意乘坐漫长的地铁穿过曼哈顿。在之后的几个月里，她尝试了许多种疗法，最终找到了适应她个人需求的方案，结合服用复方地芬诺酯片（止泻药）并调整来那度胺的服药时间。她感觉松了口气。接下来的几年，姬蒂享受着这座城市里的生活，陪伴她亲爱的姐姐、儿子和朋友们，偶尔去看望她哥哥，还完成了期待已久的中国之行。在这期间，我们一直定期见面，无所不谈，从卡夫卡聊到司汤达，从电解质失衡和腹泻导致的体重下降聊到她最近对冰激凌和饼干的喜爱。我们互相推荐电影，交换书籍和杂志，评论看过的戏剧，抨击不赞同的政客，讨论如何对待成年的子女，特别是庆祝她非凡的药物应答。

※ ※ ※

低风险 MDS 作为一种疾病，其进展是断断续续而非线性的。我称其为间断平衡，以斯蒂芬·杰·古尔德（Stephen Jay Gould）对进化过程的描述命名。可能出现导致新病症的基因变化，稳定期被危机打断，随后进入新常态下的相对稳定。稳定期是指骨髓正常细胞和异常细胞之间达到某种体内平衡状态，稳定期可以持续几个月到几年，甚至几十年。在这一相对平衡时期，血细胞计数趋于稳定。然后发生危机事件，可能是另一种突变，导致另一克隆扩增，血液计数进一步恶化。随后又一次形成新的稳定期，一切继续。因此，低风险 MDS 或多或少倾向于间歇式逐步发展模式，而不遵循持续恶化的模式。

一般规律当然都是血液计数趋向恶化，但病人情况并非总是如此。我也曾偶尔见到自发的改善进程。个体病例的 MDS 自然发展进程可能曲折反复，出人意料。

对于另一位 MDS 患者库尔特·沃登（Curt Worden）而言，问题则在于能否停用他产生完全应答的药物来那度胺。2018 年，在他 1998 年确诊 MDS 的 20 年后，他反思是什么让他走到了这一步。

对于我来说，这病似乎突然莫名地出现，再缓缓发展开来。我意识到有些不对劲——我很疲惫，只要一动就呼吸急促。我的皮肤苍白，毫无血色，看起来病恹恹的。我以前从未有过这种感觉。当时我正处于职业生涯的顶峰，从事新闻和纪录片摄影师的工作，四处旅行，报道世界各地的战争冲突，完成各种任务。这是一份体力活，但现在这些症状对我从事自己的人生事业造成了重大障碍。我清楚地记得有一天在墨西哥城的高地工作，为了拍摄，我必须爬上一座山以获得最佳视野，我勉强爬到山顶，精疲力竭，喘不过气来。这太严重了。

　　他的情况确实严重。他的血红蛋白降至 6.6g/dl，不到正常值的一半，必须每 3～4 周输血 3 个单位。输血一般用于急性创伤、胃肠出血、外科手术和溶血症。尽管血红蛋白的正常范围为 12.5～15g/dl，但血红蛋白水平超过 8g/dl 即可立即缓解症状，研究表明，将血红蛋白水平提高到 10g/dl 以上与 8g/dl 相比并无更大益处。但这只是短期缓解，因此，患有镰状细胞病或地中海贫血等先天性贫血、再生障碍性贫血、MDS 等骨髓衰竭综合征的患者都需长期依赖输血。在这些情况下，输血可以暂时改善身体状况。在症状缓解的几天内，随着提供者的血液细胞在接受者体内死亡，症状又重新出现，直到患者身体不适和虚弱到达最低点，需要再一次输血。

　　锯齿状的起伏如心脏收缩舒张般规律，改善和恶化循环往复，相比于如此周而复始的循环，只要血红蛋白稳定，即使稳定在较低水平，都是一种缓解。想象沃登混乱而震撼的战场生活，穿梭于战线之间，躲避枪林弹雨，观察、记录、写作、拍摄暴力与屠杀的故事。而突然发作的贫血耗尽了他的精力，模糊了他的洞察力，让他呼吸困难，身体虚弱，进而无力完成高强度的工作。

　　回家后，我去看了内科医生，验血后被告知我的血红蛋白是 6.6g/dl，需要输血。那是 1998 年，20 年前，那年我 48 岁，当时并没有得到什么诊断结果。到现在，我才发现自己面临着非常严重的医学问题。我继续输血，每 3～4 周输血 3 个单位。随着时间的推移，我仍没有被确诊，我开始接受各种治疗，比如安然爱斯普（Aranesp），却没有任何效果。但有一件事很明确，我的铁蛋白水平迅速增高，必须降低。我仍感到慢性疲劳，为了控制体内的铁蛋白水平，我开始通过皮下注射去铁胺进行螯合。每天晚上，我用床头柜上的便携式电池驱动输液泵把液体注入体内，液体会跟铁结合，通过排尿排出体外。我在争取时间。

2005 年，沃登先生第一次来找我。我诊断他患有 MDS，问他是否允许我将他的骨髓样本存进我实验室的组织库。他同意了，他很愿意参与医学研究。与此同时，我想让他开始服用来那度胺。他没有出现 del5q 异常，但我正准备发表一项大型临床试验结果，在该试验中，1/4 没有 del5q 突变的患者在三个月内通过服用来那度胺，实现不再依赖输血。"我准备好尝试任何治疗，只要能摆脱不断重复的输血和螯合。"他这样写道。2006 年，他开始每天服用 10 毫克来那度胺，几个月后，他不再需要输血，但螯合治疗[1]时间需延长一点。

> 很明显，我又能继续我的事业，能应对工作对身体的体力要求……我非常开心，尽管我知道无法保证未来也会如此光明。

来那度胺有时对没有 5 号染色体异常的患者有效，但其应答中位持续时间仅为 10 个月，而 del5q 患者应答中位期为两年。仅有极个别罕见的特殊应答者，如德·诺布尔先生对阿扎胞苷的响应一样，沃登先生有幸成为另一只"独角兽"。

我搬去纽约，跟沃登失去了联系。10 年后，沃登突然到纽约找我，问了我一个奇怪的问题。他正考虑退休，因为经济原因，他想停用来那度

---

[1] 螯合治疗（chelation therapy）利用螯合剂治疗人体金属中毒的方法。将能与人体内有毒金属离子结合并形成稳定的螯合物的螯合剂注入人体内，以阻止或逆转有毒金属离子与机体物质（如酶蛋白）的结合，使有毒金属离子失去活性，并以螯合物的形式将有毒金属从尿或粪中排出，起到解毒作用。——译注

胺。他不愿贸然自己停药，想问问我的想法，如果停用他多年来一直服用的来那度胺会发生什么情况。我试着以科学循证的严谨态度研究这一问题，对组织库中保存的旧骨髓样本和他的新骨髓样本进行对比，比较其基因遗传、细胞遗传学和克隆异常，并没有发现新突变。但从形态学上来看，仍存在明显证据证明他仍患有持续性低风险 MDS。我同意可以停用来那度胺。可结果令人惊讶，停药两个月后，他的血红蛋白开始下降。沃登写道："即使这么多年过去，一旦离开来那度胺的控制，MDS 便立刻暴发开来。"他很快又需要输血，我们恢复了用药，幸运的是，恢复使用每天 5 毫克的低剂量来那度胺不到一个月，他的血红蛋白便迅速恢复到稳定的 12.5g/dl。

一般来说，如果病人对治疗应答良好，肿瘤医生就不愿破坏现状，会继续治疗，直到治疗停止起效。我们担心一旦停止用药，受药物控制的异常克隆细胞将开始繁殖，极可能产生对之前所用药物不那么敏感的亚克隆。由于像沃登这样的"独角兽"罕见，并没有指导方针说明对药物应答长达 10 年的情况应如何处理。他的病例凸显了 MDS 的独特性及患者的个体差异。他对同一药物应答持续 13 年，这本身就很反常。更奇怪的是，他在停药后再重新用药，竟仍能产生极好的应答。

在罕见应答之外，他的病例还有几个古怪之处令人费解。第一，MDS 克隆细胞已在他体内产生血液超过 20 年。对于对任何治疗均无反应的低风险 MDS 患者而言，这并不奇怪。患者对输血的依赖证明他们体内的血液完全产生自 MDS 细胞，他们需要输血，正是因为他们自己的骨髓不能产生足够健康的细胞。但沃登先生开始使用来那度胺之后便不再接受输血，并在 12 年的治疗过程中一直保持着这种状态。我曾预期他骨髓中的异常克隆细胞一定会萎缩。但在他的病例中，来那度胺显然并未导致克隆体量的缩减。第二，经过 12 年的治疗，这些细胞对来那度胺仍然非常敏感。沃登现在过着幸福的退休生活，定期来复诊。我们的组织库中保存着他的骨髓和血液样本，我渴望应用最新的技术来探究他异常的药物敏感的生物学原因。

※ ※ ※

1975 年，我哥哥贾维德在卡拉奇结婚。美国来的朋友中有一位名叫帕姆（Pam），是我姐姐阿提娅（Atiya）的朋友和儿科学同事。那是个炎热的 7 月，在许多个漫长慵懒的下午，我和帕姆一起看书，一起吃杧果，一起在三十七八摄氏度的高温下挥汗如雨，一起沉醉于鲍勃·迪伦（Bob Dylan）、雪莉·贝西（Shirley Bassey）和詹姆斯·泰勒（James Taylor）。她当时在读一本罗伯特·波西格（Robert Pirsig）的书，书名吸引了我——《禅与摩托车维修艺术》（*Zen and the Art of Motorcycle Maintenance*）。她把书留给了我，之后几个月里，我反复读了好几遍。这本书深深地打动了我，并且真正改变了我。至今我也不能说自己完全读懂了这本书，但通过它，我开始乐于思考"质"的问题。对于波西格而言，"质"可动态可静态。静态的"质"代表所有可定义的内容，而动态的"质"则由不可名状的动力所驱动。波西格称之为"质的形而上学"。想象一下你发自内心被某物深深吸引，而你的理智还无法给出你被吸引的客观原因。这种经验性的动态质无法用语言定义和表达，它先行于理智，并非强加刻意，而是在可能的经验领域内一些深刻内在的东西。

波西格和他 11 岁的儿子在蒙大拿州的群山中驾驶本田 305 超级鹰（Honda 305 Superhawk）赛车时，他对这两种质进行了解构，他痴迷于如何从原子层面上定义一件事情的好坏。他的冥想是一种惊人的绝技，整合身体、理智和精神体验，揭示最正式严谨、最程式化的科学事业背后形而上的本质奥秘。波西格通过一个简单的类比来描述这一切：他在做摩托车维修工作，系统地研究和探索问题的各个方面，检查每个零件的细节，不断地解构，直到最终发现问题的根源。然而，严谨艰苦的劳动未必总能带来重要的发现。推动他研究的动力，让科学保持活性的关键生命力，并非冗长的计划，而是本能与直觉——质的形而上学。这种动力是指引我们的力量，引导我们在更辽阔的宇宙环境中探索自己的生活，让旅程本身和攀登顶峰一样重要。"你到达山顶时所能找到的禅意，是你一路带来的。"

阅读这本书时，我还是一名年轻的医学生，我仿佛感到波西格在直接与我对话，并给了我一张地图。当时我 22 岁，没有任何经验，却带着崇高的目标，开始了一项混合职业，将重在实验与观察的科学与医学实践相结合。医学是最人道、最富同理心与共情的科学，两个陌生人在第一次接触的几分钟内就能分享非常亲密的身体和心理细节。我在这本书中找到的答案，是一种形而上的动态质如何以及为何驱动我投身医学和科学事业——为什么我不能退缩，而应全心全意地敞开心扉，去感受感觉和情绪，去深入地与病人相处，毫不犹豫地暴露自己的脆弱。与此同时，在设计严格、系统、严谨的基础科学实验时，波西格教会我接受直觉，检验直觉，并无所畏惧地运用直觉。

回到 1975 年，那时的我还不曾意识到，在最痛苦的旅程中，当我见证他人的恐惧和疾病时，也会体验到优雅崇高的时刻，禅的时刻。确实，最伟大的艺术不只给人安慰，还能令人升华。波西格给了我自由，让我困在悲伤的旋风中挣扎时，也能享受一些小小的快乐。

我没有时间去恨，
因坟墓会将我阻隔；
生命亦不够辽阔，
能让我将怨憎平和。

我也没时间去爱，
但些许辛劳免不得；
这爱的小小辛苦，我想，
对我已是足够大了。

——艾米莉·迪金森

  姬蒂给了我足够的时间去经营爱的小小辛苦，享受无比快乐和满足的时光。我们定期见面，每隔一两周见一次，每年三四十次，不断继续着我们的讨论。面对病人们因低血细胞计数而饱受折磨，多次输血，因反复发作的感染导致危及生命的败血症而住院，我们一起经历这种种艰苦。姬蒂和我亲密无间，我们每周见面时，就像打开装满了各种话题的潘多拉盒子，里面时而装着游走于贫血世界的实际意义；时而是衰老；时而是输血导致铁元素堆积的问题。我们常常看着混乱意外降临，经过痛苦的过程，稳定下来或消失。我们谈论即将来临的风暴，却对此无能为力。我们关注并仔细分析终将面对的绝望，试着做好心理准备。姬蒂总是面对现实，接受自己的疾病。有一周她的血红蛋白意外升高，第二周我女儿谢赫扎德被哥伦比亚大学录取，我们一起庆祝，收获小小的快乐。我们一起数着姬蒂身上的淤青，惊叹静脉切开处形成的血肿。大多数日子里，我们并不觉得自己是英雄，但我们都在尽最大努力适应姬蒂疾病不断变化的现实。我们时而畏缩，时而庆祝，但共同经历这一切，我们并肩作战，团结一心。

后来，姬蒂的血细胞计数陡然降低，跟曾经的升高来得一样突然。经过 3 年的有效应答，来那度胺的疗效消失了。这在我意料之中。我们谈过无数次，她也很清楚将要面对什么，但即便如此，当它真正发生时，她仍感到猝不及防。当我给她的全血细胞计数报告显示她又恢复贫血时，她面色苍白，大惊失色。医生说什么与病人听到什么这个问题总体上仍然难以解决，但它在肿瘤学领域至关重要。患者会专注于谈话中充满希望的积极部分（有些患者对来那度胺的应答能持续多年），而忽略其他部分（有些患者的应答只能维持几个月）。

我在思考她的疾病，但姬蒂在带病生活。她感觉还算不错，贫血恶化比较缓慢，她还没有感觉到任何明显的症状。来那度胺已经失效，我们需要想出新策略来治疗她恶化的贫血。之后一个月里，我们每周都进行血液计数检查，情况继续恶化。她再次开始需要输血。我决定给她再做一次骨髓检测，重新评估她的病情。检测结果显示，她的疾病发展为高级别 MDS，骨髓中有 13% 的幼稚细胞，即不成熟细胞。幼稚细胞占比 5% 以内属于 MDS 正常范围，若占比 20% 则会将诊断从 MDS 转变为急性髓细胞性白血病 AML。自 2009 年以来，姬蒂骨髓内的幼稚细胞一直低于 5%。这一次检测显示，细胞遗传学正常，但其异常细胞的基因图谱中出现了可怕的 p53 突变，这种突变与预后不良和细胞存活时间短相关。

接下来的选择是参与实验性试验或使用阿扎胞苷，但她还没有获批使用阿扎胞苷。因为阿扎胞苷是跟地西他滨相似，都是去甲基化[1]药剂，姬蒂对地西他滨无应答，很可能对阿扎胞苷也没有应答。尽管如此，我仍抱

---

[1] 去甲基化（hypomethylating）是指生物体在 DNA 甲基转移酶（DNA methyltransferase，DMT）的催化下，以 s- 腺苷甲硫氨酸（SAM）为甲基供体，将甲基转移到特定的碱基上的过程。DNA 甲基化主要是通过 DNA 甲基转移酶家族来催化完成的。研究人员在真核生物中发现了 3 类 DNA 甲基转移酶（Dnmt1、Dnmt2、Dnmt3a、Dnmt3b）。——译注

有希望，由于她从 2009 年（4 年前）起就未使用过任何甲基化药物，在来那度胺的治疗下，也许进化选择会导致她现在身体内的主要克隆细胞对阿扎胞苷敏感。我们详细讨论了这种方法的利弊，最后让她开始接受一个月 5 天的缩短疗程，而不是通常的 7 天。她感到很紧张：

2013 年 7 月 10 日 星期三 下午 3：25

亲爱的拉扎医生：

我星期一就要开始阿扎胞苷的治疗了。

治疗前我会去见你一面，我想到了一些问题——有的只是些胡思乱想和不安拖延罢了。

等几星期再开始治疗会有什么不同吗？

阿扎胞苷（或地西他滨）能逆转或减缓我骨髓中幼稚细胞的增长吗？我想我知道答案，但需要再次确定这是你努力寻求的治愈方法。

为避免输血依赖和所有后续问题，阿扎胞苷是我最好的选择吗？（我的理解是 50%。）

还有，（我知道这个想法有点神奇）如果再做一次骨髓检测，活检有没有可能显示幼稚细胞神奇地逆转了？

我周一会带着这些问题去见你。

谢谢！

姬蒂·C.

尽管忧心忡忡，她还是开始接受治疗。我每周都去看她，仍旧一起聊天。总体来说，她对阿扎胞苷的耐受度还不错，但在治疗期间有时会感到恶心、疲倦、无精打采。为期 5 天的疗程结束一周后，她开始恢复生机，到第三周，她又找回了自己。但她的输血频率并未降低。使用阿扎胞苷治疗 3 个月后，我又为她做了一次骨髓检测。幼稚细胞增长到 25%，她成了 AML 患者。这是我不惜一切竭力避免的情况，因为 AML 是一种普遍致命的绝症。

一个忧郁的早晨，我跟她坐在诊室里，检查所有可能的选项。又是进退两难的选择。姬蒂这样的老年患者不适合做骨髓移植或 "7+3" 化疗。唯一的替代疗法是一个实验性试验。"好吧，"姬蒂说，"我确定我不想要化疗。"实验性试验可能有毒，还要做更多的骨髓检测。"噢！我讨厌这些！"她说。她质疑唯一可能会有的好处。"延长生命几周？还是我现在就接受输血，顺其自然吧。"我无法与她争论。那个 10 月的早晨，她离开前，给了我一个长长的拥抱，说了声谢谢，然后昂首走了出去。

接下来一星期，我们在门诊见面。她最近一次骨髓检查的细胞遗传学结果出来了。令我惊讶的是，20 个细胞中有两个显示 del5q，一个小小的 "好" 克隆又开始抬头。鉴于她已经使用来那度胺治疗数年，这些新生细胞很可能对该药物具有抗药性。但她已经停用来那度胺近 6 个月时间，我提议试试同时使用阿扎胞苷和来那度胺。在我们的关系中，我提供专业医疗建议——"如何"治疗，但必须由她作出知情决策。她决定不放弃。"拉扎医生，我相信你。如果你认为我应该试试，就下医嘱吧。"

※　※　※

抗癌战争

20 世纪 60 年代末，一些儿童癌症通过化疗得到缓解甚至治愈，但成人的情况仍然非常严峻。尼克松总统准备削减癌症研究预算，但他的计划被一个女人打乱了，她叫玛丽·拉斯克（Mary Lasker）。

简言之，拉斯克夫人自己是一名富有的女商人，又嫁给了更加富有的丈夫，她对美国的医疗保健感兴趣，有感于癌症问题并全心投入其中。她向顶尖肿瘤学家及癌症研究者咨询能提供帮助的最佳办法。这些专家们一致认为，改善和扩大基础研究将对癌症产生有意义的影响。她决定追求"人民的药物"，她在电视上的发言，"美国花在癌症研究上的经费比花在口香糖上的还少"，这是一件多么可耻的事情。玛丽雇用她的朋友安·兰德斯（Ann Landers）撰写专栏，呼吁公众向尼克松总统施加压力，增加而不是削减癌症研究经费。25万忠实读者联系白宫，要求总统关注这一迫切需求。1971年，尼克松总统发表了国情咨文演说，总结了这一事件，这段讲话如今已赫赫有名。

> 我还将要求额外拨款1亿美元，以开展深入积极的研究，寻找治疗癌症的方法，我稍后将要求全部额外资金都可以有效使用。在美国，是时候该用分裂原子和登陆月球一样的专注努力，征服这种可怕的疾病了。让我们集全国之力实现这一目标。美国长期以来一直是世界上最富有的国家。现在是时候让我们成为世界上最健康的国家了。

媒体迅速将其称为尼克松与癌症的战争。随着大量的资金和资源投入到癌症研究中，人们对治愈癌症的期望高涨，许多严肃的调查人员在1976年宣称癌症的治愈有望实现。伟大的美国独立200周年庆典来了又去，治愈方法并未出现。又过了10年，隧道的尽头仍然没有一丝光亮。切割—毒害—灼伤（手术—化疗—放疗）仍是通用的治疗策略。一些类型的癌症确实有所改善（睾丸癌、儿童恶性肿瘤、淋巴瘤），但主要是基于更明智地使用现有策略，而非任何戏剧性的新策略。基础研究带来了重要的生物学见解，但在医学治疗结果上却一败涂地，普通癌症患者继续在痛苦中死去，死亡率并无降低。

1998年，似乎终于出现了突破，癌症死亡率开始下降，但事实证明，这一期待已久的好消息并非来自尼克松总统推动抗癌战争的努力，而应归功于美国第九卫生局局长卢瑟·特里（Luther Terry）博士。在英国发现了肺癌和吸烟之间的关系后，卢瑟成立了卫生局局长咨询委员会，该委员会于1964年1月11日发布了报告，其结论是吸烟和肺癌及慢性支气管炎存在因果关系。人们从20世纪60年代开始为戒烟所做的努力终于在20世纪90年代开始初见成效。结直肠癌筛查挽救了2万多人的生命。通过巴氏涂片早检测早发现，宫颈癌可以100%治愈。

11年后，2009年，吉娜·科拉塔（Gina Kolata）在她的《纽约时报》专栏刊登出一组惊人的数据：尽管癌症研究获得的资金投入高达上千亿美元，但从1950年到2005年，按人口规模和年龄进行相应调整后得出，癌症死亡率仅下降了5%。抗癌战争进展并不顺利。问题是为什么会这样？是我们没有合理运用资金，还是癌症本就是一个无解的难题？自1984年以来，我对这两个问题都持肯定答案。我从很早就沉迷于癌症研究，自1977年开始直接参与其中，在过去几十年里，亲身见证了从热切期望到灰心失望的反复循环。生死攸关，巨额投入，风险如此之高，各方面情绪都容易走向极端。

尽管尼克松总统和随后几届美国政府继续在癌症研究上投入大量资金——加上奥巴马总统和副总统拜登支持的"癌症登月计划"，仅国家癌症研究所的专用预算就飙升至50多亿美元，但这些钱用得并不明智。例如，资助机构继续奖励与人类无关的培养皿和小鼠模型基础研究，其中大多数研究人员使用异种移植。克利夫顿·利夫（Clifton Leaf）的杰作《小剂量的真相：为何我们正在输掉抗癌战争及怎样取得胜利？》（*The Truth in Small Doses:Why We're Losing the War on Cancer and How to Win It*）令人大开眼界，他在书中回顾了资金去向，详细揭示了同行评审过程中始终存在的固有偏见。来自政府的巨额资金不断地资助着同样的机构和大学。而这些机构里有些研究人员为一次癌症会议能写出 50 多篇论文，有人严肃对待这些事吗？看看这几年通过美国血液学会（American Society of Hematology）会议出版的论文摘要，你会发现不少这样的研究者，每个人撰写的摘要都高达 50～100 篇不等。考虑到他们忙于参加的国际会议数量，我相信你能找到他们每人每年所写的不下 250 篇摘要。这完全成了数字游戏，而非有思想、有质量的研究。最可悲的是，对已发表的研究进行的严肃审查发现，70% 的基础研究结果不可复制，95% 的临床试验是彻头彻尾的灾难。

利夫所指出的资金危机还存在另一个问题，即研究者被鼓励去研究一些细微而高深的问题，例如跟一个癌细胞中的一个特定基因有关的问题，对此我也是见证者。这导致多个机构几十名研究者就同一基因发表数千篇论文，却没人去整合集体的收获，研究其临床价值。为什么？

有朝一日，基础癌症研究也许能成功识别决定恶性转化的每一条信号通路。然而，要了解癌症起始、克隆扩增、侵袭和转移的整个过程还需要很长时间，特别是此过程发生在种子和土壤之间相互作用、高度复杂、难以确定的微环境中。通过这种方法，只有我们了解生命如何运作、人如何衰老，才能找到癌症的有效疗法。但是我们的癌症患者能等那么久吗？医学史上那么多治愈的案例，不都完成于我们完全了解治疗的运作机制之前数年、数十年甚至数百年吗？如洋地黄、阿司匹林、金鸡纳树、疫苗等，怎么样？癌症研究的目标并不是在最密集的分子层面理解它，而是学会控制它。认识到癌症作为一个具有突变属性的系统，极具复杂性，转向切实处理复杂系统的策略不是更好的选择吗？

　　纯粹基于经验和观察的医学艺术已成为过去，逐渐演变为一种基于科学论证的实践。最近，医学又经历了意想不到的转变，完成了大型商业化。肿瘤学的商业化里程碑达成于20世纪90年代，当时的制药业突然意识到，尚未开发的癌症治疗市场拥有巨大的收益潜力。过去35年里，随着药物开发的责任从政府资助的学术机构转移到工业界，肿瘤学领域发生了天翻地覆的变化。当然，两者的最终目的都是帮助癌症患者，但后者附带有诱人的利润动机。大型制药公司投资可轻易达到数十亿美元，远超以往微不足道的资金，在其控制下，每一种新药都被作为万众期待的灵丹妙药投入临床试验。可悲的是，结局往往虎头蛇尾，绝大多数药物在临床上无效，剩下的少数药物跌跌撞撞，在痛苦折磨中延长患者几星期的存活时间。避免如此荒诞可笑的结局是谁的责任？FDA？NCI？机构审查委员会（Institutional Review Board，IRB）？患者？社会呼吁团体？还是肿瘤医生？

　　问题是，我们都陷入这一荒唐的怪圈，把自己逼到角落，跌跌撞撞，随意浪费宝贵资源，无意中伤害了生命，破坏了社会的整体福祉。2018年10月的《美国医学杂志》（*The American Journal of Medicine*）上刊登了一项最新研究，题为"死亡或债务？新诊断癌症患者财务问题全国评估"；文章用表格清晰地列出新诊断癌症患者所承受的令人心寒的经济负担。这一纵向研究使用"健康与退休研究数据"，确定1998—2012年美国约有950万癌症新病例，诊断后两年内，42.4%的患者耗尽了全部资产，38.2%的患者长期资不抵债，在治疗期间和生命的最后几个月，治疗费用最高。最脆弱的群体是癌症恶化的患者、老年患者、女性患者、退休人员，以及那些患有糖尿病、高血压、肺病和心脏病等并发症的患者、低社会经济群体或依赖医疗救助的患者。考虑到涉及生死问题的讨论非常敏感，肿瘤医生和病人都不好意思提及费用有关的问题，害怕会对治疗选择造成影响。

除了情感和经济问题，将药物开发任务交给企业还会间接抑制创新性和创造力。急于实现股东价值最大化的制药行业大佬们发现，快速赚钱的致富捷径是在他人成功的基础上生产生物仿制药，而不是投资于自己的研究和开发工作以寻求完全不同的解决方案。紫杉醇（Taxol）便是典型案例，它是一种通过抑制有丝分裂活性来杀死细胞的药物，在其成功之后，不同公司针对同一目标开发了 25 种类似药物。耗费数十亿美元之后，在 2 000 名接受治疗的各种实体肿瘤患者中，应答率仅 1%。这无疑表明有丝分裂不是治疗癌细胞的理想目标。

福霍（Fojo）等人对约翰·康利（John Conley）的讲座进行了特别坦率而又勇敢的总结，得出以下几个发人深省的结论：

> 癌症治疗成本迅速上升，公共和私人保险公司对癌症保险的监管规定，以及药物开发的经济风险不断增加，以上种种都产生了意想不到的不良后果，在不重要的治疗适应证上浪费大量时间、金钱和其他资源，严重阻碍了癌症研究的进展。否则我们为何要使用新药或扩大适应证，仅为获得几周到几个月的疗效呢？快速上升的成本还会促进模仿心理，扼杀了创新和创造力。否则，为什么这些公司的投资如此高度重叠，投资的药物如此相似？这些药物毫无差异，或仅在数百甚至数千名患者试验中才体现出微弱差异，它们只需要利用这些难以察觉的微小差异为统计学提供数据。

　　学术界和制药工业之间的关系爱恨交织，十分诡异。一方面，在高度保密的前提下，通过 NCI 支持的学术发展研究或企业的研发努力，发现潜在有效的新治疗策略。为了将这些发现用于临床，由学术肿瘤学家进行临床试验，但由企业出资赞助，这让企业和学术界被迫联姻。为证明一种药物的有效性，FDA 要求必须先在动物模型上进行测试。到现在，每个读者都知道，这种模型与人类无关。更糟糕的是，当这些药物被批准用于人体试验时，只有曾经接受过其他既有药物治疗的患者才能接受试验。因此，许多可能在疾病早期有效的药物会被遗漏。

　　最后，用于衡量临床试验药物的生物效应的替代标记如果存在，数量也极少。替代标记或生物标记物包括由异常基因产生的蛋白质，也可能产生于区分癌细胞和正常细胞的过程，如新血管形成或血管再生过程。只要药物不能达到预期临床目标，就很可能被完全弃用，尽管有些药物跟其他药物必须合并使用才能更好地利用其生物活性。

　　随着 20 世纪 90 年代互联网泡沫的破灭，生物技术行业成了最大赢家，国内一些顶尖人才开始横向移动，将其才华投入这一领域。过去 10 年，制药行业吸纳人才的能力显著提高，吸引并留住了大批高水平学术科学家和临床研究人员。在这样的优势下，制药公司仍需要花 10 年时间和数十亿美元才能让一种新药获得批准，大部分资金来自私营企业投资，一直叫嚣着要求获得利润。经历艰苦的研发过程之后，冗长又耗时耗力的动物研究终于到达人体临床试验这一步，此时风险已然太高，各公司不得不竭尽全力证明各自产品最微小的统计学意义。

　　就药物开发研究而言，人必须是衡量一切的标准。无论是体外细胞系还是活体动物模型，甚至是刚从病人身上获得的癌细胞，都无法准确预测药物实际应用于人体的结果。所以为何不一开始就直接将试验药物用于人体，完全绕过误导性的模型系统呢？通过 0 阶段试验机制可以做到这一点。进行临床试验的理想方式是通过 FDA 规定的传统四阶段，在每个阶段使用最新技术尽可能多地检查受试者的生物和临床标记物。如果一期试验有 30 名参与者，使用基因组学、人工智能、影像学和纳米技术对他们的血液、骨髓、微生物组、血清分析物和所有可用的肿瘤细胞进行彻底研究，有很高的概率能鉴别出对试验药物产生积极和消极影响的替代标记物，这些标记可能还没有转化为实际的临床反应。可以运用这些信息，预选有积极应答生物标记的患者，扩大招募下一阶段试验的潜在应答患者。要识别某一治疗策略的潜在应答者，这是最佳且唯一的方法。这是如此合乎逻辑，你有理由质疑为何到现在还没有这样操作？

　　不幸的是，直到今天，在大多数临床试验中，没有一个应答标记物被检查。为什么？这就是体制演化的结果。赞助试验的制药行业只关注达到统计结果，以便让他们的药物获得批准。这些公司通常已投资了近 10 亿美元才将一种药物带到第三阶段的试验阶段。进行如此详细的生物标记分析将为他们紧张的预算雪上加霜。我建议把所有浪费在治疗前、临床前细胞系模型和小鼠模型药物测试的钱都省下来，把资金投资在生物标记物分析上。各层面都需要大胆变革。我们必须坚持政府机构、资助机构、学术界、慈善业和产业界之间的合作，利用影像学、纳米技术、蛋白质组学、免疫学、人工智能和生物信息学等领域的快速发展，专注于为癌症患者服务。我们这个时代见证了许多里程碑式的项目成功，如"人类基因组计划""人类微生物组项目"和"癌症基因组图谱"等，它们都是全球科学家合作的范例，是"第一个癌细胞项目"可以借鉴的模板。"第一个癌细胞项目"旨在开发早期发现和预防癌症所需的技术。

※ ※ ※

姬蒂开始接受联合治疗,我们又回到了每周见面的日常。她来做全血细胞计数,我们一起查看血红蛋白水平、白细胞和血小板情况。如果她需要输血,我就送她去输液中心待 8 小时;如果血红蛋白水平还可以接受,她会预约下星期再来。来那度胺导致其腹泻复发,所以她又开始服用止泻药并控制饮食。接受联合治疗 6 周后,她的血红蛋白不但没有下降,反倒在一周内上升了整整 1g/dl。我们怀疑检查有误,又重做了一次血细胞计数检查,结果没有问题。我们喜出望外,不愿过度解读这个结果,决定观察一周再开香槟庆祝。接下来的一周,她的血红蛋白情况进一步好转。联合用药对姬蒂效果出奇地好。她偶尔需要输血,2014 年 3 月,她的骨髓检测显示幼稚细胞为 22%,没有减少太多,但至少也没有失控地增长。我们变得谨慎而乐观。她继续用这两种药物联合治疗,只轻微调整来那度胺的剂量和阿扎胞苷的间隔周期。

2015.1.1,星期四,下午 3 : 20

亲爱的拉扎医生:

我身体健康,心情愉快,昨晚坐火车去林肯中心唱新年歌。我和一个朋友,还有几千名其他观众一起,跟着纽约爱乐乐团合唱《友谊地久天长》。我想不出更好的庆祝和生活方式了。我之前从未幻想期待过自己能迎接 2015 年!

谢谢你。祝你 2015 年万事如意,幸福美满,平安健康,生活处处是动人的小惊喜。

一位住在北卡罗来纳州的朋友打电话告诉我,她刚刚收到了 1 月

20 日活动的邀请（她是上次募捐活动的捐赠者）。可我没收到任何信息，想问一下，想参加活动可以联系谁呢？

祝好！

姬蒂·C.

"活动"是指我们的下一次募捐活动。这一次，为推动我们的研究项目，我们邀请了保罗·西蒙（Paul Simon）、詹姆斯·泰勒（James Taylor）、戴安娜·里夫斯（Diana Reeves）和其他许多名人在林肯中心表演。姬蒂很高兴能参加这次活动，并从她朋友那里给我们带来了赞助。她对这件事充满兴趣。她学会了珍惜每一个美好的日子，并决心充分利用它。她四处旅行，见亲朋好友，去林肯中心看演出，到公园散步，去城里参观博物馆，听讲座，看电影，去唐人街吃饭。我们经常聊天，无话不谈。我们每周照例在诊室会面，轻快地谈完医疗问题，然后放松下来，聊聊一周的生活。能遇见并结交这些非凡的灵魂，我深感荣幸。工作真的能比娱乐更有趣。

2015.1.1，星期六，下午 12：57

亲爱的拉扎医生：

米歇尔·塔帕尔（Michelle Tapar）周四在家里对我进行了电话采访。我跟她讲了"我的故事"，包括建立 MDS 研究和治疗中心的意义，以及多年来我治疗的每一步所涉及的专业知识的深度和广度。

她录下了我的故事，但解释说他们目前没有拍摄更多影片的计划，他们已经拍完了正在上映的部分，现在正在收集故事，为未来的拍摄做准备。拍摄时间和方式将取决于"许多因素"。如果恢复拍摄，他们会跟我联系。那样的话，我会做好准备，愿意跟他们合作。

祝好！

姬蒂·C.

2015 年 8 月，她又做了一次骨髓检测。因抽吸不足，无法准确评估幼稚细胞占比。事实上，这个结果跟 2015 年 3 月的骨髓检测结果并无不同。当时她的幼稚细胞抽吸检测结果为 17%，而活检结果是 15%。此外，两个骨髓检测都显示出小型 del5q 细胞克隆。我的结论是，她的病情至少没有恶化。

姬蒂的血细胞计数慢慢稳定下来，血小板也恢复到 10 万左右。但这种疗法明显对骨髓的毒性过大。我需要调整治疗方案。我建议用 2～3 天的短周期以地西他滨取代阿扎胞苷，仍跟来那度胺联用。那时她已经 5 年没用过地西他滨。她接受这一疗法，几个周期后，骨髓检测显示疾病仍持续稳定。

但在第五个周期后，她因高热住院。这次住院时间很长，她被诊断为肺炎，抗生素无效，最终进行抗真菌治疗才控制住炎症。从她肺部抽出超过 1 升的积液，然后慢慢好转，几星期后出院。

2016 年 2—3 月，她的血液循环中只有 1% 的幼稚细胞，到 5 月幼稚细胞上升至 10%，6 月上升至 40%。这种增长可能是感染造成的。她还使用了白细胞刺激因子药物非格司亭（Neupogen，即优保津）。我们决定等感染好转后再看看。白血病还有其他表现形式。她肺炎治愈后，停用了生长因子和抗真菌药物，循环幼稚细胞却仍在继续上升。她拒绝再做骨髓检测。

2016 年 7 月，姬蒂 80 岁了。她不曾预料自己能活到 80 岁。她很开心。尽管不想再做骨髓检测，她仍愿意接受治疗。我开始给她使用地西他滨和另一种名为 6- 硫代鸟嘌呤制剂（6-thioguanine，6-TG）的化疗药物，用药剂量极小，几乎是顺势疗法。因为化疗本身就有严重的风险，可能降低白细胞计数，进一步抑制免疫系统。使用侵略性的细胞毒性疗法，杀死白血病细胞和伤害患者之间仅一线之隔。第一个疗程后，2016 年 8 月第 3 周，姬蒂再次出现高热和更为严重的肺炎。她住院 3 周，于 9 月 14 日出院，出院后继续服用抗真菌药、抗生素、抗病毒药物和甲硝唑。这些药物对她体内各个器官造成残酷的破坏，她的身体饱受攻击，虚弱不堪。她突然失去了味觉。她惊讶地对我说："我现在才知道胃口和味道关系有多大。"她停止进食，勉强喝几口补充营养的奶昔，体重持续下降。

2016 年 10 月 12 日，她做了骨髓活检，结果显示幼稚细胞占比 78%。10 月 19—21 日，我给她使用地西他滨和 6-TG 治疗 3 天，她扛过了治疗，可惜并没有疗效。血细胞计数急剧下降。随着时间的推移，血液计数情况没有好转。她血液中的幼稚细胞逐渐增长，缓慢却充满威胁。后来，当她的白细胞开始迅速增加，她已经太过虚弱，无法承受大剂量的化疗。我开始给她口服羟基脲（hydroxyurea）。

她坚持拒绝住院。

※ ※ ※

死亡的脚步一天天逼近，在生命的最后阶段，身心二元论最为尖锐。从 MDS 到 AML，痛苦折磨的漫长斗争终于走到了悲伤的终点。一部分的她慢慢消失了。她已精疲力竭。她带着妹妹和儿子来参加告别会。我们挤进小咨询室，开最后一次会。她心爱的儿子默默地坐着，强忍着眼泪。这一幕仿佛是虚假的演出，我们的姿势僵硬而古怪，仿佛在做作地扮演排练过的角色。她看起来是那么虚弱憔悴。她已是骨瘦如柴，时髦的服装像裹尸布一样夸张地挂在单薄的骨架上。她坐在我对面，从未知的缝隙中汲取一切残存的精神力量，带着不可思议的尊严和力量，缓缓地发言。她说："我不能吃饭，不能走路，不能阅读。我也不想做这些。我什么都不想做了。我整天只想睡觉。"她深吸了一口气，"我要死了。"

她要求临终关怀。

2017 年春，姬蒂走了。

遍体鳞伤。

最后的日子里，她的儿子贴心地照顾她。刚开始我们每天都通电话，后来她太过虚弱，没力气讲话，我们的电话聊天逐渐减少，最终，我们不再说话了。一天晚上，我乘优步（Uber）去上东区开会，正堵在第五大道，快迟到了，我的手机响起，是她儿子。他咽了下口水，对我说："拉扎医生，感谢你做的一切。"他不需要再多说什么。我凝视着匆匆而过的行人、成群的小轿车、黄色出租车和公共汽车，还有一名孤零零的交警挥舞着手臂，指挥着混乱的交通。周围的一切都没变，是我眼中的世界变了。曼哈顿中城区的繁华被悲哀笼罩，我又听见了她的声音，从 8 年前第一次见面时遥遥传来我耳畔。

我们第一次见面，是在赫伯特·欧文馆 9 层一间闷不通风的无菌诊察室里。姬蒂带着耀眼的微笑，穿着时尚宽松的亚麻上衣和束脚裤，手里拿着一本书。她很漂亮，身材清瘦，蓝色的眼睛清亮动人，灰白的卷发笼罩着一层美妙的光晕。我注意到她那双与众不同的鞋子，棕色的皮带一直绑到小腿，脚趾周围有一些透气孔，看上去很舒服。"你喜欢走路？"我问。

"爱死了。"她说,"你呢?"

"我跑步,"我回答,"一天 3~5 英里(约 4.83~8.05 千米)。"

她微笑道:"果然,你跟我想象中一样,每天都在赛跑,做什么都会拼尽全力。"

※ ※ ※

哈维过世几个月后,8 岁的小谢赫扎德染上流感。任何呼吸道疾病都会加重她的慢性哮喘,48 小时里,她用上了雾化器和吸入器,呼吸困难,高热不退,还伴有干咳,整夜难以入睡。过了一星期她才好一点。一天清晨,我在活动室里工作,她大哭着从房间里跑出来。我以为她感冒复发,又严重了。她不停地抽泣,小小的身体颤抖着,好一会儿都说不出话来。最后,她终于平静了些,解释道:"其实,妈妈,我好了。我现在才知道生病有多难受,病好了有多好。爸爸他就一直都没有好。"她说着,又悲痛得大哭起来。

哈维死后,我感到自己与世界脱节了,隔绝疏离,格格不入。在近 5 年的时间里,我完全专注于他的病情,他的一举一动,他每个与淋巴瘤有关的想法。现在我突然无事可做,没有繁重的门诊预约,没有住院夜班;不用跟 10 个专家协调会诊;不需要焦虑地查看 15 个检查结果,做出复杂的决定,面对艰难的抉择;不再需要一直为谢赫扎德安排保姆;不用再去人满为患的诊室接诊病人,以及管理研究实验室;也不再有撕裂灵魂的枕边谈话。比起身体上的问题,我更感到理智上的贫乏,这种前所未有的感受令人深感不安,一种深深的凄凉从大脑的每一个沟回中渗出,让我无法好好地思考,无法集中精神。我感到难以言说的空虚,像是梦醒时分,不记得梦的内容，却仍沉浸于梦中的情绪。我无精打采地混着日子，想念哈维，还很奇怪地想念曾经在他身边的自己。我好像必须重新认识没有了哈维的自己。我不能听音乐，工作是唯一的解脱。几个月就这样过去了，我决定要做点什么。我订购了西方传统文学100本名著——这类清单很多；我买了伊斯顿出版社（Easton Press）的系列，装订华丽精致，看着赏心悦目。之后3年，我沉浸于阅读中，从欧里庇得斯、埃斯库罗斯、荷马、柏拉图、奥古斯丁，一直到塞万提斯、陀思妥耶夫斯基、卢梭，再到艾略特和萨克雷、狄更斯和詹姆斯、沃顿和梅尔维尔。他们帮助我重新找回自己，回到生活中，去悲伤，去接受，最终继续前行。小说帮助我疗伤，拯救了我的灵魂。书籍让时间暂停，这些故事让我停下来，在展开的虚构戏剧中思量我自身的处境。

日复一日，肿瘤学家们如何面对生命垂危的病人？我们深陷于混乱与疾病的漩涡，困在一个个灵魂毁灭的时刻，眼睁睁地看着病人的生命倒计时，心中的遗憾越来越深，手上的选择却越来越少。我们又要如何处理失去他们的悲伤？读小说，特别是乌尔都语和英语经典小说，给了我面对这一切的力量。当我站在不同人物的立场上，感受他们的喜怒哀乐、恐惧痛苦，模糊了"我们"与"他们"之间的界限，我体会到生活的复杂性，远超过自负而简单的摩尼教善恶二元性。我越投入一个故事，越能与故事中的角色共情。小说磨炼了我的认知和心智，让我能读懂他人的情感，衡量焦虑程度，诊断心理的脆弱。小说让我获得平静与自制，能遵循埃默里·奥斯汀（Emory Austin）的建议：有些日子，你心中没有歌，但还是继续唱吧。

显然，病人面对死亡的方式各不相同，每个人都有各自的需求，并无章法可循。唯一可行的方法是让病人在任何需要的时候，一点一点地告诉我们他们的需求。关键是倾听病人说话，认真倾听，用心倾听，闭上双眼聆听他们未说出的心声，"听见"他们，理解他们。患者们在忧虑中彻夜难眠，却总是不会诉说自己痛苦的担忧，需要我们仔细去聆听。可惜据我们所知，医生平均每 18 秒就会打断病人一次。

最后，临近终点时，一切悄然归于自然本能，患者听从本能的指引，反过来教我们该做什么，怎么去做。

姬蒂是我最好的老师之一。她带领我获得升华。

第五章

JC——接触自然，世界亲如一家

我第一次见到 JC 时，她已经病得很重。20 世纪 80 年代初，我们在罗斯韦尔·帕克纪念研究所诊室首次见面，在这之前她刚被确诊为急性髓细胞性白血病。她让我清晰地看到治疗方法的残忍、副作用的可怕，认识到癌症范式的严重不足和悲凉失败。我第一次感到自己像个骗子，我知道她患有极其恶性的继发性 AML，能存活两年的概率为零，却只能给她开出那些老套可怕的药物组合。遇到她之后，我极度渴望成为一名更有用的医生、更智慧的科学家、更好的人。当时我 32 岁，刚刚完成肿瘤学学业。我之前见到的 AML 患者大多是 60 岁以上的老人。而 JC 才 34 岁，我能想象跟她一起喝酒、一起出去玩。

她个子很高，有着漂亮的深色皮肤，为人优雅有趣，笑声特别有感染力。"人工智能都比不上天然呆。拉扎医生，一个女孩要是真的聪明，她都不需要脑子。"JC 聪明又有脑子。她住院几星期，接受"7+3"系列化疗。当一整天混乱忙碌的医疗工作告一段落，我那长长的任务清单上大部分事情完成后，我总是会在晚饭时去她的病房。疲惫不堪的我需要从她那里获得精神慰藉。她也在等我。我们像彼此的维生素，互相补充对方每日最低的能量需要。一天晚上，我9点左右来到她的房间，她把从晚餐里留下的果冻递给我，问："你总是留在医院吗？"我还没说话，她就大笑起来，开心地自己回答道："当然啦！你是肿（总）——瘤（留）——医生！"死亡阴影之下，她仍耀眼非凡。

她恶心干呕甚至反胃呕吐，然后兴高采烈地继续。"他们在我的肺里面找肺炎，像挖宝藏一样！"她会故作轻松地说笑，也会"严肃"地报告："我今天想法很多，但没什么有效提议。"JC不会反复讲述癌症病房里冷酷又离奇的曲折经历，而会讲些关于婆婆的笑话，比如："拉扎医生，我婆婆只有一个问题：她还活着。她脖子上长了个奇怪的东西：头。"她还会谈论刚刚见过的忙碌的年轻实习生："他可太年轻了，他以为我把白细胞和血小板忘在家里了。"她会抱怨输血："我醉了，头昏眼花的，我输的血里酒精太浓了，你们能用这血给手术工具消毒！"也会说到吃饭的艰难："今天早上，餐车送吃的过来，那位女士问我要煎蛋还是炒蛋，我只能说：'静脉注射吧，拜托！'"那时，我痴迷于路易斯·萨菲安（Louis Safian）的《2 000个侮辱》（*2 000 More Insults*）。我姐姐阿提娅智慧过人，对她的家人了解至深，她1973年把这本书寄到卡拉奇，知道她的兄弟姐妹们会开心地尖叫，互相说着书中的俏皮话。在拉扎家族以外，我只认识唯一一个人能跟我们分享这种老掉牙的幽默感，还把这本书带在身边，那就是JC。"你最喜欢的肺科医生今天来看我了，"她面无表情地说，"真希望我耳朵不好，得用助听器，那就能关掉他的声音了。"

我会回她："同意！他就是刺激[1]之源。"

---

[1] 原文为 ear-itation，与"刺耳"谐音，这里是玩笑话。——译注

我们会击掌，然后放声大笑。

她还带来了一个精彩的故事。两年前怀孕期间，她莫名其妙地迷恋汽油的气味。她不顾理智，常跑到街角的加油站买一毛钱的汽油，装进小瓶子后藏在她的包里。JC 不傻，她知道这样不对，知道这不仅对她有害，还可能伤害肚子里的宝宝。但她像瘾君子一般，在疯狂忙碌的工作日抽空拧开小瓶子，深吸一口有毒的气体，仿佛那是专供她私人吸取的人间仙气。9 个月后，她生下一对健康的双胞胎女儿。此后不久，产后例行检查发现她血细胞计数大幅下降。

她潜意识里对此早有预料，已经做好了最坏的打算。产科医生把她转给血液科医生，骨髓检测显示骨髓增生异常综合征。细胞遗传学分析结果也是一团糟，多个染色体随机断裂、损坏、非正常复制；有的长臂完全丢失，有的生出多余片段，还有一些发生易位，与其他染色体交换了大量DNA。她的染色体真的没有一个完全正常，这简直是非整倍体的教科书案例。这种复杂的情况通常与继发性 MDS 有关，这类 MDS 有可追溯的致病因素，如暴露于 DNA 损伤剂。几乎可以肯定，这是她在怀孕期间对汽油上瘾所导致的。

她唯一能活下去的机会就是接受异体骨髓移植。她没有兄弟姐妹，这意味着要为她找到非亲属捐赠者，在那时这几乎是完全不可能的。直到现在，国家骨髓登记显示仅 25% 的非裔美国人能找到非亲属捐赠者，而这一数据，白种人高达 75%，西班牙裔达 45%，亚洲人达 40%。如果一名非裔美国人与一名捐赠者匹配，80% 的情况下都是登记中唯一能匹配的人。所有种族都面临一个最大的问题，只有 2% 的人口在捐赠名单上。一位非常勇敢的女性苏珊·布雷克（Susan Brecker）开始改变这黯淡的前景。

2013 年，我接诊了一名 MDS 患者，她的女儿问我是否认识苏珊·布雷克。我不认识。原来苏珊的丈夫是伟大的爵士音乐家、萨克斯管演奏家迈克尔·布雷克（Michael Brecker），他被确诊患有高危 MDS，唯一的存活机会是干细胞移植，可惜没能及时找到匹配的捐赠者。苏珊拍了一部电影，讲述的是 3 个癌症患者的故事，其中两个接受非亲属匹配移植，活了下来，过着正常的生活，而她的丈夫却在 57 岁时因找不到合适的捐赠者而去世。我病人的女儿看过这部电影，并把它发给我。电影《生命之重》（More to Live For）的故事非常感人。我立刻在网上搜索苏珊的联系方式，最终找到了她。我和同事慕克吉在哥伦比亚大学教师俱乐部跟她见面，共进午餐，开始了一段美好的合作关系。

《生命之重》在数十所学校、大学校园、教堂和社会活动中成功放映。电影上映之后，美国国家骨髓移植库招募到了不少潜在的捐赠者。只需要一根颊拭子，甚至不用抽血，就可以登记为名单上的潜在捐赠者。如果需要捐献，70% 的病例可以从血液中提取干细胞。情况就这么简单。苏珊的努力已经挽救了 100 多条生命。她说现在电影完结了，推进捐赠者登记的活动也在有条不紊地进行，她还想为 MDS 患者做更多的事情。慕克吉和我的出现正是时候，我们正在筹划下一次支持 MDS 研究的募捐活动。

苏珊是一位非凡的女性，智商高，极富责任感与同理心，精力充沛，意志坚定。几周内，她就招募了不少知名艺术家，包括保罗·西蒙、詹姆斯·泰勒、戴安娜·里夫斯等，还有一位了不起的主持人。2015 年 1 月 20 日，"你身边的音乐会"在林肯中心的阿佩尔爵士厅举办。歌手们自愿参加，他们深爱着迈克尔，也因受苏珊的影响而更加关心癌症研究。当晚的贵宾罗宾·罗伯茨（Robin Roberts）同意主持音乐会，她是《早安美国》（Good Morning America）节目主持人，不但风度优雅、口齿伶俐，她还是一位非常勇敢的女性，曾公开谈论她的 MDS 诊断和随后的细胞移植。我莫名地被她吸引，当她跟客人们一起聊天、拍照，我的目光就一直追随着她。然后我突然意识到了原因——她让我想起了 JC。同样的身体语言、轻松的笑声、非凡的个性魅力，她身上的每个细节都散发出跟 JC 一样的气质。

JC 没能幸运地找到匹配的非亲属捐赠者，这意味着在她的 MDS 发展成 AML 之前，我们束手无策。等她的疾病发展成 AML，医生会告诉她，他们要使用"大型武器"了。她开始每隔几周去看血液医生，直到贫血逐渐加重，需要定期输血。这样又过了好几个月，直到 1984 年她患上急性白血病，成为我的病人。我为她提供治疗，试图提高她的生存概率，可最终，是 JC 改善了我的生活。

※ ※ ※

JC 在我的直接护理下经历了化疗诱导和巩固的痛苦阶段。在一次特别折磨的化疗周期中，我坐到她的床边，为了分散她的注意力，我没有给她讲笑话，而是背诵了一首我喜欢的诗：

潮湿的日子，

不会一整年，

只在下雨天。

很快有干柴，

熊熊燃烧着，

把米饭煮熟；

还会有别的，

无论是什么。

清晰和晴朗，

都会回来的。

等雨水停了，

去晒太阳吧。

把潮湿都晒干，

湿木材和一切。

我们去晒太阳吧，

让心也晒晒阳光。

——苏哈什·慕克赫帕沙亚（Subhash Mukhopadhyay）

她哭了，我也哭了。这不是真的。我 32 岁，刚刚开始工作；她 34 岁，生命已到尽头。

※ ※ ※

JC 熬过了一轮又一轮可怖的化疗，病情有所好转。我们只能等待，希望她不要复发，除此之外别无他法。她开始来我的门诊复诊，从每两三周一次到每五六周一次。我们开始谈论更多医学以外的话题，了解彼此的生活，越来越亲密无间。我们俩都很清楚，这样的继发性白血病复发风险很高，病情持续缓解的可能性不大。我到现在还记得，我们一起在诊室等待验血结果时，试图用闲聊分散彼此的注意力，不想让对方发现自己的焦虑。

白血病在她最初被确诊的一年半之后复发。她那段时间几乎都在医院里度过，她美丽的身体饱受高热折磨，她的肠道被细胞毒性药物侵袭，内脏被掏空。这些药物疗效甚微，危害却极大。结局来得比预期中还要迅速。她的病情在几天内失控，恶性细胞开始成倍增长。当意识到我们已束手无策，JC 请求住院治疗她的绝症。我为她办理入院，给她使用小剂量化疗来控制血液中迅速增长的恶性细胞，但我很清楚这对她潜在的骨髓疾病毫无作用。

我每个早晨巡查病房，自欺欺人地相信这一天的关键在于平衡液体的流失和输入，而我可悲的不作为计划却狠狠地给我一记耳光。JC 心灰意冷。我怀念她取笑我的日子，但她只能温柔体贴地挤出一丝苦笑。她知道我想活跃气氛，只是我无力的尝试还没开始就失败了。我听她的心肺，做腹部触诊，检查她皮肤紧绷、肿胀到发亮的脚踝，为自己虚伪地故作轻松感到恶心。年轻的身体没有准备好死亡，如此恶性的疾病也很难将其完全摧毁：两步走向死亡，一步拼命求生，身体混乱无序地召集器官，上演惊人的反扑。某一天，肺部在 X 线下看起来更清晰了。接着肌酸酐水平下降，肺炎好转。可紧接着肝脏却开始衰竭。她体重下降，精神也陷入绝望。她停止进食，不再有笑容，早晚也不再绕着病房散步。她几乎不再离开房间。

然后，突然之间，她像着了魔一般，一股莫名的激情给她注入了新的能量，让她枯萎消瘦的身体重新焕发出生机。JC 要来笔和纸，开始写作。她疯狂地写作，一扫疲惫倦怠，头脑的激情突然打断了内心的颓靡。她痴迷其中，不分昼夜地写作，常在各种奇怪的时间索要纸笔。她写空钢笔里的墨水，填满一册册记事本。时日无多，她一天也不想浪费。她的身体一天天地恶化，精神却狂热兴奋。我在漫长的职业生涯中照顾过无数绝症患者，见证过很多次这样临终力量爆发的回光返照。我知道这是真的，身体的残破混乱逐渐归于荒芜，灵魂净化，通过彻底清醒获得慰藉安宁。可这是如何发生的？她瘦削如柴的腕骨和掌骨哪儿来的力量坚持握笔在纸上书写几小时？她是怎样重新整合起日益减少的精神力量，在大脑极度缺氧的情况下写完一页又一页？这仍是不解之谜。

她没有主动提起她写的内容，我也一直不敢问。直到有一天晚上，只有我们两个人，我终于开口问她。"坐吧。"她说。她看着窗外，沉默良久。那一刻，夕阳的余晖斜斜地照在卡尔顿医院病房那苍白的墙壁上，我清楚地意识到激烈的矛盾——她脆弱破碎的身体，像一个可怜的容器，容纳着广阔的灵魂。《2 000个侮辱》的书迷，我的朋友JC，她似乎已准备好永远抛弃这具身体。告诉我她在写什么是她在接受最终的结局，我难以想象她所承受的重量。一切都结束了。她转过身来看着我，带着一缕往日的笑容。"细菌都受不了我了，我想是时候该走了。"她用力咽了口气，脱口而出，"我在给两个女儿写信，她们两岁半了，我希望她们每个生日都能打开我的信。"她犹豫了一下，迟疑地看着我，甚至有些不好意思，"能不能让我活到写完给她们21岁的信。"

两天后，JC过世了，她刚刚写完给她们20岁的信。

※ ※ ※

在她的死亡证明上签字时，我灵光一闪。JC的死亡是因为我见到她时她的白血病已经到晚期了，她从白血病前期到白血病的转变经过了一年时间。我应该在她患白血病前期阶段的最早期开始给她治疗。控制MDS肯定比AML更容易。我当晚就跟哈维宣布，从那天起，因为JC的原因，我要集中精力研究和治疗MDS。年仅32岁的我也能看出动物模型明显过于简单武断，完全无法概括JC所患这种复杂疾病之万一。对付如此致命的敌人，唯一希望在于早期探测，运用最好的科技，在一切失控之前找到办法将其捕获。如果我同时研究该疾病的MDS和AML阶段，我想我能找到标记白血病前期细胞如何跨越到真正白血病阶段的生物学里程碑。由此，能对恶化过程的自然发展进程有更好的理解，有望在此过程中找到新的潜在治疗靶点。

哈维回答："阿兹，你的想法很棒，但我现在就得警告你，你永远得不到资助。MDS 是一种太罕见的疾病，几乎都没人能说清它的名字，更别提支持你的工作了。"当然，我还是坚持做了，也得到了资助。假若我在这个国家上学，我的研究自然会涉及尝试用小鼠模型复制这种疾病，或用患者恶性细胞创造组织培养细胞系。但作为局外人，我有胆量遵从直觉，打破惯例。我会保留未来每一个患者的细胞，进行仔细研究，我没有考虑过其他做法。虽然哈维一直在精神和道义上支持我，但他对 MDS 不感兴趣，仍继续他的 AML 研究。事实证明，我们之间是很好的互补伙伴关系，我们研究同一疾病的不同阶段，不断地交换笔记，互相学习，为彼此独立又紧密合作的实验设计提供独到的新见解。

为了自己的研究，我开始建立自己的组织库，在每个病人的疾病演变过程中收集连续样本。该组织库由一个计算机数据库支持，其中包含每个患者详细的临床和病理信息。该组织库的独特之处在于它有能力追溯患者30 年来的生存数据。这样去追溯疾病发展过程对于理解以下问题至关重要：是什么导致 MDS 患者发展成 AML？为何一些 MDS 患者两年内就死亡，而一些能活 5 年、10 年甚至 20 年。可以使用各种最新技术对系列样本进行研究，包括基因组学、转录组学、蛋白质组学、代谢组学等，由此产生的生物学理解将是无价之宝。这是了解该疾病的起始、进展、侵略性和致命性、它对给定治疗的反应及其自然发展进程的唯一途径。我们一旦通过这些高通量技术发现白血病细胞的重要生物标记，就有可能识别并靶向针对第一个白血病细胞。

正是因为有了这个组织库，我才能够详细界定 MDS 和随后发展出的白血病的细胞周期动力学。在疾病早期给患者注射胸腺嘧啶类似物，溴和碘脱氧尿苷，对患者体内的分裂细胞进行标记，我们发现，与之前的假设相反，MDS 患者的骨髓细胞增殖过多。我还分析了数百名 MDS 患者的珍贵样本，发现尽管骨髓增生，但血细胞计数降低，这是因为克隆细胞过早死亡，它们通过一种所谓"细胞凋亡"的特殊方式自杀。最后，我们发现，这种细胞死亡至少一部分是由促炎蛋白、肿瘤坏死因子（tumor necrosis factor，TNF）和转化生长因子 - β（transforming growth factor - β，TGF- β）所导致并加速的。自然而然，阻断肿瘤坏死因子和转化生长因子可以减少细胞死亡，增加进入血液的成熟细胞，增加血细胞计数。第一个具有抗肿瘤坏死因子作用的此类药物是沙利度胺，我用它治疗 MDS 患者，20% 的患者得到了完全缓解。随后开发的来那度胺，让 N. 女士、姬蒂·C. 和哈维都从中受益。最近，红细胞成熟剂罗特西普（Luspatercept）在 MDS 治疗中显示有效，它通过抑制转化生长因子系列蛋白产生作用。

所有这些进展都源于患者同意捐献他们的血液和骨髓细胞到组织库。30 年来，我遇到的病人中只有不出 10 人拒绝，其余 99.99% 都立刻同意捐献。当然，额外抽取骨髓会造成疼痛。我们会完全麻醉手术部位，通过电钻或蛮力将大型针头刺入骨髓并不会令患者的感觉过于痛苦，但当我们开始使用注射器抽吸，骨髓就会开始在骨头里移动，每毫米唤醒数千根神经，带来极不舒服的感受。确切地说，那并不是疼痛，但同样难以忍受。我为患者做过成千上万次骨髓抽吸，直到现在，每星期还要做几十个。但每当患者同意捐献骨髓，我都非常感激。"拉扎医生，就算这样帮不了我，也能帮到别人。我相信你。做你该做的。"有些病人捐献了几十次骨髓样本，他们清楚自己在做什么，他们这样做是为了帮助我们为未来的病人找到更好的治疗方案。在这样无与伦比的恩典前，我们怎能不低头感恩？又怎能不更加努力？组织库承载着无价的资源，掌握着解决根本问题的关键，这些问题不仅仅关于 MDS 和 AML，还关乎于所有癌症。

过去几十年里，在研究组织库样本的一个个案例中，我们发现了激动人心的生物学信息，并在最高级别的同行评审科学期刊上发表了我们的研究结果。但这些大多都是与国内科学家合作的小规模研究项目，格局仍十分有限。它们研究的问题虽然重要，但只解答了疾病某一方面的具体问题。研究样本数量也有限，最多只有几百个。一旦实现人类基因组测序，技术发展到规模经济的程度，能在病人疾病发展中循序获得成千上万的样本，我热切期盼能对这些样本进行细致而系统的研究。可我的资金申请经常被驳回，他们指责我没有使用一个可以操纵的系统，比如动物模型。

虽然体外实验和动物模型有助于基础研究，包括理解基因的功能和相互作用，定义信号通路，观察在界定良好、简化可控的系统中敲除基因的影响，但我只对治疗驱动的研究感兴趣。怎么能为我的病人开发更好的治疗方案？小鼠模型对于抗癌药物的开发几乎毫无价值，但资助机构和当下的科学文化对这个系统投入如此之多，完全不能接受动物模型的失败和愚蠢。数以百计的科学研究已经表明，动物模型产生的效果与人体真实反应之间几乎毫无关联。通过这种不恰当、不相关的临床前平台，送至临床阶段的药物失败率超过 90%，这样的证据难道还不够吗？然而，没有使用动物模型的研究，一般都无法获得拨款。是什么导致这样故意地视而不见？唯一合理的解释就是，他们的生存依赖于保持盲目。肿瘤医生也每天都在上演同样的荒诞，花费数小时来维持电解质平衡，病人的整个身体却在癌症中死去。

　　我甚至无法获得维持组织库的基本经费，全靠慈善事业和慷慨的病人的支持才得以继续。如果不是在我们的捐助者、朋友、患者和他们家人的全力支持下募集资金，我只能把样本都倒进水池，宣布一切结束。我曾见过这种情况，一位著名的心脏病专家将她的实验室项目转移到一家新医院，她的老雇主不让她移动她的样本存储库，出于怨恨，该机构轻松销毁了她的所有样本。

※　※　※

　　受困于有限的资源，我不得不发挥创造力。我和我的病人为什么要受制于少数人制定的规则，哪怕他们对真正的人类癌症一无所知？感谢上帝，这是人类历史上最富裕的时期，我们生活在这一时期世界上的富裕国家。当然还有其他资源可以利用，还有其他方式为组织库项目提供资金。我决定公开宣传。从病例研讨会、肿瘤董事会、晚宴讲座到全国性会议，我抓住每一个机会发表自己的观点，我写意见书，接受采访，骚扰私人基金会和行业巨头，让他们做正确的事情。大家都礼貌地听着，点头同意，然后回家继续做自己的事情。一切照旧，毫无改变。

　　2014 年圣诞节假期的一个早晨，我醒来后，特别苦恼。那时 N. 女士已经去世了，我还在为姬蒂·C. 寻找新的治疗方案。因为假期的原因，圣诞节后一周我的门诊病人数量是平时的两倍。这个季节的欢乐给病人带来了不切实际的希望。他们渴望更好的解决方案，我也想为他们提供更好的解决方案。我感到压力巨大，为自己的无能为力而深感沮丧。我很有信心，只要能够对储存在组织库中的样本进行彻底、系统的研究，就能找到许多答案。

　　我漫不经心地翻开一本杂志，读到一名运动员签下创纪录的合同，7

年 1.26 亿美元。

我，无话可说。

我们生活在一个怎样的社会里？一名运动员因球类运动得到数亿美元的报酬，而我不得不乞讨、借贷、卑躬屈膝地恳求，只为了一笔微不足道的资金，用于寻找更好的癌症治疗方法？癌症早已不再是他人的疾病，我们大多数人离癌症仅一步之遥。社会中这荒谬的落差，这无情的冷漠究竟原因何在？骨髓和血液样本是 30 多年来从成千上万名患者身上获得的，是患者们经历钻骨穿刺等难以忍受的痛苦程序捐献而来的，可由于缺乏资金，它们一直处于冰冻状态，在液氮中慢慢凋零。美国国家癌症研究所用于癌症研究的全部预算为 50 亿美元，不到美国联邦支出的 0.1%。我的研究所需还不到一名运动员报酬的零头，却难以获取。这不合理，无论过去、现在，这都不合理。

极端的疾病需要极端的治疗，非常时期需要非常措施。我裹着一层层有弹性的排汗防水织物，戴着手套、帽子、护目镜，穿着保暖袜和轻便运动鞋，在零下 5 摄氏度的天气里沿着哈得孙河长跑，试着理清头绪。很明显，我尝试的策略没有奏效。我每年都可以获得足够的资金来继续资助组织库和我的实验室科学家及研究员团队，发表足够重要的临床和基础生物学研究结果，并在这个领域保持声誉。但现在我需要更重大的投资来支持我的研究计划。谁能帮我？这种支持超过了 NCI 等机构一般科研资助的范畴。唯一的选择是想办法吸引有能力承担重要项目的个人投资者。我需要一个老派的赞助人。

一开始，我把自己想象成一位极具社会责任感的人，富有爱心和同情心，并且非常富有，希望做些事情来帮助人类。如果我想支持一个真正的事业——最好是没有无数中介机构、免税组织和专业融资机构介入的事业，我得进行大量的调查，这并不容易。也许有人正在等待听到推进癌症治疗这样值得支持的事业呢？痛苦的患者们迫切渴望好转，他们无处不在的面庞鼓舞着我，我决定直接去找这片土地上最富有的人。我真心相信，只要他们能看见这是多好的机会，能以一种有意义的方式帮助癌症研究，他们就会争相来解救我。只有一个问题：怎么能找到他们？

我脑子里灵光一闪。在那个寒冷的早晨，我慢跑到一半，向右急转弯进入西 86 街，向百老汇街角的巴诺书店跑去。我买了一份最新的福布斯杂志，上面有前 100 位富豪排行榜，我花了一整天时间查询他们的邮寄地址，其中大多数只能通过各自公司的慈善部门联系他们。尽管如此，我还是直接称呼这些亿万富翁的名字，给他们每人写了一封简短的私人信件。我讲述了独一无二的组织库的奇迹，解释了可用于研究这些样本的基因组学技术，表达了对找到早期检测和治疗新靶点的高度希望，通过这样的研究确定靶点，能让我们在疾病发生之初就控制住癌症。我认为，确定 MDS 发展为 AML 的分子遗传事件，可能有助于我们理解一套普遍的原则算法，适用于所有细胞获得永生的过程：基因激活、通路开启、蛋白质关闭、免疫检查沉默，一个癌前细胞转化为自主恶性癌细胞的过程。MDS-AML 组织库样本的研究可以帮助我们理解前列腺癌、乳腺癌、肺癌和胃肠道肿瘤。我告诉他们，其中的意义无限深远，振奋人心。我请求他们支持这项研究。12 月 31 日，我抱着一个大纸盒，里面装满了我手写的信件，我把它们塞进街角的邮箱。

接下来的几星期，我屏息以待。我收到了 10 条回复。显然，所有回信都是由工作人员定期邮寄给像我这样的申请人。我确定没有一个亿万富翁读过我的信。因为若是他们读了，怎么还会不积极予以回应呢？3 个月过去了。我又忙着写无尽的拨款申请，完全忘记了那个亿万富翁计划。3

月的一个下午，我正在办公室工作，电话铃响了。"你好，拉扎医生，我是陈颂雄[1]。你不久前给我写过信。抱歉，我刚刚才打开我的蜗牛邮件。当然，我给你打电话是因为我对你30年来储存组织样本的工作印象深刻，祝贺你，我想我们应该见一面。"

※　※　※

他跟我想象中不太一样。他声音特别温柔，认识多年后，我也想象不出他大声说话的样子。当他想强调一个观点时，他会更加放低声音。他跟妻子米歇尔的关系非常甜蜜。他们的交流舒服随意，平易近人，令人如沐春风。第一次见面，哥伦比亚大学 MDS 研究项目的杰出负责人阿卜杜拉·阿里（Abdullah Ali）博士和我提前半小时来到他们的豪宅。值班的警卫拒绝打开沉重的铁门，从一条狭缝里粗暴地命令我们在外面等着。我们穿过马路，站在树荫下躲避炽热的加州阳光，一辆 SUV（sport utility vehicle，运动型多功能汽车）开了过来。大门打开，车开了进去，年轻的司机看到我们，上下打量了一番。几分钟后，司机从侧门出来，自我介绍说他叫菲尔·杨（Phil Yang），是陈先生的助手，还为警卫的不礼貌向我们道歉。他带我们来到漂亮的会议室，会议室配备了最先进的视听设备，中庭开阔，四周是精心修剪的植物和树篱。菲尔暖心的迎接让我们放松下来，很快，陈先生科学公司的主管沙赫鲁兹·拉比扎德（Shahrooz Rabizadeh）进入会议室，手里提着笔记本电脑。在菲尔和沙赫鲁兹的协助下，我们装好了幻灯片，等待陈先生的到来。

---

[1]　陈颂雄，旅美华裔医生。在美国成功研出抗癌新药物，并先后创办了三家生物制药公司。在 2013 年福布斯全球亿万富豪榜中，他以 80 亿美元的财富位列第 145 名。——编注

陈先生准时出现。他刚做完晨练，洗了个澡，刮了胡子，准备迎接充实的一天。他面带微笑地跟我们打招呼，对我们满是好奇。寒暄片刻，我们开始进入正题。我进行了正式的陈述。这是一次奇妙的经历。毋庸置疑，陈先生智慧过人，他以惊人的速度理解了我所讲的内容。作为外科医生，他可能从医学院毕业后就再没遇到过 MDS 这个缩略词，但他立刻理解了解释这种异质性疾病发展史的复杂性。他询问了许多相关问题，总结了我所讲的要点，跟拉比扎德讨论复杂的技术细节，并向我提出了一些与患者相关的临床问题。

第二天，在他的家庭办公大楼举行了一个重要的组学会议，来自全国各地的癌症中心主任和著名科学家受邀参加。陈先生让我陈述我的想法，帮我选择幻灯片，框定关键问题，最后提出了一系列合作研究的建议。他的见识广博和知识深度给我留下了深刻的印象。米歇尔带着助手们走进来，她穿着连衣裙，轻盈漂亮。她指示助手们摆放好椅子和午餐桌，设定当天的日程，为整个团队计划晚上的出游。她走过来温和地询问我们是否准备好了享用午餐。陈先生带我到美丽的花园散步，指给我看他最喜欢的树木和植物，最后来到一个凉亭，四周风景如画，令人叹为观止。我们吃了些沙拉，聊了很久。然后又走了一圈，一边在这个喧嚣热闹的城市里享受着田园风光，一边继续我们的科学讨论。5 小时之后，我们已清楚彼此的任务。我跟陈先生和米歇尔的友谊开始于 4 年前那个阳光灿烂的早晨，随着时间的推移不断加深。

对病人共同的关心将我们三个人紧密相连。在会面中，我感受到这对夫妇对于人类苦难，以及对于人类想努力减轻苦难的不屈、坚持和无畏有着深刻的共鸣。他们的一举一动都体现出对他人的尊重，特别是他们会认真倾听他人说话。科学家可能会投入事实数据的研究，而忘了它们对人类的价值。陈先生和米歇尔没有掉进这令人窒息的陷阱。

他们出生在南非，对偏见和歧视并不陌生，但偏见和歧视从未打败他们。他们从伊丽莎白港和约翰内斯堡出发，陈先生从加拿大住院医师，到加州大学洛杉矶分校（UCLA）教授，他在美国西海岸完成了世界上第一例人对人的封装胰岛细胞移植，以及第一例完整的胰腺移植，然后成为美国宇航局（NASA）研究员，白蛋白结合型紫杉醇（Abraxane，一种治疗乳腺癌、肺癌和胰腺癌的化疗药物）的开发商及公司首席执行官。他俨然已成为传奇，但他的真实故事比传说更有价值。

在加州大学洛杉矶分校接受胰腺移植的前两名病人手术很成功，可惜他们都对移植器官有排异反应。胰腺移植排斥反应最为可怕，因为胰腺和膀胱已经连在一起，当器官发生排斥反应时，血液会从输尿管导管中流出。我跟自己说："我真的相信这样做是正确的吗？"因此，我告诉院长我要关闭自己领导的项目。我认定自己需要继续了解再生医学。我开始对免疫系统感兴趣，想尝试诱导免疫耐受，那时我发现，癌细胞已经找到了诱导免疫耐受的方法，它们会告诉你的身体："别吃我，我就是你。"所以讽刺的是，我职业生涯的第一章是诱导对移植的耐受，第二章是打破耐受，告诉身体去杀死癌细胞。

作为医生，我们被训练成还原主义者。我们严格遵守程序，但生活并非如此。癌症不是线性的，而是完全非线性的。它存在于混沌之中，并没有单一的控制靶点。你需要跨越时间和空间，以非线性的方式攻击它、监控它，真正地与它共舞。如果你在一天之内对一名乳腺癌患者进行两次活检，一次在乳房，一次在淋巴结，你会得到不同序列的癌细胞。这种异质性打破了所有还原简化主义的假设，你攻击的目标是什么？为什么选择它？在我看来，我们唯一的机会，是同时进行我所说的微观杀戮和宏观杀戮。微观杀戮是指追逐这些小目标，甚至可能使用一点化疗。宏观杀戮包括手术、放疗或免疫治疗。

对于"DNA 是治疗癌症的关键"这一普遍观点，陈先生特别反感。他一直在推进对癌症及其微环境进行更全面的研究，包括详细的 DNA、RNA 和蛋白质测量。他不断指出，传统的高剂量化疗方案会对免疫系统造成巨大损害，而免疫系统正是我们对抗癌症最需要的系统。他已经启动了多个振奋人心的临床方案，在癌症晚期病例中使用细胞疗法和疫苗与常规的化疗和靶向治疗相结合。

2015 年左右，副总统拜登打电话告诉我他儿子得了脑癌，我参与了部分诊断工作。他的儿子于 2015 年 5 月去世。10 月，我写了两页白皮书，讨论如何利用基因组测序和大数据推进癌症免疫治疗。作为内科医生、外科医生、癌症肿瘤学家、免疫学家、美国宇航局前科学家、公司前 CEO（首席执行官），我的全部工作都是为了策划这一切。我们正在实施一项雄心勃勃的计划。我不是说我们能在 2020 年治愈癌症，但也许我们能激活人体的 T 细胞来对抗它。

陈颂雄先生和米歇尔以一种意想不到的方式为我提供帮助，让我非常感动。他们向哥伦比亚大学捐赠了陈颂雄讲席教授职位，我被授予这个职位，为我从事临床和基础研究提供了长时间的保障。在一次采访中，陈先生和我分享了他的坚定信念，即癌细胞会对我们强加给病人的治疗产生反应，在体内不断进化，不断改变环境。因此，他认为基础研究不能局限于一个静止的时间点，而需要在临床治疗的动态中进行。于是他致力于通过激活患者自身的免疫系统开发癌症疫苗，并希望支持针对肿瘤周围细胞实时特性的基础研究。陈先生和我一直保持联系，我们经常讨论有关癌症治疗的问题。

但要为组织库寻找赞助人，我仍在原地踏步。

陈先生和米歇尔的目标从不止于追寻自我满足的激情。他们的目标是将激情与同理心相结合，为全人类服务。如此高瞻远瞩需要深远的洞察力，远非寻常视野可及。他们胸怀鸿鹄之志，制订宏伟计划，朝着自己的目标不懈努力。这将是一段终生旅程，用查尔斯·埃文斯·休斯（Charles Evans Hughes）的话来说：“医学是每一天的考验，就像生活本身一样。成功是不断坚持前行，却永远达不到终点。每一天都要冒险失去已经拥有的一切，拥有越多，失去的风险越大。永远不要看路的尽头，永远都在新的起点。”

※　※　※

我记得在 JC 患病早期，有一天，她一反常态地陷入忧郁和沉思。她叹息着，承认自己后悔在身体好的时候没有更重视家庭，她特别提到她和婆婆因一些琐碎小事无聊地争吵，导致好几天的不愉快。在 34 岁时面对一场致命的疾病，JC 希望能有第二次机会，向所有人展示更好的自己。疾病的禁锢让她的精神得到了释放，使她更加宽宏大量。后来，处于缓解期一年后，有一天她来到我的诊室，调皮地坦白，她最近一次跟婆婆吵架时，突然停了下来，因为她突然意识到自己有多“正常”。她又恢复到了疾病前的牢骚满腹、自以为是、喜怒无常和空虚无聊。“这都是我的优点！"她抱怨道，"我试图从这疾病中挤出一颗珍珠，结果，我就是那只想学贝壳的老螃蟹！警告！拉扎医生，你要是发现我性格变好了，就得怀疑我是不是旧病复发了。"

也许是因为那时的我青春年少，或是 JC 的个性迷人；也许是因为她年轻耀眼的美貌，她刚成为母亲的脆弱，她淘气的幽默感，她的沉着镇静，因为她愿意和一个不可靠的新手初级医生交朋友，帮她了解癌症、了解生活。亚里士多德将悲剧定义为发现的时刻。发现必然带来痛苦。当俄狄浦斯发现自己弑父娶母，他不得不刺瞎自己的双眼，四处流浪漂泊。直到我试图重新振作起来之前，我都没有发觉，跟 JC 在一起的时光令我支离破碎。经历了许多错误的开始、无助的倒退，一步步痛苦地修复灵魂，这破坏和重建的过程便是我失明和重获光明的历程。我不再是新晋的肿瘤战士，不再被癌症无限的不可预测性、残暴的代价和可怕的残忍所震慑，相反，我学会了不再把个体病人和痛苦混为一谈。如奥斯卡·王尔德所言："世界的奥秘不在无形之物，而在有形之中。"JC 帮助我完成了飞跃，从徘徊于癌症无情的虚无主义深渊，到思考出更多人道主义的生死问题。JC 不讲课，不写书，她只是冷静地接受这难以言喻的悲剧，用无数个小动作缓慢而坚定地拉开帷幕，让我见证这悲壮的优雅。她给了我的双眼它们所需要的洞察力。JC 让无形化为有形，她打开了一个神秘的新世界，让我漫步其中，与每一个新病人好好相处，理解他们带来的独一无二的神秘挑战。

她去世后，我能给她的最好的敬意，就是用我的生命去研究并治愈夺去她生命的疾病。如果我能再活 72 条命，我会将自己献给她 72 次。

如果爱意不能对等，让我做那个爱得更深的人。

——威斯坦·休·奥登《爱得更深的人》（*The More Loving One*）

第六章

安德鲁——诚实是一种选择吗？

2009 年的一天晚上，我女儿谢赫扎德放学后带了个朋友回来，当时他们才 15 岁，"来见见我的新男闺蜜，妈妈。一会儿见，我们进去玩电子游戏啦。对了，我们快饿死了。"我都没来得及抬起头，他们便"飞"进她的房间，但安德鲁又折回来跟我打招呼。"您好，阿兹拉，"他说，"谢谢你们邀请我。我很高兴能尝到大家都赞不绝口的巴基斯坦食物。"他很有礼貌，一直如此。让比谢赫和安德鲁大两岁的姐姐——凯特来跟你们讲讲他的故事吧。

凯特

2016 年 4 月，安德鲁的右臂开始乏力，突然做不了俯卧撑了。爸爸推荐了一位脊椎指压治疗师，他告诉安德鲁，那是神经压迫造成的。他建议安德鲁做各种训练，但都没有用。4 月底，我们去北部参加一个朋友的生日派对。安德鲁自己吃了些止痛药，比如扑热息痛（Percocet，盐酸羟考酮和对乙酰氨基酚片剂），但也没什么效果。最

后我们去了当地急诊室，他做了全面检查，医生也告诉他病因是神经
受压，并给他开了更强的止痛药。第二天早上，我们回到布鲁克林的
家中，他头晕目眩，下不了床。妈妈和奶奶在欧洲度假还没回来。我
打电话给我叔叔，他是儿科医生。他让我们带他去急诊室。爸爸开车
送他过去，他在急诊室待了一整天。

　　那天是星期天，磁共振成像仪器出了故障，到晚上 8∶00，医院
告诉我技术员已经走了，要等到明天早上，所以他们为他办理了住院
手续。他出现尿潴留，插上了导尿管。第二天早上，我赶去医院，一
下车就给他打电话。我还记得那一刻，我在 34 街，医生们在他的病
房里，安德鲁打开免提让我听，医生说他的脊髓里有一个很大的肿
瘤，他们不是专家，他将被送到专家那里，由专家决定该怎么做。那
天是星期一，他们把他转到神经外科，肿瘤委员会开会决定把肿瘤取
出来。我们给妈妈打电话，她在波罗的海的游轮上，正要登上返程的
飞机。只有安德鲁和我两个人。妈妈在回家的航班上崩溃了，歇斯底
里，奶奶一直在努力让她平静下来。飞机着陆后，她们从机场直接赶
到医院。星期三，他做了个长达 7 小时的手术。肿瘤直径 9 厘米。我
们十分敬重他的外科医生，他表达清晰，举止亲切友好，看上去诚实
可信。接近午夜，医生从手术室出来，说手术很成功，他取出了大部
分的肿瘤。

　　没有人提及病理学。

谢赫

　　丽贝卡和安德鲁从初中开始就是好朋友。2009 年，我把我最好
的朋友查尔斯介绍给安德鲁，丽贝卡于 2012 年加入我们的朋友圈。

2014—2015 年，安德鲁在巴黎待了一年。他的公寓视野很不错，还有私人浴室。他交了一群很棒的朋友。我和丽贝卡去拜访他，他带我们去地下酒吧和时髦的餐馆，把我俩介绍给他的朋友们。我们玩得很开心，跳舞，逛夜店，也有些晚上只是待在家里聊天。

有一件小事在我脑中挥之不去。在巴黎的最后一晚，我们玩到凌晨 3 : 00 才回家，5 : 00 就要出发去赶飞机。安德鲁问丽贝卡："睡觉前能帮我做这道菜吗？"丽贝卡拒绝了。安德鲁很生气，和丽贝卡大吵了一架。但吵完后，安德鲁还是那个可爱的男孩。他对丽贝卡宠爱有加。他也许固执倔强，但会极力保护他的朋友们。

凯特

手术两天后，他们说那是神经胶质瘤，但他们还不完全确定。后来他们说它是 4 级胶质母细胞瘤。奶奶和我查了些资料，发现胶质母细胞瘤非常致命。爸爸和妈妈连看都不敢看相关资料。在纽约综合医院，安德鲁经历了极度的痛苦。他瘫痪了。他的肠道和膀胱失控，必须手动辅助排泄，他说那是能想到的最可怕的疼痛。他们送他去康复中心，他得重新学习走路。

这一阶段医生还非常乐观，说他的手术很成功。C. 医生想要分开做放疗和化疗，因为同时进行放疗和化疗可能会引发太多炎症，从而导致其他问题。

谢赫

我们 6 人有个聊天群，安德鲁在群里给我们发信息。开始时他说:"朋友们,我有一根神经受到压迫。"后来,他说:"噢,是神经肌肉问题。"最后,他说道:"是癌症。"但就连告诉我们确诊癌症时,他也说得好像一切都在掌控之中。他一直都很乐观。手术前我去重症监护室看他,他已经瘫痪了,不能动弹,但仍然十分乐观,他甚至更关心我和查尔斯的情况。他沉着冷静,实事求是。"他们必须给我做手术,然后是放疗和化疗,但手术后我得先学会怎么再次行走。"

凯特

我们找到另一家医院,他们建议同时进行化疗和放疗,以后再处理并发症。安德鲁一开始感觉好多了,那里的医生更加乐观,充满希望。他们开始放疗,他做了康复训练。放疗的目标是局部脊柱,并重复扫描同一区域,以寻找任何复发的可能。后来我奶奶认为是他们疏忽了,没有照例检查他的大脑和脊椎,这一疏忽最终夺走了他的生命。总之,那时他终于完成了放疗。

他很高兴自己重新站了起来。那年冬天我们甚至可以去滑雪。经过这种侵入性的脊柱手术后,能不能再次行走都很难说。但第二个冬天我们又想去滑雪的时候,他不行了。他开始变得虚弱,头疼得厉害,医生说可能是鼻窦炎,真是太荒谬了。他们给他开了抗生素。他的病情急速恶化,被送进急诊室,他面色发青,浑身发抖。他在急诊室待了一整天,医生给他做 CT 扫描检查是否有体内出血,发现积液阻塞了心室。接着,他们给他做全身 MRI,发现脊椎和脑部都长满了肿瘤。我和妈妈在急诊室得到这个消息时,我们不敢告诉安德鲁,最后是医生告诉他的。安德鲁是如此坚忍,他只说了句"太糟了",然后问:"那你们打算怎么解决呢?"他们又做了一次手术,给他植入了分流管，给他注射了大剂量的类固醇。

C. 医生在手术后来到重症监护室。她沮丧又难过，不停地道歉。我不清楚她道歉是因为本该做全身扫描却没做，还是因为她现在已经无能为力。她很诚实地告诉我们，即使有其他选择，安德鲁的应答概率也是小之又小。

安德鲁和我妈妈讨厌她如此诚实。他们决定让他转到第二家医院，被分配给第二次会诊的医生。T. 医生跟安德鲁和妈妈很合得来，他非常乐观，说他们还可以提供很多实验性试验。安德鲁和 T. 医生的相处也很随意，他们每次会面都会开玩笑，两人开怀大笑，很是开心。

谢赫

2009 年深冬，我第一次见到安德鲁。安德鲁在家中开派对，起名叫"斯鲁特斯凯盛会"（the Slootsky Fest）。他妈妈想尽力保护他，坚持让他不要出门，把所有的朋友都请到家里来。她在楼上，孩子们在地下室狂欢。灯光昏暗，安德鲁在放水晶城堡乐队（Crystal Castles，一支来自加拿大多伦多的电子乐队）的曲子，我走进去，直接拿起 iPod，换成无意的自我放纵乐队（Mindless Self Indulgence，简称"MSI"，一支很独特的朋克乐队）的歌。黑暗中有人大声喊道："你干什么？"正是安德鲁。剩下的故事已成为历史。我们不打不相识，成了好朋友。从此我成了"斯鲁特斯凯盛会"的常客，他也常到我家来玩。

凯特

安德鲁很想出国留学。他在布鲁克林长大，又留在纽约上大学，他渴望出去走走。只要是安德鲁想要的，他几乎都能做到。他一直在学法语，显然是想去巴黎。几年前我们全家曾一起去那里旅行，他觉得那是个好地方，可以去留学一个学期。2014 年 8 月，他出发去巴黎。我不太担心他在那边的生活，因为安德鲁适应力很强，也善于结交朋友。当然，我妈妈为了让自己安心，还是会不停地给他打电话。妈妈想念他，我也是，但我会更习惯一些。现在，在我最伤心的时候，我会骗自己说他只是去巴黎了。这会让我好过一点。

在巴黎期间，安德鲁学习了法语和电影专业。一段时间后，他的法语流利多了。每次我试着说一点法语时，他总是取笑我的发音。他因为癌症住院时，有许多护工来自法语国家，看到他能轻松地用法语跟他们交流，真是一件乐事。他们的对话给病房带来了许多快乐。精神上，安德鲁一直坚持到最后一刻。有一位护工来自塞内加尔，每次安德鲁住院，就算没有分配给他做护理，他也会来找安德鲁聊聊天，看看他怎么样了。最后一天，那位护工来看安德鲁，想跟他用法语聊聊天，但很困难，不是因为安德鲁无话可说，而是吗啡让他的舌头沉重，难以开口说话。我记得那位护工非常激动地离开了病房，我当时无法理解，甚至有些生气，而现在我明白他为什么会那样了，安德鲁的病情对他影响很大，尽管他每天都在护理癌症晚期患者，但安德鲁不一样，他们有感情。他来参加了安德鲁的葬礼。这很有意义。

谢赫

我记得有一天，我们在柏林，讨论决定要做些什么。我想去水族馆，查尔斯和丽贝卡拒绝了，他们俩想去购物。但安德鲁带我去了，我们走进一间昆虫房，蚂蚁落在我们的头上，我们尖叫着跑来跑去。

那是我那趟旅途中最美好的一天。每次行程安排出现分歧，安德鲁总是跟我一组，丽贝卡和查尔斯一组。我们开玩笑地说人们会以为他是我男朋友，这还挺不错的，可以避免男生们上来搭讪，安德鲁还会帮我提购物袋。此外，他还是我的专属时尚顾问，他不在我身边时，我买东西前都会发照片给他看。

凯特

安德鲁平时都忙着上课、参加派对、跟新朋友们一起探索巴黎。巴黎时装周期间，他获得玛丽酒店实习的机会，因为他会说三门语言，能跟许多俄罗斯客户交流，把俄语翻译成法语。他和一个朋友合作拍摄了一部纪录片，这部片子通过他们一个看秀的朋友——小余的视角记录时装周。购物是人们最喜欢的消遣方式。他总是在寻找一些特别的东西，还在巴黎精品店给自己买了一些古玩。

谢赫

我最初认识安德鲁时，他对时尚不感兴趣，那时他穿得像个普通的高中男孩。大学期间，他逐渐有了真正的时尚感。我们本打算一起开一家公关公司。我们以前会举办大型的仓库派对，孩子们在派对上喝酒、跳舞。在大学里，我们俩都喜欢盛装打扮，一起参加派对。他很有艺术天赋，对事物有非凡的洞察力。我买包包、鞋子和任何特色单品之前，都会征求他的意见。他会精心安排好要穿的衣服。凯特是摄影师，他为她做服装造型。他喜欢普拉达、德赖斯·范诺顿（Dries Van Noten）、高田贤三这些品牌，鞋子和衣服都是这些品牌的，但有时也会找些高端的小众品牌。他会研究轮廓和光影效果。直到现在，当我穿好衣服准备出门时，我都会想想安德鲁会怎么说——"谢赫，立刻把它脱掉！"或者，也许他会同意？他非常喜欢音乐。最后一次进医院之前，他要求独自住在奶奶的公寓里，公寓位于 39 街和公园路交叉口，他在那里玩 DJ（Disc Jockey，流行音乐播放者）们常用的音乐程序 Ableton，还自己写了一首歌。说唱、嘻哈、舞曲，他都很喜欢。我们常为派对上谁负责播放音乐吵个不停。安德鲁会跟我们吵架，但也会用生命保护他的朋友。

凯特

安德鲁 21 岁生日时，我跟妈妈去巴黎看他。12 月，我们飞到巴黎，在爱彼迎（Airbnb[1]）租了间公寓，位于历史博物馆附近，安德鲁也过来跟我们一起住。他带我们骑自行车游览这座他已经非常熟悉的城市。然后我们租了一辆车，开到法国，到阿尔卑斯山去滑雪。在阿尔卑斯山滑雪简直太棒了，白雪覆盖下，山径开阔，雪峰连绵，无边无际。安德鲁和我喜欢单板，我们滑得很快，紧跟着对方，都想第一个滑下山。他会整理音乐清单，在我们滑雪的时候听。妈妈总担心我们飞得太快，但我们玩得超级开心。

谢赫

2016 年 10 月，安德鲁的病情好多了。他可以出门了，有时还可以参加派对。妈妈，你问我有没有朋友能帮你录下你在"文化发展晚

---

[1]　Airbnb 是一个美国短租平台。——译注

会"上的主题演讲，你当晚还获了奖。是安德鲁自告奋勇，很兴奋地去租了设备，还排练了如何使用远程麦克风。萨姆、安德鲁、查尔斯和我在晚会前去奇普里亚尼的大宴会厅侦察地形，安德鲁准备好他的设备，给你装好了麦克风。那个晚上大家都很开心，我们一起喝酒、谈笑、跳舞，尽情享受。他全神贯注地为你拍摄。他永远不会原谅自己的错误：给你装麦克风时忘了打开收音开关。

凯特

安德鲁好多了，又可以独立生活了。他一个人去了洛杉矶，在柏林待了三星期。他接受了化疗，接着进行了很多临床试验。在柏林，他每周都去医院查血，血样要送到 T. 医生那里。在柏林的医院一待就是一整天，安德鲁很是烦闷。在柏林旅行的最后几天，他的身体又开始变得虚弱。他的肠道忽然失控，让他非常尴尬，好在他身边的人都很友好，对此他也能一笑而过。他总有办法让大家都感到舒服。他在柏林时，有一天我们视频聊天，我注意到他轮廓分明的脸有些浮肿。我们后来才知道那是类固醇的副作用，他发现这种现象还有一个术语名称——满月脸。他对此很是郁闷，但总是告诉大家只要停用类固醇，他的脸就会恢复正常。后来，他的视力开始下降。换个角度想，这还挺好的，至少他不曾真正看清自己的外貌发生了多么剧烈的变化。

谢赫

他妈妈对他有着很强的保护欲和占有欲，安德鲁对此甚是沮丧，但他知道自己不能独自生活了。好友们常来探望他，陪他去医院，陪他在候诊室坐着。他在化疗后不停地呕吐，放疗后喉咙又出现了最严重的溃疡，朋友们都尽力帮助他。看着他那么痛苦真的太难受了，他无法吞咽，无法进食。在最可怕的时期，安德鲁也从未抱怨过。他总是转移话题，不聊他自己，反倒关心我们的生活。他总是那么开朗，从不抱怨。这怎么可能呢，妈妈？他病得那么严重，我们都看在眼里。

凯特

4月底到5月初，我和妈妈陪在他身边，他忽然开始胡言乱语。这之前他刚刚接受了常规放疗。他们送他去做紧急磁共振成像检查，结果显示他颅内出血。大家都觉得他撑不过那一夜。他们让他签署委托书，决定是否放弃抢救。那个晚上，我父母终于意识到他真的会死。但他醒过来了，又活了两个月。他醒来时以为自己在加拿大。那只是短暂的迷失，他很快又恢复了神志。

参与安德鲁治疗的年轻放射科医生对于病情的严重性非常诚实，但至少他的态度很乐观。他让安德鲁选择是继续接受放疗还是拒绝放疗，他称自己就像消防员，只能扑灭眼前的火焰，但解决不了最根本的问题。他坦率地告诉安德鲁，放疗只能缓解一些症状，但对他的生存没有太大帮助。在那次讨论中，安德鲁实事求是地说："唉，我不想死，所以我们得做放疗。"于是他们继续给他做放疗，直到他无法坚持，被送去做康复治疗，让他的身体"强壮"一些。不到一个月的时间，他的四肢就瘫痪了。保险公司同意对他进行康复治疗，因为他必须学会如何在这种状态下活下去，我妈妈也必须学会如何照顾他。但接收他的康复机构也很紧张，他们也没能力处理他这种情况。

谢赫

妈妈，我那天晚上给你打电话。安德鲁在放射科开始胡言乱语，他们做了紧急磁共振成像检查，发现颅内出血。安德鲁的妈妈——阿莱娜让我打电话向你求助。每个人都以为安德鲁要死了，我们都陪着他，轮流去候诊室哭泣，然后又惊慌失措地跑回他身边。凌晨1：00，我给你打电话，哭得歇斯底里，求你帮帮他。我无法承受这一切，我完全崩溃了，还冲你大吼，"这怎么可能？他妈妈得了乳腺癌后都活下来了，安德鲁才23岁啊，怎么可能就要死了？这是为什么啊？"

对不起，妈妈，我当时太难过了。那是极度的痛苦，他的脸，他瘫痪的样子，他什么想做的事情都做不了，连游戏都玩不了，他已经失明了。我从小就一直听到你跟爸爸帮助癌症患者。可你帮不了安德鲁。

凯特

8月末的最后一周，是安德鲁生命的最后一周，尽管当时我们还不知道。他看不见东西，人完全不能动，不能排尿，不能大便。第二天早晨，他因窒息停止了呼吸。妈妈反应很快，立刻呼叫急救，他被插上管子，戴上呼吸器。他被转移到重症监护室。他们不能确定他的肺是否能自主工作。他们取下管子24小时，我家人都很紧张，担心他们取管时间太长了，但他们坚持移除管子。我奶奶也是医生，她也支持移除管子。安德鲁很绝望，他的意识一直是清醒的。最后的打击是他们告诉安德鲁他不能再吃东西了，因为他已经无法吞咽。他们让他做一个吞咽测试，安德鲁做得很认真，他很紧张，想通过测试，但结果已注定，他失败了。他很失望，他以为这就像大学考试，只要足够努力，就能做得更好，就有机会通过。他请求再给他一次机会，医院工作人员很清楚结果不会有任何改变，但还是答应让他在第二天再做一次测试。他又失败了。就在那时，医生们让我父母和我坐下来，建议我们考虑临终关怀。我父母非常震惊，深受打击。

测试失败后，奶奶和叔叔坚持，如果他不能吞咽，我们得要求他们给他插入进食管。有一位每天都来看他的工作人员非常诚实，强烈劝阻我们不要插管。他说他的另一位病人，插入进食管后不断感染，十分痛苦。医疗小组终于谈到生命质量问题，在那之前，一直都是"我们将继续跟疾病战斗"，突然间，就变成了"我们什么都别做了"。唯一的安慰是我们也许可以在家里进行临终关怀。就连安德鲁也很开心可以回家。他一直表现得很勇敢，特别是为了妈妈，他对她说："他们现在也许做不了什么，但过段时间，肯定又会有办法的。"他从未放弃，他不能放弃。

我的治疗师推荐了一本很好的书，阿图·葛文德（Atul Gawande）的《最好的告别》（*Being Mortal*），书的内容是关于现代医学以及医疗领域不知道如何处理的临终问题。当医学上无力医治疾病时，医生们束手无策，不知道还能做些什么。这本书帮助我准备好面对临终时关怀时的对话。在我们的社会里，对临终关怀的理解总是负面的。感谢这本书，让我明白临终关怀的价值。它帮我决定反对进食管。我叔叔是儿科医生，他坚持应该让安德鲁接受插管，当我拒绝时，他尖锐地问我："你不想让安德鲁活下去吗？"

我说："当然想，但不是这样活下去。进食管根本救不了他。"

谢赫

我们有些朋友没能来看望安德鲁。一方面,我们没告诉所有人他的情况有多糟糕,但主要还是因为他们感到无法面对。我联系他们,告诉他们这对安德鲁来说有多重要,安德鲁需要我们所有人,需要我们在他身边。他和我们在一起时总是表现得很"正常"。他偶尔灰心丧气、心烦不安,但大多数时候我们会玩音乐、玩游戏、聊天。直到最后,他的听力和语言表达能力都很好。查尔斯、丽贝卡和我当时都在工作,我们工作之余的所有时间都陪在他身边。我有一次见到他特别沮丧,就是那次愚蠢的吞咽测试。安德鲁很想通过测试,他知道这关系到他的生命。他看起来那么天真,拼命想要成功,但他的嘴和舌头就是不肯合作。他的眼睛映射出极度的痛苦,但只是短短一瞬,他又恢复了平静。他甚至接受临终关怀,认为这是一种解脱,终于可以出院回家了。他表现得好像只是回家待几天那样平常。

凯特

最后四个月,T. 医生一次也没来看望安德鲁。只有我还在绝望地拼命寻找可能的试验。医院完全没有给我们任何帮助,他们放弃了。我把所有时间全都花在研究安德鲁的病情上。可是,最后一两个月,我发现他们甚至从未对他的肿瘤做过基因分析。

人们并没有应有的同情心。我找到了一个试验,但需要验血和安德鲁的签字授权。他当时在第一家医院接受康复治疗。你能相信吗?想让他在那里抽血,然后把血样送到第二家医院,这么简单的事情竟然实现不了。性命攸关的时刻,大量时间却都纠结于文书工作,官僚主义是如此愚蠢。

不过，我们也遇到了一些很棒的人，比如那个会过来用法语跟安德鲁聊天的护工。他叫约翰，是安德鲁的理疗师，他很有魅力，为人温暖体贴，对安德鲁特别好。安德鲁被送回第二家医院后，约翰还会在休息日过来看望他，跟安德鲁和他们 ICU 的一群朋友一起玩。还有一位理疗助理也常来看望他，我第一次见到她时，还以为她是安德鲁的好朋友，实际上他们才认识不久，却相处默契，像是认识了好几年的老友一样。

安德鲁去世那天晚上，我们聚集在布鲁克林的一个酒吧，纪念他的一生，怀念他。安德鲁这一路走来遇到的许多医护人员那天晚上也都来了，几天后他们来参加了安德鲁的葬礼。一位治疗师想以安德鲁的名义参加抗癌公益活动。这一件件小事都感人至深。

谢赫

在医院陪安德鲁时，有一个晚上我特别难过。他癌症复发，大脑和脊髓中都有转移。他从 5 月以来一直住在医院，然后又被送去另一家假的康复中心。他在那里接受理疗，他们搬动他的胳膊和腿。他现在几乎看不见了，只有一只手能部分移动。他被拔掉了几颗智齿，他说那是最痛的，比化疗还痛。那是在他去世前一周，我跟他单独在一起。我喂他吃完东西，他得用冲牙器冲洗口腔，因为食物会卡在拔智齿留下的大洞里，得把它们清理干净。他整个口腔都完全破皮溃烂了，不能用牙刷。他让我帮忙，我给冲洗器装满水，递给他。他太虚弱了，根本拿不稳，冲洗器一直掉。我总试着把冲洗器抢过来："安德鲁，让我来吧。"他越来越沮丧，最后冲我喊道："够了，谢赫！你不能让我自己做这么一件事吗？"在那之前，他一直努力表现得很坚强,仿佛没有痛苦,而那一刻,我清楚地看见他每分每秒经受的痛苦。我一直忍到有人来接替我,离开房间,才坐在外面放声大哭,泪流不止。

凯特

最后一天,ICU病房里进进出出有四五十人。医院安排了一位音乐治疗师,他会过来跟我们一起即兴演奏,房间里每个人都有一件乐器,安德鲁是指挥。他已经整整一周没吃东西了。临终关怀团队负责减轻疼痛,给他注射吗啡,让他舒服一点。他们让他打破规则:"你想吃什么就吃什么。但要记得可能会噎住。"如果再次窒息,他需要决定是否插管。他们让他做出抉择的那个晚上,我一直陪着他。那是一个宁静的夜晚,我们听着拱廊之火乐队(Arcade Fire)的新专辑入睡。第二天爸爸来陪他,那个晚上很可怕,他们担心他撑不到早上。我记得那天早上我和妈妈冲向重症监护室,希望能及时赶到。在我和妈妈到达之前,安德鲁决定放弃抢救。当时只有爸爸在他身边。我想,在我和妈妈不在场时,他更容易说出这个决定。在我和妈妈面前,安德鲁总是那么坚忍。我觉得他是在保护我们,通过保护我们,他也保护了自己不受真相的伤害。

谢赫

他那么憔悴瘦削,同时又那么肿胀。他的身体骨瘦如柴,可由于体内注射了大量类固醇,脸部却非常浮肿。分流器从他大脑中抽出积液。他全身都变形了。他喜欢巴西柔术。在确诊后不久,他失去了左

臂，现在，他的整个身体都枯萎了。而最严重的是粪便嵌塞，总得有
人亲手帮他解决，他永远不想再经历这些，也不想再经历脊椎手术。
他说他宁愿死。

凯特

他们取下所有生命维持仪器，给他注射了吗啡。尽管他一直说他
不疼，我还是不停地为他按注射吗啡的按钮。后来他们告诉我，这个
按钮只会在规定范围内增加一点点注射量，可以说是微不足道。但按
着按钮，让我感觉在极度无助之中做了一点事。他想喝可口可乐，安
德鲁喜欢新鲜冰凉的玻璃瓶装墨西哥可乐，我用一小块海绵蘸着给他
尝了一点儿。几小时后，他的呼吸变得很奇怪，伴有杂音和咕噜声。
我很内疚，觉得是那口可乐的问题，我男朋友艾德一直在安慰我，劝
我说不是因为可乐，我只是给他尝了一口，没做错什么。安德鲁累
了，他跟房里所有人说："你们别走，就待在这儿吧。别管我，我要
睡一会儿，在我睡着的时候，别一直看着我。"从 10 点到午夜，他睡
得很沉。所有临终关怀的讨论都白费了。他再也没有机会离开医院。

谢赫

我拍了个视频，视频里他看起来很棒，但实际上已经病入膏肓。
那时他大脑中的一个肿瘤出血，导致他神志不清，一脸的天真和无
辜，看上去那么可爱。我存着视频，但从不敢点开看。安德鲁跟他妈
妈亲密无间，常常大声吵闹。他跟凯特和妈妈每年都一起去旅行。他
特别爱凯特。最后一晚，我们都陪着他，差不多 14 小时，他不想闭

上眼睛。他好像知道一旦闭上眼睛就再也不会睁开了。他一直叫我们留下别走。他一直意识清醒，直到最后。

凯特

那天晚上，大家都等到午夜才离开，我坐在安德鲁床边，握着他的手。妈妈和他的朋友坐在椅子上。我自顾自说着一些傻话，甚至都没看安德鲁。妈妈的朋友是护士，她注意到他的呼吸越来越慢，我们呼叫了医护人员，他们说安德鲁还在，我们可以跟他说话。爸爸在候诊室，我们叫他过来。我感到我应该告诉安德鲁：没关系，可以放手了。可我自己都放不下，又怎么能跟他说要他放手？突然，他的手在我掌心里无力地软了下去。我坐在他身旁看不见他的脸，于是我站起来看他，那是我见过最可怕的一幕。安德鲁的脸耷拉下来，嘴巴张开。我瞬间崩溃，冲出了房间。他走了。

谢赫

陪伴安德鲁14小时后，我们刚刚从医院回到家，就收到了凯特的信息。安德鲁走了。我们刚刚离开他，又立刻向他飞奔回去。

凯特

爸爸妈妈一直进去看他，我完全绝望崩溃，无法理解。"你们一直进去干什么啊？那儿只有一具尸体。那不是安德鲁了！"不知道为什么，爸爸特别在意安德鲁张开的嘴。如果尸体僵直时就维持在那个样子怎么办？最后他找来一些胶带，设法撑住他无力的下巴，帮他把嘴合上。

※ ※ ※

除此之外，已经无法再为安德鲁做些什么了。安德鲁死后不到半小时，他父亲就苍老了许多。孩子的死亡对父母影响巨大。

> 没，没，没有生命？
> 为什么一条狗，一匹马，一只耗子都有生命，
> 而你却没有一丝的呼吸。哦，你不会回来了，
> 永远，永远，永远，永远，永远。
>
> ——莎士比亚《李尔王》第 5 幕第 3 场

迦利布的一首伽扎尔抒情诗[1]为乌尔都语诗歌带来了一种新的哀歌语言，它表达了失去的愤怒，却丝毫没有消减强烈的激情。它责备死去的孩子，宣称必须让离去的人再看看他所走的路，并问出那个沉痛的问题——你为什么要独自离去？然后呼唤道："独自留下，直到另一天！"这首双韵体诗歌的穿透力来自它近乎幼稚的悲伤，它表达出悲伤最原始的愤怒：死亡没有得失的平衡，死亡夺走了一切。

> 我们一定会再次相遇，在另一天，
> 独自去吧，独自留下，直到另一天。
>
> ——《迦利布：优雅的认知》（Ghalib: Epistemologies of Elegance）

---

[1] 伽扎尔这种诗歌形式起源于公元前 6 世纪的伊朗，遍及中东和东南亚，有背诵、说或唱等形式。古典的伽扎尔语通常是阿拉伯语或波斯语，但这种形式可以用在任何语言中。——编注

※　※　※

我在医院见到安德鲁的妈妈阿莱娜时，她跟我说，安德鲁在确诊后说的第一句话是："打电话给阿扎医生，妈妈。她在癌症研究的最前沿，我想让她参与我的治疗，她会确保我没事的。"这句话深深地触动了我，让我想起自己在 40 年前为什么放弃儿科肿瘤学研究。

我的两个哥哥都在纽约州水牛城定居，我 1977 年 1 月 2 日到达那里。三周后，水牛城遭遇暴风雪袭击，三天时间内，100 英寸（2.54 米）的暴雪降下，狂风呼啸，在雪地上吹起三四十英尺（约 9.14～12.19 米）的雪堆。我的哥哥、嫂嫂们被困在各自的医院。他们两家人住在一套复式公寓里，忽然间，我成了家里唯一的成年人，带着两个家庭的 5 个小孩。我们挤在客厅里，吃了很多面包、奶酪，看了《根》（*Roots*）和《欢迎回来，科特》（*Welcome Back，Kotter*），那是我 13 岁的弟弟阿巴斯最痴迷的影视剧目。

等一切恢复正常，我开始咨询找工作的事情，我只有 6 月份一个月的时间了，7 月份就要开始实习。我姐姐阿提娅是水牛城儿童医院儿科的三级住院医师，她曾在罗斯韦尔·帕克纪念研究所轮岗。阿提娅告诉该研究所的儿科肿瘤学主任阿尼·弗里曼（Arnie Freeman）我想成为肿瘤学家，他给了我 6 个月的研究员实习期，只要求我能有姐姐一半优秀。于是我开始了儿科肿瘤学研究。几周后，我就坚持不下去了，不是能力问题，而是我实在无法面对濒临死亡的孩子们。

我的上级主治医生朱迪·奥克斯（Judy Ochs）是阿提娅的好朋友，一天下午，她发现我又躲在一间房里哭泣，跟我进行了一次严肃的谈话。她安慰不了我，于是把我领到四楼角落一间没有窗户的办公室，把我交给了成人白血病项目负责人哈维·戴维·普莱斯勒，她跟他说："给她个工作机会吧，她也许能行。她很有潜力，如果能面对痛苦的话。"哈维试着问了我一些问题，但当时我太伤心了，那天我失去了一个患白血病的 4 岁小女孩。第二天一早，我去他的楼层报到，从此认识了哈维——8 年后将成为我丈夫的男人。

不久之后，先驱性著作《论临终与死亡》（*On Death and Dying*）的作者，著名精神科医生伊丽莎白·库伯勒－罗斯（Elisabeth Kübler-Ross）来罗斯韦尔·帕克纪念研究所作巡回演讲。是她第一个提出患者与家属面对死亡时的五种反应：否认（Denial）、愤怒（Anger）、妥协／讨价还价（Bargaining）、抑郁（Depression）、接受（Acceptance）。她指出的重点是，虽然很难做到"接受"，但"接受"会带来些许慰藉和平静，甚至可能会让人更深刻地认识生死大事，获得真正需要的内心安宁。

库伯勒－罗斯讲话亲切平静，充满同情心，我鼓起勇气在她讲完后问了一个问题："如果能给我一个建议，怎么告知绝症患者他们还剩多少时间，你会给我什么建议呢？"她想了几秒，回答道："不要主动提及这些信息。"

安德鲁生病的 16 个月里，我为肿瘤医生所能提供的选择之残酷而深感痛苦。考虑到安德鲁的基本生存问题时，选择的残酷性显得尤为尖锐。当经验和观察清楚地表明癌症治愈的机会几乎为零时，顺其自然地让他死于癌症，痛苦是否会减轻一些？还是应该提供实验性药物，伴随其难以忍受的毒性，至多将他的生存时间延长几周？在没有实验药物的情况下，当肿瘤开始侵袭器官，造成严重头痛和持续喷射性呕吐等难挨的症状时，正确的治疗方案是什么？在知道不存在长期缓解希望的情况下，是该用止痛药物和舒适护理减轻患者痛苦，还是积极尝试放疗和更多的化疗来缓解癌症？

显然，如果有新的实验性试验能够帮助安德鲁，哪怕可能性微乎其微，肿瘤医生也一定会主动提供，但不知何故，病人和家属已经对他们的肿瘤医生失去了信任。他 25 岁的姐姐拼命寻找任何能帮助弟弟的治疗策略，和许多患者及患者家属一样，她觉得找到治疗方法的重担落在了他们自己身上。为什么会发生这种情况？

原因之一在于参与感。每一天，我都会和病重的患者交流。他们想要对发生在自己身上的事情有所控制。疾病管理，尤其是慢性疾病，确实是一件双边事务。

低风险 MDS 是一种病情不断发展变化，治疗也需不断调整的疾病。治疗低风险 MDS 需要复杂的长期规划，在此期间，病人对医生的信心和信任与病人的主体意识和参与感成正比。下面这位病人就是一个很好的例子，她的故事体现了参与感的重要性。

2018 年 4 月 23 日

我叫唐娜·迈耶斯（Donna Meyers），今年 80 岁了。大约 25 年前，我被查出贫血，同时确诊患有 MDS。我被告知病情的严重性，必须找一位血液肿瘤学家。当然，我很害怕，开始寻找医生。我在芝加哥拉什大学医学中心遇到了阿兹拉·拉扎医生，立刻就知道她是我可以托付生命的医生。从一开始，她就让我参与整个过程，让我知道我们是合作关系。对于我来说，对自己的病情有所控制的感觉给了我一种希望和力量。

我对唐娜充满尊敬和钦佩，四分之一个世纪以来，她镇定沉着地处理着极其棘手的身体问题。剧烈波动的重度贫血消耗侵蚀着她的身体，让她虚弱乏力；面对疾病的不确定性，她不断参与疗效未知且副作用不可预测的实验性试验，简直精疲力竭。她还得定期来找我，过去在马萨诸塞州，现在到纽约。而我从未听过她抱怨这些。她绝对确定的一件事情是每两个月一次的输血，围绕输血安排，她从容地计划好生活中的每一件事。在芝加哥的西北大学输液中心，唐娜已经是几十年的熟面孔了，她在那里注射普罗克里特和安然爱斯普、输血，接受我远程开出的检查和治疗处方。通过唐娜用心的"中介"，当地杰出的血液科医生奥尔加·法兰克福（Olga Frankfurt）医生跟我一直保持联系。她用手机记录下自己的血红蛋白和铁含量、输血次数和服用药物等所有信息。在不透风的病房和高档餐厅里，她都能轻松地拿出手机，告诉我最新的数据。听到她这些年的生活质量，你可能会感到惊讶。

在疾病的侵扰下，唐娜始终过着充实的生活。她从未停止专业工作和旅行。在芝加哥的时候，她定期打高尔夫球，她爱好广泛，亲友往来众多。她喜欢她的大家庭，经常旅行和去看望家人。简而言之，80岁的她身患MDS，却比大多数40岁的健康人士更加精力充沛。她拒绝让疾病支配她的日常活动，她不愿被同情。虽然她亲爱的丈夫和孩子们总是准备好陪她一起，但她到纽约看我的大部分行程都是她自己一个人完成。

这些年来，每一个决定都是由阿兹拉和我共同决定的。25年来，我们一起管理我的MDS。这些年，我们建立起深厚的个人情谊，成为互相爱护的好友。我觉得这是我们共同的旅程。我80岁了，还活着。我每天起床都会欢呼，耶！我还活着！我要做想做的事，去想去的地方。感谢我的家人，我的丈夫，我最好的朋友、我的医生阿兹拉。我爱你们所有人。

唐娜的故事展示了患者的参与感在慢性病管理中的重要性。我的一位年轻病人贝蒂（Betty），患有严重的再生障碍性贫血，需要每周多次输血和血小板。有一天，她在门诊里，看起来特别沮丧，来门诊的长途通勤和输液中心漫长的等待时间让她筋疲力尽，濒临崩溃。我让她问一下我们能不能把部分输血安排在另一个机构，离她的住处只有 5 分钟的路程。她的丈夫蒂姆说，贝蒂在那 24 小时内简直变了一个人。因为她终于能自己控制一些事情，打电话给门诊、安排预约、提出自己的愿望、协商时间表，对自己的生活有了掌控权，这让她充满了能量。

医患沟通的问题还在于医患信息不对称。患者的癌症经历独一无二，他们一边在肿瘤医生那里接受治疗，一边疯狂地查阅文献，搜索网络资源，甚至到处咨询任何跟医学有些许关系的路人。问题是，最见多识广的患者也缺乏医学经验。他们的知识半生不熟，带来虚假的希望。当患者了解到一种疗法在治疗其他癌症中获得了成功，却没有用于治疗他的癌症，他会感到被自己的肿瘤医生所欺骗，并开始自己寻找各种方法。事实上，肿瘤医生不但接受了多年的严格训练，还治疗过数百个类似病例，他们有权提出治疗建议。在多种治疗方案中为病人提供一个选择时，肿瘤医生的责任与患者自身经验及患者对疾病的了解不成正比。

患者和家属之所以不信任主治医生提供的疗法，疯狂寻找其他方案，另一个原因是一些可能迈向新癌症治疗策略的萌芽被媒体过早地夸大了。哈维和我在 1998 年亲身经历过这种情况。当时，一种抗血管生成药物在小鼠身上对多种癌症都有疗效，可结果在人体试验中却全无应答。最近，免疫疗法也出现了这种情况。一种名为嵌合抗原受体 T 细胞（CAR-T）的免疫疗法在治疗一种罕见的儿童白血病中获得了成功，它被大肆宣传，仿佛是治愈所有癌症的良药。媒体大量报道这些罕见的成功故事，相反，肿瘤医生却没有提及这些疗法，于是患者对医生的能力和意图产生怀疑，开始自己独立探索治疗方案。

除了媒体对流行疗法的夸张报道外，患者和家属的行为背后还有另一个原因。癌症是家庭事件，这不仅仅出于情感原因。今天，传统的家长式医疗模式，即医生单方面做出所有的治疗决定的模式，已被一种更为民主的制度所取代，当下的制度强调患者自主权和自我决定。参与治疗选择是患者的权利，这需要患者获得相关信息，而这一过程中，网络资源发挥着重要作用，对年轻患者尤为如是。家属不再是无助的旁观者，特别是在疾病晚期，他们焦虑不安，想尽办法确保他们所爱的人得到了最好的治疗。他们质疑肿瘤医生的专业性，担心自己在保护患病的家人时没有获得全部的有利信息。他们疯狂地搜索，试图找到一个在绝望中保持希望的理由，明知他们的选择不可能奏效，却仍然无法阻止自己不停地搜寻。

※ ※ ※

死亡是失败吗？

2004 年 3 月，我在康涅狄格州新迦南参加一个讲座。我碰巧拿起一份《费尔菲尔德周刊》（*Fairfield Weekly*），读到了洛兰·金戈（Lorraine Gengo）的一篇关于英国艺术家芭芭拉·格里菲斯（Barbara Griffith）的精彩文章《新迦南观察：一项实证研究》（*New Canaan Observed: A Field Study*），文章探讨"两个个体如何与群体相联系，我们如何融入社会，以及这对我们的影响"。文章中，金戈女士讨论了格里菲斯的一幅画作，名为《同化服装的作用与躲避死亡的运动》（*The Role of Synchronized Clothing and Movement in Evading Death*）。金戈这样描述这幅画：画作上全是新闻标题,"抗癌之舞""网球运动对抗癌症""受虐女人的绒球帽"等;画中的女人看起来像是"家庭生活的囚徒",她们"伪装"的遵从让金戈看到了一场"宗教游行",目的是反抗死亡。"像一支行进的队伍",她写道,这些女人"组成强大的有机体,抗拒任何不一致的细胞,以确保自身的健康与美德。落后的女人(不一致的细胞)是统计学上的牺牲品,其中 1/5 的人必须死亡,其余的人才可能活下去。这是一种辛酸又原始的辟邪仪式。"身材健美、皮肤黝黑的女人们沉迷于锻炼,成群地慢跑,这是对死亡象征性的反抗。

最终,这幅画呈现了那些关于癌症的个人对话和社会文化话语中反复出现的话题。癌症被称为抗战、战斗、战争,病人是战士、步兵,肿瘤医生是他们的领军队长。这场战争由个人、家庭、社会团体、工业界、学术界和各种机构组成的群体一起发动,所有群体都加入战争,奋力抵抗一个恶毒、邪恶的对手。他们的武器是手术、化疗、放疗和偶尔出现的奇药。个体患者被号召以战斗精神武装起来,加入战争。患者、医生、家属和公众在正式会议和非正式讨论中都使用这套话语。它可以提供一种积极的强化力量。许多患者从这种充满战斗精神的比喻中获得安慰;至少在疾病初期,他们进行了一场顽强的斗争。然而,随着战斗继续并不断加剧,这个比喻失去了力量。苦痛折磨、精疲力竭的死亡体验是患者个人的,没人能在呕吐不止、疲惫不堪和无法控制的持续疼痛中感到英雄主义。

哈维便是如此。在确诊的第二年,他的病情急剧恶化,由于不可预测的并发症,他需要多次入院。在 18 个月里,这个男人经历了一系列令人困惑的肿瘤症状和副肿瘤综合征,新发严重哮喘、夜间盗汗、极度痛苦的游走性多发关节炎、毁容式的面部水肿、深静脉血栓、带状疱疹、面瘫、结核性脑膜炎,还有多次不明原因的高热。

　　有一次哈维紧急入院，他的三个已成年的孩子萨拉、马克和瓦妮莎都赶到医院。哈维跟他们三人都非常亲，每天都会联系。他生病时，他们都会尽快从东海岸和西海岸赶来，尽一切可能帮助他，包括以最大的爱和责任关心照顾谢赫扎德。有一天，他们围着我问："阿兹，爸爸从来不跟我们谈他的病情。还是你打电话让我们赶紧回来，我们才第一次知道问题的严重性。你能不能让他跟我们谈谈，让我们更清楚到底是什么情况？"那天晚上，我跟哈维提起这个话题。

　　他陷入沉思，说："我能说什么呢？跟别人倾诉大多都是为了寻求帮助。没人能帮得了我。又何必去打扰他们呢？"

　　我坚持我的论调，说这能让他们更好地应对这种情况。作为一名科学家，哈维的反应堪称典型。他断然拒绝背负额外的心理负担，表示当下没有心力考虑怎么让他人更轻松。"阿兹，我每天都要面对头晕目眩的变化，我无法跟你描述仅仅是为了维持正常，我需要投入多大的精神力量。我实在没有余力去关心其他人怎么应对我的疾病，包括我的孩子们。我也想这样做，但癌症的消耗远超过我的想象。如果你愿意，你可以跟他们聊，但我真的无能为力。"

　　对于癌症患者而言，唯一的战争是跟自己的器官作战。自身就是战场。这场战争的特殊之处在于身体既是战场，又是战斗部队本身。这是一场内战。癌症开始攻击一个器官时，然后逐渐扩散。与这个敌人作战已经够糟糕了，不幸的是，正是用来制服敌人和遏制内战的武器——化疗和放疗——还会造成附带的伤害，无差别地损害身体、损伤器官，不区分患病与否。当人体必须保护自己免受内在和外在的同时侵略时，我们要如何定义这场战争呢？这场战争为身体而战，以身体为战场，以身体为武器。患者被内在和外在力量挟持着，开始感知自己的身体，无法忍受的疼痛、炎症、肿块或化疗损伤将一个个身体部位带入意识领域，在这之前，患者甚至不知道一些部位的存在。在这生死之间无休止的斗争中，身体不情愿地将一部分交给癌症，而后又将一部分交给放疗和化疗，直到最终走向完全的混乱，不清楚是需要保护器官免受癌症的侵袭还是免受治疗的破坏。无序的恶化注定走向完全混乱的残局，这时我们可以说癌症正在"赢得"这场战争。但实际上，治疗对身体的伤害跟癌症一样大。那这场战争谁胜谁负？癌症？化疗？肿瘤医生？癌症研究企业？

这些话语意在给予人力量，结果却削弱了深刻的人类体验，忽视了个体直面死亡的荒蛮混乱、肉体的痛苦折磨和心理的焦虑悲伤。执着于生命的病人，唯有让身体与死亡和解，才能赢得这场战争。癌症和可怕的有害治疗双方在激烈血腥的斗争中相互角力，在此之前，做好接受和解的心理准备，病人才可能取得更为和平的胜利。但在癌症科学中，这种想法完全缺失，这样的传统急需审视修正。

这套积极思维话语还间接地责备、污蔑受害者。米丽娅姆·汉森（Miriam Hansen）是我最聪慧的亲密好友之一。她去世时，几位朋友和同事在芝加哥大学她的追悼会上发表了讲话，他们说她因为积极的态度和意志力，因为所有人为她祈祷，与癌症斗争并活了下来，继续维持高质量的生活许多年。她的丈夫迈克不接受这种说法。他明确指出，他的妻子米丽娅姆能带着各种癌症生活12年，不是因为意志力，也不是什么积极的想法或祈祷，而是因为照顾她的肿瘤医生和医务人员。否则，岂不是污蔑那些死去的人没有意志力，没有积极的态度，甚至没有人为他们祈祷？

哈维、米丽娅姆、奥马尔、安德鲁，所有面临绝症的病人，都会经历难以言喻的痛苦，他们以不可思议的优雅承受着一切。没有任何标准能衡量他们遭受的折磨，没有任何尺度能度量他们的悲伤，也没有任何天平能称量他们的疼痛。再多的客观分析和主观幻想都无法描述他们身体和心理上的极度痛苦。他们可能没有赢得对抗癌症的战争，但死亡不是失败。到最后，没人能给你安慰，也没人能给你任何答案。科学可能有尽头，但人类的故事还在继续。我们的病人们不必在死亡中升华，但他们的经历应该被铭记。丽莎·邦切克·亚当斯（Lisa Bonchek Adams）在青年时期死于乳腺癌，她抗拒刻板印象，拒绝被同情，她用以下这些令人心碎的诗句表达了接受的深刻意义：

当我死去
2012 年 7 月 13 日

当我死去，别觉得你"失去"我了，
我会陪在你身旁，活在我们共同创造的回忆里。
当我死去，别说我"战斗过"，或"输了"，或"被打倒了"，
别说得好像我没有尽力，或态度不够积极，或我只是放弃了。

当我死去，别说我"过去了"，
那听起来就像我在学校走廊里跟你擦肩而过。

当我死去，告诉世界我死了，
简单明了，
不用委婉语，不用华丽辞藻和隐喻。

只要记住我，让我的话语流传下去，

讲讲我做的好事，

跟我的孩子们说一句温暖的话，让他们知道他们对我有多重要，

如果可以，我会永远陪在他们身边。

不要安慰他们说我是一个天使，

会在天堂看着他们，或是我去了更好的地方，

对我而言，根本没有比他们身旁更好的地方。

他们学会了悲伤，还会学习更多，

这是生命的一部分。

当我死去，请直言真相：

我活过，我死了。

结束。

　　CAR-T 疗法的故事虽被夸大宣传，但其本身还是值得注意的。肿瘤学中，科学的理解很少能转化为设计合理的成功疗法，慢性髓细胞性白血病是一个显著的例外。药物试验中，通常是先观察到积极效果，再详细检查反应的分子机制，这跟一般认为的程序刚好相反，药物罗特西普就是最近的例子。这种药物最初是为其他目的而研发，而健康的志愿者们用药后出现意外的血红蛋白增加，于是该药物被用于治疗 MDS 患者的贫血，且对部分患者确实有效。其具体的作用机制仍在研究中，尚不清楚。免疫疗法则打破了这种常规，代表着医学上的一场重大革命。

　　操纵人体自身的免疫系统来对付癌症至少是一个世纪前的概念，而关于免疫系统复杂功能的知识直到现在才开始得以解读。简言之，其工作原

理如下：T 细胞是人体防御大军中的关键士兵，它的工作是不断检查正常细胞表面是否有异常蛋白片段或抗原的表达。一旦检测到，T 细胞就会用爪子抓住目标抗原并释放有毒的化学物质来摧毁进犯者。癌细胞进化出欺骗 T 细胞的一个策略是，要么伪装成正常细胞，要么表达出过多的抗原迷惑发起进攻的 T 细胞。癌细胞逃避免疫系统的另一个策略是关闭其表面"吃我"的信号，这样免疫系统就会把癌细胞视为朋友而不是敌人。

CAR-T 疗法是一种精心设计的合理策略，用于攻克这些癌症的诡计。科学家们提出的问题是，人体自身的免疫细胞是否能直接攻击癌症。方法之一是在肿瘤细胞表面找到一定的特征，让 T 细胞可以抓住癌细胞并开启攻击。问题是，经过 50 年的仔细研究，仍没有发现真正独特的癌症相关抗原。癌细胞表达出的相同蛋白质在正常细胞上也有表达，只是数量不同。例如，B 细胞癌症，如急性淋巴细胞白血病中，白血病细胞与正常 B 细胞都表达同一种名为 CD19 的抗原。

转变想法，开发 CAR-T 的科学家决定使用 CD19 抗原作为目标，并让带有新爪子的工程化 T 细胞捕获 CD19 抗原，一举杀死所有携带该标记的细胞——包括正常细胞和白血病细胞。这种方法在治疗儿童复发和难治性急性淋巴细胞白血病中大获成功，已获得 FDA 批准。但问题是，治疗在杀死白血病细胞的同时，也杀死了全部正常 B 细胞。正常 B 细胞的功能是产生对抗感染的抗体——免疫球蛋白。正常来说，人的生命离不开 B 细胞，但我们可以通过注射免疫球蛋白复制 B 细胞的功能。替代疗法可能在他们的余生中都必不可少，因为 CAR-T 细胞的存活时间很长，会持续破坏出现的任何正常 B 细胞。从长远来看，这种替代疗法对患者意味着什么，目前尚不可知。

CAR-T 疗法并没有成为所有癌症的普遍疗法，原因有很多，最重要的一个问题是，并非所有的细胞功能都能像 B 细胞的免疫球蛋白一样可以被替代。此外，CAR−T 疗法自身伴有危及生命的严重毒性。首先，在将工程 CAR−T 细胞注入患者体内之前，必须在一定程度上清空骨髓以腾出空间，这需要高剂量的化疗，其强度类似于干细胞移植的预处理方案。这一步直接将有共病的老年患者排除在外，他们不可能接受 CAR−T 治疗。

第二个问题则是与来自不同器官的癌细胞所表达的抗原有关。癌症特异性突变会影响在细胞内部工作的蛋白质，而 CAR−T 只识别在细胞表面表达的蛋白质。癌细胞可以在外部表达出正常的抗原，而这些抗原是同一器官内不同组织或谱系的细胞所特有的。例如，所有 B 细胞都有 CD19 抗原表达，所有的骨髓细胞（红细胞、白细胞和血小板的前体细胞）都有 CD33 抗原表达。如果我们想用靶向 CD33 抗原的 CAR−T 治疗急性髓细胞性白血病（AML），那么全部骨髓细胞都将被超高效的工程 T 细胞捕获并杀死。不幸的是，B 细胞能通过注射免疫球蛋白替代，骨髓细胞却没有相同的拯救方案。现在正在开发一种使用 CD33 靶向 CAR−T 细胞的新疗法，AML 患者的全部骨髓细胞都将随白血病细胞一同被摧毁，然后患者接受供体干细胞移植，其干细胞中的 CD33 抗原已通过基因工程移除。这或许可行。目前还不知道 CD33 有哪些重要功能。缺乏这种抗原的供体骨髓细胞可以重新填充受体骨髓，产生无 CD33 的正常骨髓细胞，而表达 CD33 的 AML 细胞将无法存活。如果成功，类似的方法也可以推广到其他癌症。但同样，这种疗法只适用于骨髓移植的候选者，也自动排除了 70 岁以上的老人。

然后，还存在脱靶问题。下面一段直接引用自《免疫研究杂志》（*Journal of Immunology Research*）上的一篇评论文章：

CAR 非肿瘤识别导致的第一个致命事件发生在一名结直肠癌患者身上。患者被注入大量以 ERBB2/HER2（一种酪氨酸激酶）为靶向的第三代 CAR-T 细胞。T 细胞移植后不久，患者即出现呼吸窘迫和心脏骤停，并于 5 天后死于多系统器官衰竭。据推测，CAR-T 细胞识别到肺上皮细胞低水平表达的 ERBB2，导致肺毒性和一连串细胞因子风暴，最终致命。几乎所有使用 CD19 靶向 CAR-T 细胞治疗的患者都存在可预测的肿瘤外毒性，并将消耗正常 B 细胞，根据 CAR 的细胞属性，B 细胞发育不全会持续数月到数年不等。

CAR-T 治疗最可怕的并发症也许是肿瘤溶解和细胞因子释放综合征。由于 CAR-T 细胞疗法的超高强度，数以 10 亿计的白血病细胞被迅速摧毁。当大量细胞死亡产生大量碎片时，会出现肿瘤溶解综合征，阻塞肾脏，并释放出濒死细胞裂解时产生的有毒物质。这是真正的医疗紧急事故，如果不及早发现并治疗这种综合征，患者会在数小时内死于多器官衰竭。细胞因子释放综合征本质上是对免疫系统的过度刺激，通常可能致命。此外，还有巨额的财务问题，治疗成本取决于并发症的不同程度，从 50 万美元到更多不等。诺华公司有一项协议，治疗一个月后，证明成功，方才付款。

CAR-T 治疗在很小一部分淋巴系统癌症患者中非常成功，尽管会导致严重的短期毒性和许多已知与未知的终身副作用。显然，要想广泛普及这一治疗策略，还有许多工作要做。可是围绕 CAR-T 的宣传天花乱坠，几乎每个患者都会问我，为什么他们不能使用如此灵丹妙药。让我们看看下面这则报道：

尽管体外实验实现了精确靶点的细胞特异性查杀，在小鼠肿瘤模型中也取得了鼓舞人心的临床前疗效，但表达 α- 叶酸受体（folate receptor，FR）特异性 CAR 转移 T 细胞在卵巢癌中的临床应答令人失望。14 例患者的肿瘤负荷均没有降低。治疗无效的原因是 T 细胞没能被转移到肿瘤上，且转移的 T 细胞存活时间很短。

CAR-T 的炒作类似于 CRISPR（clustered regularly interspaced short palindromic repeats，规律间隔成簇短回文重复序列）当下所引起的关注。这个实验室工具通常被称为"分子剪刀"，详细研究产生于短短几年前，而目前已经创造了数亿美元的商业实体交易。各家机构打起激烈的专利战，争相开发定制子工具，用于治疗所有基因疾病，当然，还有癌症。在没有任何原理验证研究之前，已经展开大量辩论，讨论运用此项技术修改人类胚胎的伦理问题。最终出现了几份论文，先传来的第一个好消息是：CRISPR 对缺乏 p53 蛋白质功能副本的细胞有效，p53 蛋白是著名的"基因组守护者"，也是癌症研究的热门目标。

接着又传来了一个坏消息是：使用 CRISPR 切割人类细胞 DNA 的特定区域时，会导致距离切割点数千个碱基对之外的 DNA 大段丢失，充分表明 CRISPR 可能引发突变和癌症。为什么要花好几年才公开如此重要的基本问题？为什么在进行最基础的科研之前，就如此疯狂地推进商业化？如果只是技术问题，这么多提前宣传的目的何在？这个领域变幻莫测。科学很美，科学家，却不一定。

※　※　※

我们没能救活安德鲁。我们的失败是多方面的。作为肿瘤医生，我们最大的失败是没能提供治疗他极度痛苦的恶性癌症的方法。我们只提供了令人困惑的选择去增加伤害——你可以接受或不接受这种治疗。事实上，接受与否，结果都一样。他在痛苦中死去，他的家人只能站在一旁看着他，一分一秒地过去，束手无策。他的姐姐疯狂地寻找治疗方案。虽然我在外地，也尽我所能地帮她联系她想要联系的人。我深知这是多么徒劳。但当她问起我关于 CAR-T 的选择时，我还是打电话给贾丝明·扎因（Jasmine Zain）和史蒂夫·罗森，因为美国希望之城[1] 有一项针对胶质母细胞瘤的 CAR-T 试验。史蒂夫立即帮我联系了试验的主要调查员，还尽力提供了各种帮助。贾丝明对凯特格外友善体贴，他回复她每封电邮，带着深切的同情，详细地回答她所有医学上的问题。我们拥有这么棒的同事真的非常幸运。安德鲁因分流吻合问题无法参与 CAR-T 试验。凯特还给试验赞助商发邮件，为了让安德鲁做基因突变检测，她独自去处理法律机构各种荒谬烦琐的程序，把一管血液从一家医院送到另一家，跟进每一条线索，想为她的弟弟争取新的治疗方案。

对于大多数晚期癌症患者而言，无论致命杀手是癌症还是治疗，结果都极度痛苦。我们提供的实验性试验最多能延长几个月的存活时间，但其代价是不可估量的身体毒性和经济负担。

安德鲁是否曾开口问过他的存活概率？他和他的家人真的想知道吗？

诚实是一种选择吗？

---

[1]　希望之城，指美国希望之城国家医疗中心（City of Hope National Medical Center），是一家专注于癌症、糖尿病和其他危及生命的疾病的非营利的研究和治疗中心。——编注

让我们深怀谦卑，承认吧，我们失败了，我们辜负了安德鲁·斯鲁特斯凯。

※　※　※

凯特

安德鲁。你是我梦想拥有的最棒的弟弟——我只愿能多拥有你许多年。能做你的姐姐 23 年，我真的很幸运。

我没有最珍贵的回忆——因为它们全都是最最珍贵的。

最难以承受的，是生活中将没有你的笑容。这些年来，你的每一种笑声都印在回忆中。你还是个小婴儿时，笑声像圣诞老爷爷，"嚯嚯嚯"；后来不断变化，反倒越来越年轻。我太喜欢你的笑声了，我喜欢挠你痒痒，让你笑出眼泪。你警告我人会笑死的，我才不相信你呢。但我想，从最美的角度来说，你是对的。最后一天，你的病房里充满了笑声，都是你在逗我们笑。这就是为什么在过去这些天里，我一直努力保持笑容，我一直告诉每一个哭泣的人，我们应该笑，这才是你希望我们做的。

你把生活经营得那么好，你总是不假思索便处理好生活的一切。现在，我做每件事都会竭尽全力做到更好，像你会做的那样。你总是对自己想做的事充满信心，所以你做每件事都那么优秀，那么轻松。你看似轻易就能做到的事情，都是因为你真的太在乎、太用心了。你想学着用钢琴演奏音乐，你做到了。你会制作很棒的混音带。小时候，你和朋友们一起制作搞笑的电影，后来，你会为学校制作发人深省的精彩影片。你想住在巴黎，想学法语——全都实现了。

我们真为你骄傲。在你生命最后的日子里，你跟一些医护人员用法语聊天，他们发现你会说三种语言。听你说话，看你跟每个人谈笑风生，真是太美好了。

我想跟大家分享现在你在天堂派对的着装。安德鲁穿着标签有黑色花朵图案的德赖斯－范诺顿运动夹克，玛尼的白纽扣黑色牛仔裤，还有他几个月前在洛杉矶新买的普拉达鞋子。他戴着圣罗兰的太阳镜，还有几天前卡罗尔送给他的蓝色帽子，上面写着"DOING THINGS"（正在做事）。当有人问他在干吗，他会指指帽子上的字。为安德鲁挑选一套服装实在有点难，所以我为他准备了一套备选的。他还可以穿外婆几个月前给他买的那套苔绿色的羊毛套装，配一件渡边淳弥[1]的扣角领印花衫，那是我们在"东京7号"（Tokio 7）一起买的。

亲爱的安德鲁，我希望你喜欢这两套搭配。你的衣服都超级棒，但这次让我来选吧，因为这些是我最喜欢的。

我永远爱你。

---

[1]　以日本设计师渡边淳弥为名的时尚品牌。——编注

第七章

哈维——死亡凝视他，他亦凝视死亡

移动的手指书写着，让文字

继续着：你全部虔诚与智慧

也无法将它拉回，撤销半行，

你流尽眼泪也洗不去一个字。

——莪默·伽亚谟

　　哈维去世于 2002 年 5 月 19 日，下午 3：20。死因是滤泡性淋巴瘤／慢性淋巴细胞白血病。此前死神就曾接近过他，那时他 43 岁，第一次确诊癌症。在疾病复发的阴影下生活多年，当他终于克服恐惧，死神又一次走来。哈维以勇气和优雅直面死亡，展示了一个如此鲜活的人如何坦然面对死去。

　　在哈维频繁住院期间，尤其是在最后的 18 个月里，他十分厌烦那些来安慰他的"圣人"，他根本无法从来世的幻象中获得安慰。而我只见他动摇过一次。

1996 年，我们两岁半的女儿谢赫扎德突发高热和严重哮喘。哈维的焦虑显而易见。谢赫小小的身体戴着喷雾器，我们在急诊室里轮流抱着她轻轻摇晃，几小时后，她终于睡着了。哈维叫我出去，在芝加哥那个炎热寂静的夜里，他的声音充满痛苦："如果她有什么不测，我就自杀。如果那些宗教激进主义者有那么一丝正确的可能，真的存在死后的世界，我不想让小家伙孤身一人。"

对于他自己，哈维坦然面对，接受现实。当我为他极度痛苦的疾病感到不安时，他总是表现得沉着冷静，实事求是。"这都是运气，阿兹，别再难受了。"他以非比寻常的冷静接受这一人类的处境，"我们都尽力了。但命运就是如此，不会总是如我们所愿。"

叶芝曾经迷惑于这个问题："人类的智慧被迫选择完美的生活或者工作。"幸运的是，对于哈维这从不是个非此即彼的问题。对他而言，工作即生活，生活即工作，生活、工作不分彼此。在他生命最后的日子里，我曾劝过他一次，让他减少工作，去做些之前没时间做的事情，他回答说，这种行为简直是在嘲讽自己至今为止的一切坚持和工作。除了家庭，工作是他最深切的激情所在。在他去世的三天前，哈维还在家里开了一个实验室会议，20 多人参会，他带着充沛的激情检查了每个人的科研项目。即使清楚地看见自己的生命即将走到终点，哈维仍然心怀希望，相信通过谨慎的研究，会让其他不幸的癌症患者拥有更光明的未来。

这一切都开始于 1998 年 2 月一个美丽的清晨，我们刚从夏威夷回到芝加哥。在夏威夷度假一周，哈维躺在沙滩上看书休息，我和 4 岁的谢赫扎德在水里玩耍，皮肤晒得黝黑。他看起来状态很好。几个月前，他突然意识到自己胖了几磅，于是开始严格控制饮食。与他一起跑步的伙伴亨利·布莱克也是纽约人，是他的好朋友之一。亨利常常陪哈维在湖滨大道进行长距离的慢跑。哈维还在我们位于富勒顿大道的公寓的健身房做力量训练，他对健身结果很是满意，邀我一起去逛街，买些更合身的新衣服。我十分惊喜，一般我都得唠叨他几星期，他才会勉强同意去到商场方圆一英里（约 1.61 千米）之内。可那天早上，他很长时间都没从书房出来。谢赫扎德去幼儿园都要迟到了。她的幼儿园就在我们这条路上，哈维喜欢早晨走路送她去幼儿园，下午也常会停下工作几小时，接她回家，陪她一起玩。最后，我去书房找他。他坐在书桌前，两脚勉强支撑着，从书房两面墙中间的玻璃窗向外望去。

跟一个人一起生活了近 20 年，无须多言，他的身体语言说明了一切。我的心跳漏了一拍。

"你的孩子们还好吗？"哈维跟他前一段婚姻的三个子女萨拉、马克和瓦妮莎关系非常好。

"很好，我父母也很好。"他猜到了我下一个问题，回答道。

"那你怎么了？"

再给我 100 年，我也猜不到他接下来会说的话："我脖子上有个淋巴结肿大。"

确认他颈前区左侧确实有一个小小的硬块后，我说："可能是在夏威夷感染的。"比起安慰他，我更多是在安慰自己。

"不，"他说，"已经几个月了，它在慢慢长大，我不能再无视它了。"

自他从上一次癌症中幸存下来，哈维形成了一种宿命论，坚信自己会英年早逝。几年前，他在手臂上发现了一个微小肿块，并自我诊断为恶性肉瘤，于是他立即开始整顿各种事务，为可能迅速到来的死亡做准备。我带他去看皮肤科医生，医生跟我说的基本一样，那只是皮脂腺囊肿，而哈维却质疑医生毕业多久了。我经常取笑他是疑心病先生。但这个肿块情况不同，只是触碰它都让我感到很不安。

我打电话给拉什大学医学中心的内科医生，约了那天下午去找他。我们都同意，在没有感染的情况下，不再使用抗生素。焦虑地观察、等待了几星期，我们决定取出淋巴结，直接解决问题。可哈维不同意，他好像并不想知道它是什么。我确信他是杞人忧天，坚持立即采取行动。直到我告诉他如果不弄清楚，我的生活会很痛苦，他才终于同意。他很不情愿地进了手术室。那是 1998 年 3 月 4 日，我陪他一起进手术室，他的颈部被切开的瞬间，我就确定那不是感染。在表皮之下，一串豌豆大小的淋巴结，星星点点，不规则地分布在颈部的淋巴管上，散布在脖子上下，从锁骨上区向下延伸，直到胸口消失。手术医生威廉·潘杰（William Panje）看起来很担心，但仍保持着沉默。他小心翼翼地取出最大的淋巴结，无菌缝合伤口。

我在术后恢复室陪着哈维。我打电话给保姆，确认她去接了谢赫扎德放学，就在这时，一个护士走过来，低声说有我的电话。电话来自拉什最好的血液病理学家杰里·勒夫（Jerry Loew），他现在已经成了我的好朋友。"阿兹拉，你得过来看看这个。"

片刻后，他把我带到冰冻切片实验室。只在杰里的双头显微镜下看一眼玻片，所有对这可能是感染的幻想都破灭了。大量千篇一律的圆形淋巴细胞，看似无辜，可惊人的数量却昭示着它们邪恶的本质，它们压缩淋巴窦，扭曲节点架构，让拥挤的淋巴结消失。杰里仔细看了看显微镜说："很抱歉。还不确定具体类型，但情况看来很不乐观。这是淋巴瘤。让我们等等最终活检结果吧。"

我一个人站在病理实验室消过毒的走廊里，闻着福尔马林刺鼻的气味。我打了两个电话，第一个打给西北大学癌症中心主任史蒂夫·罗森，他是我在芝加哥认识的最好的肿瘤医生，也是我们的好朋友之一。第二个电话打给我姐姐阿提娅，她在马里兰州哥伦比亚大学工作，是一名训练有素的儿科肿瘤学家，也是拉扎家族最优秀的临床医生。"我想哈维得了癌……"我说不出那个词。在哈维确诊的最初几分钟里，我感到哽咽窒息，那种感觉在之后四年半的时间里一直断断续续地出现，从未消失。两人都想马上过来，我阻止了阿提娅。史蒂夫放下手头的工作，不到半小时就来到了我身边。我不想把我们的怀疑告诉哈维，因为我还抱着一线希望，活检切片结果将在一周后出来，也许这不过是反应性增生。哈维也没有问，史蒂夫同意我的意见，但他还是进来和哈维打了招呼。"我可不是为你而来，阿兹拉太紧张了，我过来陪陪她。"他说着，把手放在我的肩上。

接下来的几天，哈维放松了下来。移除身体上的肿块给他带来了精神上的缓解，消除了他心中的阴霾。他不再不停用手指按压颈部，测量淋巴结的大小、形状、触痛程度。我很焦虑，但哈维的气色太好了，这让我陷入了希望的迷雾中。无论如何，除了等待别无他法。

一星期过去了，是时候去内科医生那里看最终的病理报告了。哈维没有表现出紧张焦虑，他想尽力让我放松一些。

作为医生，我们所接受的训练是要不惜一切代价避免疾病的发生，然而这样的情况却发生在我们自己身上。哈维在医院走廊里以最糟糕的方式得知自己的癌症诊断。在去医生办公室的路上，我们走出电梯，遇到病理科主任，他以为我们已经知道了结果，脱口而出："哈维，关于你的淋巴癌，我很难过。你要知道我们都在，我们会尽一切可能帮助你。"哈维拒绝再去找内科医生。我们回到哈维的办公室，打电话给杰里·勒夫，杰里确认了诊断结果。我挂断电话后，哈维说："我们开车出去兜兜风吧。"把车停在密歇根湖边，我们默默牵着手，在车里坐了许久。我们俩都是肿瘤医生，很清楚接下来会发生什么。他最终开口说道："这我可以接受。我很开心是我，而不是你或谢赫扎德，那我真的无法承受。"

※ ※ ※

睡梦中难以释怀的疼痛，

一点一滴，落在心上，

直至绝望之际，意料之外，

蒙上帝神圣恩典，智慧降临。

——埃斯库罗斯

哈维确诊癌症后，我们准备好迎接各种可能。但疼痛出现的方式和位置完全无法预测，其剧烈程度和反复发作就连我们都感到措手不及。它第一天会伪装成关节炎，而第二天又变成神经痛，接着表现为静脉血栓；它如海啸一般汹涌来袭，连绵不绝，袭击神经、皮肤、骨骼、手指、肌肉、黏膜、腺体、器官和四肢，没有任何组织幸免于难。这些表现都源自身体混乱的免疫系统和淋巴瘤之间扭曲失常的拔河对抗，全部伴随着剧烈的疼痛。

这场连续的破坏性大风暴持续数月，灼热猛烈地袭击着哈维身体 1/4 的可见关节，最终在哈维饱受摧残的身体里，淋巴瘤似乎终于与免疫系统达成同处协议。哈维开始服用沙利度胺，四周后，症状忽然消失了，和它们刚出现时一样突然。痛苦的战斗仿佛结束了。哈维在短短三个月内瘦了 20 多磅（20 磅约等于 9.07 千克）。他的手臂皮肤几个月前还很有光泽，现在却已经松弛。他看上去面容憔悴，全身呈现出病态的苍白。脂肪和肌肉突然急剧减少，明显地暴瘦让癌症的存在显而易见。他的外表开始反映出不稳定的内部所承受的致命伤害。他感到前所未有的疲倦无力。

　　　　剧痛之后，感受如此麻木，

　　　　神经端坐，死寂有如坟墓，

　　　　僵硬的心疑惑着，是他吗？承受者？

　　　　那是昨日？抑或数百年前？

　　　　　　　　　　　　　　　　　——艾米莉·狄金森

　　几个月后，他才恢复了些许往日的活力和幽默，但我们都知道，这不过是暂时的平静，他还背着一枚定时炸弹。我们很少谈论这个话题，两人都陷入痛苦忧惧之中，深感无助，不知道淋巴瘤会在何时以何种方式再次出现，也不知道哪个器官会成为它下一个恶意攻击的目标。

　　2000 年 6 月，我到亚特兰大参加为期四天的医学会议。第三天早上，我在会上作报告，作完报告后不久，接到我们项目的行政主管拉克希米（Lakshmi）的电话，她也是我的好朋友。电话里她的声音很严肃：

　　"拉扎医生，别担心，只是你的演讲已经结束了，是不是能早点回来？不，不，谢赫扎德很好，普莱斯勒医生的病情也挺稳定，但他得了疱疹，感觉很不舒服。"

　　当天下午，我飞回芝加哥。飞机 18：30 左右到达奥黑尔国际机场，我赶回家，在路上买了哈维最喜欢的意大利餐厅 Maggiano's 的外带。我带着炸小牛排和他最爱的意大利面回到家，发现哈维正躺在客厅里看《黑道家庭》（The Sopranos）。我松了口气，走到他身前，才惊恐地看到他半张脸都布满了红色的丘疹，有些已经发展成大大小小的水泡。

　　"还有哪里有疹子？"我问。

他伸出舌头。这次我差点晕过去。半边舌头都长满了最恐怖的脓疱，有些渗出黏稠的白色分泌物，有些在流血。脸和舌头上单侧分布的皮疹，无疑是带状疱疹，这是最痛的疾病，他的疼痛简直难以想象，连我都从未见过带状疱疹长到舌头上。面对癌症惩罚性的恶性症状，哈维镇定从容的表现简直近乎神明。他看着 Maggiano's 的袋子，努力挤出一丝微笑："谢谢，阿兹，看来今晚我得错过这美食了。离开了三天，你肯定想吃巴基斯坦菜，把这个送给楼下门卫托尼吧，他也喜欢 Maggiano's"。

两天前，哈维开始了抗病毒疗法，但病情并未好转，反而更加严重，带来剧烈的疼痛不适。第二天一早，病情进一步恶化。那天是星期天，我辗转反侧难以入睡，一直熬到清晨 4∶00，干脆放弃睡觉，拿着笔记本到客厅里办公。6∶30 左右，哈维从卧室里出来，看上去面目全非。他面部肌肉瘫痪了，面瘫发病初期两边脸极不对称，他半边脸垮下来，无力地耷拉着，嘴无法完全闭上，口水从旁边滴下来。当他试图说话时，瘫痪的面颊不同步地拍打着，面部的皮疹正在愈合，只有舌头让人不忍多看。这个原本英俊帅气的男人瘫倒在椅子上，无法眨眼，瘫痪的眼睛一直睁着，干痒难耐。他口齿不清，流着口水；伴随每一次焦灼的呼吸，剧烈的疼痛划过上腭和舌头，灼烧着他的耳膜，令他不停地抽搐。但哈维不愧是超级解构大师，他挤出一句话："我猜我现在肯定很难看。"

> 人常说人之将死，其言万金，
> 如庄严乐音，令人专注聆听。
> 言辞难得，不会徒费唇舌，
> 苦痛中的言语，必含至理。
>
> ——莎士比亚《理查德二世》

那一天，我不断地检查哈维的躯干和四肢，到晚上，我在他背部发现了新的病灶。他得了弥散性带状疱疹，这种疾病常见于免疫系统受损、受抑制、虚弱失调的患者，可能有致命危险。我惊慌失措，打电话给哈维的肿瘤医生史蒂夫·罗森，他也是我们的好朋友。我们都认为哈维应该住院治疗，但哈维拒绝了。史蒂夫来到我家，查看长长的药物清单，对用药作了一些增减，然后握着我的手安慰我。史蒂夫冷静自信的医护态度让我安心了许多。但第二天早上，哈维的身体各处又生出一种新的病灶，我近乎崩溃，但哈维仍保持冷静。那几星期的日子痛苦难挨，度日如年。靠着 24 小时止痛药剂缓解疼痛，最终他能吃下些半流质饮食。从那时起，他不能再刮胡子，面部损伤持续渗出脓液，让他感到极度不适。之后的几星期，他的病情逐渐好转，但直到近两年后离世，他的面部不对称一直没有得以恢复，明显可见的毁容始终展示着癌症的残酷暴行。

在癌症中，淋巴瘤相对轻松，可以医治且治愈的概率较大。事实上，有段时间哈维的状态很不错。1998 年 6 月，在以利妥昔单抗（Rituxan）治疗后，我们从他的血液中提取了干细胞并保存，以备将来可能需要进行自体移植。我认为这没有太大的实际价值，更多的是一种心理安慰，但移植团队还是同意了我们的请求。1999 年，情况开始迅速恶化。他出现深静脉血栓、哮喘、游走性多发性关节炎、夜间盗汗、皮下组织淋巴细胞性浸润等多种症状。最让我震惊的是淋巴瘤细胞的大规模迁移，某一天发现脾脏肿大，另一天肿块可能会出现在颈部和腋窝。

他开始使用沙利度胺并对该药有应答，但几个月后，出现非常痛苦的周围神经病变症状。他改用来那度胺，病情暂时得到缓解，可后来该药物被证实对骨髓有很大的毒性。当他的血小板计数下降到十几时，我们不得不放弃这种治疗。最终，他开始接受化疗。我不知道所有这些治疗对淋巴瘤有多大效果，但它们基本上摧毁了哈维的免疫系统。他极度虚弱，容易反复感染，经常住院。如果哈维现在还活着，也许会受益于伊布替尼（Ibrutinib），这种药物被证明能成功治疗几种类型的淋巴瘤。

目前尚不清楚，是淋巴瘤先出现并影响免疫系统，还是免疫系统的缺陷导致了淋巴瘤的出现。哈维怀疑是后者，因为他之前曾患过睾丸癌，而淋巴瘤是第二种原发性癌症，并非第一种癌症的复发或衍生。当然，还有一个问题在于他接受的无休止的治疗，这些治疗带着未知的毒性，以充满毁灭性和抑制性的方式破坏了免疫系统。无论原因为何，他的免疫系统失效导致了一次又一次的败血症，直到主治医生让我和他成年的孩子们坐下来，提出临终关怀，并温和地建议，下一次感染出现时，我可以不用送他去急诊室。我们能做的只有顺其自然。哈维当时患有结核性脑膜炎，无法独自做出理智的决定。

带他回家对于他和我们大家而言都是一种解脱。他的脑膜炎最终痊愈，恢复了全部的智力和精神，在家中接受临终关怀时，还定期与他的科研同事进行实验室会议。我让哈维的儿子马克去佛罗里达把他的爷爷奶奶接过来。哈维在家接受临终关怀时，他年逾 90 岁的父母伦尼和埃丝特尔一直陪在他身边，关爱他，照顾他，直到生命的最后一刻。那些日子里，我最大的困难之一是面对他的母亲。每次走出房间之前，我都会花些时间整理好自己的情绪，我知道埃丝特尔会多么焦虑地观察我的表情，审视我的肢体语言。哈维是他们的骄傲、他们的快乐。

※　※　※

还需要失去多少位奥马尔和安德鲁？

为什么我们要等到哈维的淋巴瘤遍布全身，才做出诊断？为什么要等到奥马尔的肿瘤扩散到血管，侵入周围肌肉，扎根于肺部和四肢？等到安德鲁的肿瘤长到 9 厘米大，威胁到脊髓，出现最初症状几天内便四肢瘫痪？为什么总是要这么晚才做出诊断？为什么不做更多工作，检测癌症最初的迹象，而不是用严苛的治疗去追逐最后的癌细胞？这就引出了一个问题，有谁会在 22 岁或 38 岁的年轻人身上寻找癌症呢？当然，任何年龄的人都无法对癌症免疫。每个人都必须定期接受监测。必须发展科学技术来实现这一目标。必须在癌症前期进行癌症预防。我不是唯一一个这么说的人。

早期发现是解决癌症问题的关键，这已经成为普遍共识。这也是为什么几十年前就开始实施筛查程序，早期检测至少让癌症死亡率降低了 25%。现在，我们需要追踪更早的癌细胞，在它们出现在扫描影像上之前发现它们。可为什么美国国家癌症研究所的总预算中只有 5.7% 拨给这个关键的研究领域？而 70% 的预算资金用于在实验动物和组织培养细胞上进行的晚期恶性肿瘤研究，尽管这些研究临床试验失败率高达 90%！为什么不反过来，用更多资金支持初期癌症检测？

还需要失去多少个奥马尔、多少个安德鲁？

怎样才能治好哈维？手术、化疗、放疗和干细胞移植可以治疗许多癌症。能治愈的癌症种类近些年变化不大。癌症治疗的逐步进展，主要集中于更好地识别对这些治疗有良好应答的患者。而对这类疗法有抵抗力的癌症要如何治疗，过去 50 年几乎毫无进展。靶向治疗和个体化精准医疗方案仅使小部分患者受益，让他们的生存时间延长了几个月，却同时造成巨大的身体和经济负担。20 世纪，人们对免疫疗法进行过各种形式的试验，仅偶尔有少数患者从中受益。

如前所述，问题的重点在于临床前研究过度依赖不可靠的临床前测试平台和实验动物。我并不是完全反对使用动物模型。使用相同动物模型的生物学研究取得了重大进展，让我们能在分子水平上更好地理解癌症。能取得这些进展，大多是通过仔细研究组织培养细胞系和动物模型，包括果蝇、斑马鱼、蠕虫、啮齿动物或猿类。但作为临床前药物开发平台，它们一直毫无用处。若我们继续沿着这一方向，花费宝贵资源改进相同的模型，我们将再花数百年时间才有可能找到有意义的癌症解决方案。

与可复制动物模型的假定黄金科学标准不同，事实上，每位患者的癌症都各不相同，甚至在同一名患者体内，不同部位的癌细胞也互不相同。当一个恶性细胞一分为二时，它产生的子细胞可能具有相同或截然不同的特征，因为在 DNA 复制过程中，新的复制错误会不断发生。即使两个癌细胞基因相同，就像同卵双胞胎，其行为表现也会互不相同，因为基因的表达或沉默取决于上千个变量，如它们生存的微环境、血液供应及免疫细胞的局部反应。由此产生的身体各部位肿瘤中的癌细胞种类繁多，性质各异。宿主对每一种新克隆的免疫反应使情况更为复杂，实际情况永远变化不定，混乱迷惑，令人费解。

疾病的复杂性不仅限于癌症。在 2018 年 7 月 25 日的《科学》杂志上，乔恩·科恩（Jon Cohen）的报告称，研究证明一种抗炎抗体对人类艾滋病毒完全无效，而此前曾有研究证明，此抗炎抗体能够治愈感染猿类艾滋病病毒的猴子。另一独立团队尝试在第二组患病的灵长类动物身上复制这一结果，但也失败了。美国国家过敏和传染病研究所（National Institute of Allergy and Infectious Diseases）负责人，作为该研究的合著者，最终得出的结论：最初的猴子实验结果"可能出于侥幸"。这样的坦诚难能可贵，值得称赞。但我的问题与未来发展道路息息相关：既然动物研究易受不可预测的偶然事件的影响，该机构采取了哪些措施来终止这种研究？我们为什么要继续在动物研究上投资数以亿计的资金，幻想下一次就能为人类提供临床指导？为什么我们不提出要求，让资源分配方式更合理？谁是这些资源的受益者，为什么？可以肯定的是，受益者不是病人。

全部癌症研究的最终目标都是找到更好的治疗方法，但我们用于研究人类肿瘤的研究手段严重不足，尤其是药物测试平台十分匮乏。我们从微小的肿瘤切片中提取一些癌细胞，将它们放进培养皿，或注射到小鼠体内，期望它们能重现恶性细胞在体内进化、扩张、转化、入侵、退化、再生和转移的巨大异质性。可无论培养出什么，都无法代表真实肿瘤之万一，因为一旦被移出正常的栖息地，细胞就会改变其特性以适应新环境。有足够多的证据表明，体外培养细胞系之间的相似性，超过它们与其来源器官（肝、肺、胰腺）组织之间的相似性。它们表现出统一的"转录组漂移"，即所有细胞系表达的多数基因都是体外生存所需的基因。对每件事都要求精确的科学家们，怎么能对如此基本的谬误视而不见？

所以，该怎么解决这个问题呢？第一步，放下傲慢，谦逊地承认癌症过于复杂，用我们为开发治疗方法而设计的简单临床前测试平台根本不可能解决癌症问题。过去50年进展甚微，若我们因循守旧，坚持老一套研究方法，未来50年也不会有什么收获。要处理癌症问题，最快速、最实惠、最人性化且普遍适用的唯一方法，是将注意力从晚期癌症治疗转向初期研究，集中精力实现癌症初期诊断，并发展科技，找到防止其进一步扩散的方法。让我们不再追逐最后的癌细胞，转而寻找并识别最早的癌细胞的踪迹。

※ ※ ※

癌症确诊时，1厘米的肿瘤包含大约30亿个细胞，要消灭的细胞实在太多了。1毫米的肿瘤含有300万个细胞，而0.1毫米的肿瘤大约含有30万个恶性细胞。癌症研究的未来在于开发技术，通过蛛丝马迹检测极少癌细胞的存在。如何一步步地走向未来？

替代标记物检测科学还处于起步阶段。癌细胞的死亡速度很快，会丢失启发性的生物标记物。就像呼吸中会呼出分子，我们可以检测一滴血液中存在的DNA、RNA和蛋白质片段等癌症痕迹，或记录极少数癌细胞引起的磁场变化，或使用抗体结合并显示毫微摩尔级别的蛋白质异常（十亿分之一摩尔，或极小微克数）。

目前看来，癌症的主要问题在于其天性沉默狡猾。肿瘤可以取代其寄生器官的大部分，却不引起任何症状。苏克图、奥马尔和安德鲁的情况正是如此。苏克图比较幸运，意外诊断出癌症，而奥马尔和安德鲁的癌症被发现时，游戏已经结束了。我努力研究致命的AML病例许多年，最终意识到追捕如此狡猾的敌人是多么无望，于是将注意力转向早期检测。为了这一目标，我已经研究白血病前期长达30年，由于MDS可能在不转变成AML的情况下具有AML的致命恶性，我也一直致力于筛查看似健康的正常个体，追踪MDS、AML或其他癌症的早期迹象。

癌症早期诊断的努力与尼克松总统对癌症宣战的历史一样久远。不幸的是，耗资天文数字的传统人群筛查程序并未取得预期的重大成功。此外，这些尝试中出现的种种警世故事，对通过早期发现和治疗干预来治愈癌症的假设提出了挑战。

首先，筛查可能导致过度诊断和过度治疗，可能伤害患者，并给医保系统带来额外的经济负担。癌症开始于单个细胞，但考虑到生长速度的可变性，它可能需要几十年时间才会有明显的临床表现。一项研究表明，乳腺癌的旅程可能先开始于子宫。一些常见肿瘤的发展时间线可能长达数十年。有人认为治疗癌症的唯一方法是找到一个肿瘤，并在其发展中的某个时间点紧急消灭它，这显然是错误的。因此，通过影像学或肿瘤特异性抗原测试等方法早期发现的癌症，大多证明是非致命性的类型，即便等到它们出现临床表现的时期再发现，这些癌症很可能仍然可以有效治疗。

关于早期发现的侵袭性癌症，也没有什么好消息，大多已经扩散，早期诊断也毫无意义。例如，在乳腺癌中，早期诊断出具有有利分子特征的肿瘤意义不大，因为肿瘤或许生长缓慢，可能在患者生命周期内都无足轻重，即使发展到临床可检测状态，也可以使用标准疗法进行治疗。而更具侵袭性的乳腺癌，早期检测的作用也不大，因为肿瘤一旦出现在乳房 X 线片上，就已经扩散，无药可救了。对于乳房 X 线检查作为癌症筛查工具的作用，一些欧洲国家开展了多个大型人群研究，奥捷（Autier）和博尼奥（Boniol）回顾相关研究，得出的结论令人失望："流行病学数据表明，乳房 X 线检查对于降低乳腺癌死亡率的作用微乎其微。此外，治疗越有效，乳房 X 线检查越是弊大于利。我们需要更有效的乳房筛查新方法，以及对筛查策略的风险研究。"美国预防医学工作组（U.S. Preventive Services Task Force）建议对 50～74 岁的女性进行两年一次乳房 X 线检查，对于其他年龄段的女性而言，目前尚无足够证据评估乳房 X 线检查的利弊。

伊利克（Ilic）等人汇总分析了多项研究，都无法证明前列腺特异性抗原（prostate specific antigen，PSA）筛查对于降低前列腺癌的死亡率是否有实质性的改善。结论是："前列腺癌筛查最多能略微降低 10 年内特异性疾病死亡率，但对总死亡率没有影响。考虑 PSA 筛查的临床医生和患者需要权衡利弊，衡量筛查潜在的短期和长期危害，包括活检和后续治疗的并发症，以及过度诊断和过度治疗的风险。"

如果有一种癌症需要早期检测标记物，那一定是卵巢癌。在美国，这种臭名昭著的致命疾病每年夺去 1.4 万名女性的生命。一般卵巢癌确诊时，已经发展到难以治愈的程度，超出控制范围。多达 80% 的上皮性卵巢癌会产生癌症抗原 125（CA-125），只需一个简单检查就能在血液中检测出该抗原。这一重大进展赢得了掌声与欢呼。然而，筛查研究揭示了该测试的基本问题，这对将其作为筛查工具使用提出了质疑。首先，早期小肿瘤产生的抗原数量低，血液中检测不到，当其血液水平上升时，肿瘤已经发展到晚期了。抗原水平似乎与肿瘤负荷关系密切，90% 的 II 期卵巢癌女性患者检测呈阳性，而只有 1/3～1/2 的 I 期卵巢癌女性患者检测呈阳性。其次，CA-125 未必一定是恶性肿瘤前兆，偶见于良性炎症。因此，瑞典一项研究发现，对 5 500 名女性进行随机筛查后，对查出 CA-125 抗原的病人实施 175 例探查手术，结果只发现 6 例卵巢癌，其中仅 2 例处于靶向可治疗阶段。因为 CA-125 的减少与肿瘤负担降低正相关，CA-125 筛查更适合用于监测既定癌症病例中特定治疗的疗效。关于 CA-125，克利夫顿·利夫在其杰作《小剂量的真相》（*The Truth in Small Doses*）中总结道："诊断筛查的重点在于有利于许多个体，同时降低不必要的成本。"

过去 40 年，我们在传统人群筛查措施上投资巨大，却成效甚微。阿达米（Adami）和他的同事们呼吁完全停止此类研究，因为"基于人群的癌症早期检测筛查并未达到我们的预期，并对大量健康人群造成了相当大的伤害。"他们建议，早期检测筛查措施应该只用于癌症高危人群，包括由于基因、生活方式、接触到致癌因素等原因易感癌症的人群。

另外，筛查帮助挽救了结直肠癌患者的生命。这种癌症以良性腺瘤开始，从第一阶段到第四阶段逐步进展，因此，早期发现十分重要。同样，宫颈癌从发育异常发展到癌症也是四个阶段，其早期筛查效果显著，巴氏试验[1]的普及令宫颈癌的死亡率大幅下降。尽管筛查措施存在许多缺陷，1990—2015 年，癌症总体死亡率下降了 25%，这主要归功于高质量的乳腺癌筛查（死亡率下降 39%）和结肠直肠癌筛查（男性与女性死亡率分别下降 47%、44%）。值得注意的是，这类筛查大部分是预防性筛查，而非真正确诊癌症的早期检测。

总而言之，目前可用的早期检测筛查工具有助于预防发展阶段明确的癌症，但对不可预测的癌症并无作用。后者包括甲状腺癌、前列腺癌和一些乳腺癌，它们的大小可能与转移潜能并不直接相关——小肿瘤可能在发展早期便具有脱落细胞的能力，而较大的肿瘤可能遵循侵袭性较低的自然过程。挑战在于，如何在它们发展成癌症之前，通过微创检查改进癌前期检测。

美国每年确诊 170 万癌症病例（60 万死亡），癌症治疗只帮助了一小部分患者。1/3 的人将在一生中患上癌症，通过早期检测和预防措施，我们可以挽救 1.2 亿人的生命。

※　※　※

想象一下，如果有一台机器可以在人早起沐浴时自动进行全身扫描成像；或一款内置了 200 个微型生物传感器的智能胸罩，可以监测温度和质

[1] 巴氏试验（Pap test），也称宫颈涂片检查，因帕帕尼科拉乌（Papanicolaou）于 1943 年发明了用阴道细胞涂片的方法诊断宫颈癌，并建立了巴氏分级法而命名。巴氏试验是指从子宫颈部取少量的细胞样品，抹片于玻璃片上，然后在显微镜下观察是否异常，以帮助临床医师判断子宫颈细胞微小的变化，从而早期诊断和早期治疗宫颈癌病变。

地的微小变化，每周佩戴 1 小时，它就能在附带的应用程序上生成足够的数据，显示极少癌细胞的存在所造成的身体变化；或是服用一种药丸，其内容物会优先被癌细胞吸收，经尿液排出，在特制洗手间中便能检测出癌细胞的存在。还可以接受一组报告基因，其蛋白质产物可用手持设备成像，精确查明身体任何部位的癌细胞。能不能使用超声波扫描攻击癌症，迫使其暴露自身存在及致命性？因为当肿瘤被适当频率的波击中时，会被迫向血液中释放标记物。想象通过呼气设备便能准确识别最早的癌症痕迹，又或者只需要定期抽取一滴手指血，注入磁纳米传感器，它便能立即识别恶性肿瘤的替代标记物。

以上种种并非《神奇旅程》（*Fantastic Voyage*）中的虚构场景，而是现实的技术，它们目前正处于不同的发展阶段，预示着癌症研究新时代的到来。斯坦福大学加那利中心的桑吉夫·山姆·甘比尔（Sanjiv Sam Gambhir）处于这场革命的最前沿，他通过血液、尿液、粪便、唾液、呼吸和眼泪检测以及一系列基因、声波和影像手段进行早期癌症检测。这些突破性技术的出现来自多学科专家的合作，包括遗传学家、生物医学工程师、放射学家、肿瘤学家、分子生物学家、纳米技术人员、人工智能专家、计算机科学家、生物信息学精英等。在体育运动中，团队协同合作能赢得胜利，癌症研究中有何不可？

未来癌症研究与治疗可能是如下情形：每个人从出生到死亡，定期检查，监测体内癌细胞的首次出现，一旦探测到癌细胞，立即识别其蛋白质标记，为癌细胞编码。抽取患者一管血液，分离并激活 T 细胞，根据独特的蛋白质编码及其 RNA 特征，武装 T 细胞，让它专门针对靶向癌细胞。然后将这些 CAR–T 细胞注射回个体体内，寻找并杀死靶向癌细胞。当下 CAR–T 疗法的毒性效应都不是问题，因为与我们现在所针对的目标相比，初期肿瘤体积将会很小。最终，我们甚至不再需要抽血筛查。每个婴儿可以在出生时植入一个微型装置，不断监测身体状况，及时发送信号，随之迅速进行确认、验证和治疗。理想策略是通过植入设备动态监测易致病性状的细微变化，在癌前阶段发现每一个癌症。当然，理想与现实相隔甚远；但"不积跬步，无以至千里"，纵然再遥远，若不迈出第一步，就永远不可能到达目的地。此外，我坚信，只要目标明确，有一定的经济激励，人类就有能力积极进取，勇敢创新。现在，我们应该确切所阐明目标，停止研发低效疗法，转而寻求更人性化且普遍适用的治愈方法。预防是最好的治疗。

　　要检测第一个癌细胞的足迹，必须构建癌症早期生物标记地图，这是当下资源所应瞄准的目标。幸运的是，这项事业的发展已经起步，我们都将从深度合作中获益。一位不知名的圣人曾如是说道："想慢慢进步，去竞争；想更快进步，去合作。"

※　※　※

生物之生命流淌在血液之中。

——《利未记》（*Leviticus*）17：11

　　生命开始于母子之联结——胎盘。问题在于能否在母亲的血液而非羊水中发现疾病踪迹，通过查血检测出胎儿的先天性疾病。我们知道胚胎脱落的细胞会穿过胎盘进入母体血液，可它们数量太少，要捕捉并检查这些胚胎细胞进行详细的分子分析极具挑战。当我们发现怀孕期间，有游离胎儿 DNA（cell-free fetal DNA，cffDNA）在母体血液中循环，那数量问题将会迎刃而解。足够数量的 cffDNA 自胎盘脱落，进入母体血液，被迅速用于非侵入性产前筛查（non-invasive prenatal screening，NIPS），检测发育中胎儿的先天性疾病。NIPS 只需要从母亲身上抽取几毫升血液，并且这已经被证明是产前诊断唐氏综合征最灵敏的方法。

cffDNA 分析取代了羊膜穿刺术。是否可以开发出类似技术，用于检测生长中的肿瘤释放到血液中的替代标记物？这不仅能提供早期癌症诊断，还能让患者免受侵入性活检之苦。健康人的血液中存在游离 DNA（cell-free DNA，cfDNA），但数量极少，而癌症患者体内存在循环肿瘤 DNA（circulating tumor DNA，ctDNA）。ctDNA 来自死亡的癌细胞，免疫细胞无法有效清除血液中的 ctDNA，因而在肿瘤形成早期阶段也能检测到大量 ctDNA。可以对 ctDNA 进行分子分析，用于类似于 NIPS 的无创"液体活检"。大量研究致力于发展液体活检，通过非侵入性检查识别血液中的癌细胞遗传物质，或尿液、唾液中的分子标记物，从而在癌症初期甚至癌前病变时期做出癌症诊断。这些神秘的隐形替代标记物是什么呢？

一是死亡的恶性细胞丢弃的突变 DNA，二是传递异常蛋白质合成指令的信使 RNA 转录物，三是蛋白质本身。此三类都可作为恶性肿瘤的生物标记物，且都能在血液中检测到。尽管生殖系 DNA 在生物体所有细胞中完全相同，但转录组和蛋白质组会根据细胞谱系的不同而不同。例如，白细胞与脑细胞 DNA 相同，但两者的转录组和蛋白质组不同。可以通过 DNA 突变或 RNA 和蛋白质组的异常表达来追踪癌症生长的早期迹象。理想情况是，未来可以将这三类标记物检测结合起来，仅需一滴血、一滴尿或一滴口水就能得到真正完整的图像。为明确这些方法的临床意义而开展的人群筛查试验，需要学术界、公共机构、工业界和肿瘤学家之间进行大规模的合作。

检测第一个癌细胞，而不再追逐最后的癌细胞，这一领域正在积极发展中。一些公司开展大规模的人群基础研究，以测试其筛查方法的准确性和临床实用性，并定期公布结果。政府机构有责任提供协同合作的方法，旨在系统地研究常见的致命人类肿瘤，并及时提供进展路线图。接下来，我们将简要介绍这一领域正在进行的一些尝试。

微小核糖核酸是一种微型非编码 RNA，具有调控作用。癌症患者体内的微小 RNA 通常会失调。由于微小 RNA 以非常稳定的形式存在于人体血浆中，它们能提供可靠信息，用以监测用其他方法难以识别的恶性肿瘤。能显示不同类型癌症重要特点的综合数据库还有待建立，但这一领域已展开多层次的细致研究。数字微流技术是一种高性价比的自动化分散平台，被称为芯片上的实验室，只需一滴血就能完成工作，对肺癌、卵巢癌和胃癌等多种常见癌症进行微小 RNA 诊断。目前，只有 1% 的内窥镜能诊断癌症，99% 都徒劳无功。经过这种血液检测筛选，仅少数人需要进行侵入性检查，会节省大量的成本。一组 8 个微小 RNA 分子在组织标本及 I 期卵巢癌患者的血浆标本中，均显示出强大的诊断准确性。微小 RNA 标记也被确定为早期乳腺癌的诊断、预后和预测生物标记物。肺癌微小 RNA 标记也同样存在。术前血浆中的四种微小 RNA（miR-29a、miR-200b、miR-203 和 miR-31）可作为结直肠癌的潜在预后生物标记物，在结直肠癌监测期间，血浆中 miR-31、miR-141 和 miR-16 的检测水平预示着癌症复发的可能性。实际上，微小 RNA 领域现在还处于起步阶段，若资助机构予以更多的重视，就会让更多研究者关注该领域的研究。

循环肿瘤 DNA 的检测可为癌症早期检测提供安全可靠的平台。拜登副总统的抗癌登月计划[1]正在进行癌症项目的血液检测数据图谱建设，该

---

[1] 2016 年 1 月 28 日，时任总统奥巴马签署总统备忘录，设立以副总统拜登为首的"白宫抗癌登月计划特别小组"，这个"登月"指的是人们在治愈癌症的过程中面临着巨大的挑战，如同登月一样需要历经困难、长期坚持。——编注

图谱将收集血液中的癌症信号数据。ctDNA 携带肿瘤的体细胞突变，是一种更为可靠的测试，但其挑战在于需要大量基因测序才能覆盖常见癌症中最常发生的突变。需要密集的深度测序才能将少量 ctDNA 与正常细胞脱落的高水平 cfDNA 区分开来。目前正在创建与健康捐赠者相对照的癌症突变参考图谱，这项名为"循环游离基因图谱"（the Circulating Cell-free Genome Atlas，CCGA）的项目涉及研究对象上万人，将收集癌症患者血液中发现的突变，这将成为此领域最大的数据库。

一旦检测到 ctDNA，下一个挑战即确定其来源器官。当前对特定肿瘤类型的体细胞改变模式已有详细描述，这些特定突变有助于追踪其组织起源。为防止过度治疗，对侵袭性肿瘤类型与低侵袭性肿瘤类型加以区分至关重要。识别连续取样的 ctDNA 特征与癌症致命性之间的独特关联，将有助于细化这些区分。即使追踪到肿瘤来源，并及时切除肿瘤，也不能保证其他地方没发生隐匿性转移。对于患癌高风险人群来说，如因 BRCA-1 或 BRCA-2 突变有患乳腺癌和卵巢癌风险的人，或有患肺癌风险的吸烟者，ctDNA 检测结果可辅以器官特异性检测和影像检查。如果在肿瘤切除后检测到 ctDNA 的存在，则与乳腺癌、结肠癌以及非小细胞肺癌患者的高复发风险相关。

有能力区分癌症患者与健康人还不够。有些肿瘤生长非常缓慢，相比于任其自然生长，早期发现并积极治疗可能给病人的健康带来更大的危害。理想情况下，早期发现癌症的生物标记物，应该能提供癌症来源器官和潜在侵袭性的线索，即能够提供有效信息。肿瘤细胞特有的蛋白质将是理想的生物标记物，因为它们既能提供诊断信息，又能作为治疗的靶点。检测 PSA、CEA（carcinoembryonic antigen，癌胚抗原）和 CA-125 等血源性蛋白质的检查方法已存在几十年。它们有助于早期检测，但对于更早的筛查，即抗原集合（隐匿性肿瘤的蛋白质特征，而非单一的蛋白质）的筛查，很可能提供更为全面的视角。就基因或转录组研究而言，蛋白质组学的发展还很不成熟，其原因颇多，包括采样错误、缺乏技术和生物信息学的支持，等等。检测大量蛋白质，需要特征明确的抗体，一种使用抗体微阵列（antibody microarray）的新方法可实现这一目的。对蛋白质特征的大规模研究尚待开展，"抗癌登月计划"可能会对这一领域有所助益。

还有一种有趣的生物标记物是外泌体，这种小囊泡由细胞排出，流入血液、唾液和尿液等体液中，它们携带着细胞间通信的信号。外泌体在癌症、凝血和体内废物处理中的作用众所周知，它可作为多种疾病的生物标记物。可以从血液中采集外泌体进行分析。癌细胞排出的外泌体可提供其细胞来源的线索。癌细胞放出它们作为先锋队，去侦查新器官，为癌症的恶性转移开路。它们携带癌蛋白、RNA、DNA 片段和脂质，从恶性供体癌细胞游移到局部或远处的受体宿主器官细胞，改变微环境，为将会到来的癌症做好准备。外泌体在新区域帮助创建转移前的微环境，促进疾病进展。通过蛋白质组学、转录组学和基因组学分析对外泌体进行标记物识别，可作为结直肠癌、脑瘤、乳腺和前列腺恶性肿瘤等多种实体肿瘤的液体活检手段。目前已经开发出应用于临床的外泌体诊断高通量平台，使用微流控设备检测外泌体微小 RNA 分子。与其他液体活检生物标记物相比，外泌体更为稳定，基于外泌体的诊断能提供更具体的信息。最后，外泌体还可用作运送抗癌药物和疫苗的载体。

随着外泌体为癌症转移准备好新位置，肿瘤接着会向血液中释放细胞。跟外泌体一样，这些循环肿瘤细胞（circulating tumor cell，CTC）可通过液体活检捕获，有助于早期癌症检测。它们也可以作为预后标记物，用于监测治疗反应和早期复发。使用上皮性肿瘤隔离（isolation by size of epithelial tumor，ISET）等技术，一毫升血液中仅一个异常细胞也能被检测出来。过滤器捕获后，这些罕见的循环细胞可通过免疫标记和组织化学染色来进行进一步研究。在一项研究中，通过 ISET 技术，600 名健康志愿者的血液中未检测到 CTC，而所有确诊癌症患者的血液都显示有 CTC 存在，且越严重的病例中 CTC 计数越高。随着技术在准确性和特异性方面的进一步改进，CTC 监测可以成为健康个体常规定期检查项目之一。

每次寻找一个罪魁祸首基因，开发一种神奇子弹般的灵丹妙药，这种还原主义的全盛时期已经结束。大数据、云计算、人工智能和可穿戴传感器的新时代已经到来。癌症研究正在演变为一种数据驱动的定量科学。通过组织病理学液体活检（RNA，DNA，蛋白质组学，外泌体研究，CTC）、放射学和扫描技术获得信息，辅以高速计算机学习、图像重建、智能软件和微流体技术，能够并且一定会革新我们未来诊断和预防癌症的方式。理想的策略，是通过分子遗传学、影像学、化学、物理、工程学、数学和计算机科学等领域的专业科学家们协同合作，利用尖端技术来实现多学科系统生物学研究。

勒罗伊·E. 胡德（Leroy E. Hood）和他在西雅图的系统生物学研究所（Institute for Systems Biology，ISB）正是这样做的。他提出了一个新颖的概念，旨在通过具有预测性、预防性、个性化和参与性（predictive，preventive，personalized and participatory，统称为 P4）的医疗保健来检测疾病的早期阶段。通过使用疾病干扰网络检测健康个体，及早发现疾病并寻找解决方案。胡德正在开创一个新医疗保健学科，名为“科学健康”（scientific wellness）。通过系统生物学和 P4 策略的应用，癌症治疗最终可以实现真正意义上的个性化。

早期发现异常细胞后，下一步挑战在于确定其来源器官和恶性潜能，并找到立即消除它的方法。至少对于 MDS 和 AML，我们已经准备好开始利用组织库进行探索。通过基因组学研究选定的样本，了解白血病前期的自然史及其向急性白血病转变的进程，将有助于理解转化过程中 RNA、DNA 和蛋白质水平的变化。研究血清中的微小 RNA、游离 DNA 和外泌体，以及疾病进展过程中免疫细胞的克隆反应，对于确定疾病进展各阶段的特异性标记物而言，具有重要价值。一旦确定了疾病从白血病前期转化为急性白血病的早期标记，这些标记就可以为人体免疫细胞提供癌细胞的"地址"。如前所述，在如此早期阶段检测到癌细胞时，首要的问题是确定肿瘤是否具有侵袭性，因为非侵袭性肿瘤可能不需要处理。要顺利开展此项研究，理想的做法是拥有覆盖患者 10 年或 10 年以上检查结果的存储样本。例如，通过研究 MDS 患者存储在样本库中的一系列骨髓样本，找到白血病转化的生物标记，识别哪些 MDS 患者可能转化为白血病并迅速死亡，而哪些 MDS 患者能存活 10 年以上。

一旦我们发现了能识别致命潜能的生物标记，早期治疗癌症将挽救无数生命。早期癌症疗法不应再是传统的"切割—毒害—灼烧"策略。目前正在发展的细胞疗法将成为理想策略，以激光般的精度瞄准少量异常细胞。

随着对免疫系统理解的不断深入，我们已经找到基于运用 T 细胞和自然杀伤细胞等人体自身力量从内部打击癌症的疗法。在晚期癌症的治疗中，CAR-T 细胞的高效率成了一个棘手问题，因其效率过高，会杀死它们找到的所有表达该标记的细胞，包括正常细胞。随着癌症鉴别诊断能力的提高，在癌细胞数量较低时引导 CAR-T 进入癌细胞，其高效杀伤力可转化为一种优势，可以避免因破坏大块肿瘤组织而产生致命的细胞因子风暴和肿瘤溶解综合征。在 MDS 病例中，一旦检测到一个早期标记"挥舞"着第一批急性白血病细胞出现的红旗，这些标记就可以用来武装和激活免疫细胞，使其锁定目标。目前正在开发同样的策略，用于识别所有类型的早期癌细胞，包括乳腺癌、肺癌、前列腺癌和胃肠道癌症等。以约翰斯·霍普金斯大学伯特·沃格尔斯坦小组的研究为首的许多精彩研究已对这一提案的各个方面进行了详尽的阐述。

这些领域的一些研究也获得了国家卫生研究院的资助，但与细胞系和动物模型研究所获资金相比，这点投资仍是微不足道。通过重新分配人才与财政资源，从老一套的资助提案转向鼓励使用真实人类样本进行早期检测，并向有竞争力的科学家提出振奋人心的挑战，将大大加快这些领域的进展。我们需要承认当前战略的失败，并愿意 180 度大转弯，从头再来。我们已经投入了大量努力来寻找最小的残留疾病。为什么不用同样的严谨和专注去捕获最小的初始疾病呢？

就我的实验室而言，有了可使用的组织储存库，研究癌症的新策略将从集中的系统生物学研究开始，对早亡患者（2 年内）和存活时间长的患者（超过 5 年）的前 1 000 份血清和骨髓样本进行研究。到目前为止，我

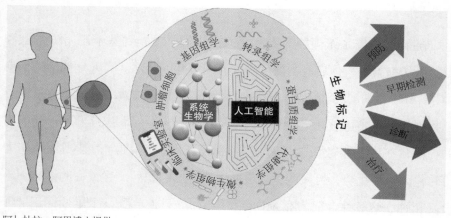

阿卜杜拉·阿里博士提供

们使用了一种或最多两种组学技术对这些分组中的少数患者进行比较，例如量化研究信使 RNA、进行基因表达谱分析，或进行 DNA 测序以寻找目标基因的突变。

同时研究大量患者，使用各种技术检测多种载体（血液、骨髓、口腔涂片、循环 T 细胞）中 RNA、DNA 和蛋白质表达，比有限样本研究更有可能发现临床相关的复杂特征。发现的数据经过最新技术的检验，将用于表征下一组样本，也就是从组织库中提取另外上千个样本进行测试，以确认生物标记物。然后将改进后的标记用于样本集的预期验证，并最终应用于真实患者群体的临床环境。通过这样的系统生物学方法，对组织库进行彻底的回顾性分析研究，尽可能为完善诊断、预后和治疗能力提供有效线索。当重要的蛋白质或基因突变图谱提示有从前未被怀疑的信号通路被激活时，便会出现新的标靶。

过去 50 年盛行简化法，比如在小鼠模型设置中调整一两个基因，相较于此，使用实际人体组织的多元研究途径更可能取得成果。除实体样本外，组织库最强大的方面就是它提供了可追溯到 1984 年的临床视角，可用于对数千名早亡患者的样本与数千名存活时间较长（5～10 年甚至更长时间）的患者样本进行比较。过去 10 年内才开始的样本收集都无法提供这种独特的追溯线索。想象一下，当我们能够检测从大量患者身体内定期连续提取的多个样本，这些样本的 RNA、DNA 和蛋白质表达显示出随疾病自然史发展而出现的生物学变化，这将带来多么惊人的信息财富。此外，同时从患者的外周血中获得的 T 细胞，被有效地冷冻保存于组织库中，可以解冻、再生，用于研究，让我们可以详细了解患者免疫系统是如何应对这些结构性变化的。由此发现的生物标记可以用于我们老龄化人口的 MDS 和 AML 早期检测，老龄群体正是这些疾病的高发群体。但是支持在哪里呢？

※ ※ ※

还要多少赞尼布？

1992 年 12 月，一个清爽的早晨，我乘坐的航班降落在奎德－伊－阿扎姆（Quaid-e-Azam）国际机场。我在卡拉奇长大，医学院毕业后直接搬到了美国。我父母在世时，我经常回家看望他们。每次我回到位于古利斯坦－伊－拉扎（Gulistan-e-Raza）街区的家中，母亲都会给我一份她列好的名单，上面是等我看病的病人。在回家的路上，我们的司机阿里·阿斯加尔（Ali Asghar）警告我，这次的清单上有一个紧急病例。"萨希卜（Sahib）夫人非常担心一个年轻女人死于血癌，她想让我今天下午就尽快开车送你过去。"果不其然，我刚到家几小时，母亲就提起这件事。"赞尼布（Zaineb）才 35 岁，"她说，"她丈夫去年意外身亡。她一直在做清洁工作养活自己和孩子。她突然就病了，非常虚弱，公立药房对她一点帮助都没有。可怜的孩子连床都下不了。我是在 Bazm-e-Amna（一个我母亲积极参与的慈善组织）听说她的，你得帮帮她，今天就去看她吧。"

我到了贫民区，向她的小棚屋走去，在屋外看到三个瘦骨嶙峋的小女孩，5～9 岁的样子。最大的孩子面色特别苍白，无精打采的，我问她还好吗，她摇摇头。我不敢问那个显而易见的问题——她有没有吃东西。我姐姐阿提娅不仅是一流的儿科医生和儿科肿瘤学家，还是人类发展基金会主席，她的使命是改善巴基斯坦极度贫困地区的医疗保健和小学教育。她问过学校里一个小女孩同样的问题："你今天吃东西了吗？"那个 6 岁的孩子回答："没有，今天没轮到我吃早饭。"当我面对赞尼布棚屋外的三个小女孩，那个回答在我耳中回响。也许她们今天都没"轮到"吃饭，甚至好几天都没有。

对于这个 35 岁的女人来说，死于白血病甚至不是她最大的问题，我要怎么进去，跟她谈什么呢？

癌症治疗，如 CAR-T 和其他靶向治疗、干细胞移植和免疫疗法等，需花费数十万美元。这些昂贵的治疗正在使世界上富裕的发达国家破产。赞尼布们更是绝对无法企及。这是一个全球社会，我们不能忽视自己的责任，应开发出一种价格合理、普遍适用于全球每年近 1 800 万癌症确诊患者的治疗方案。

哥伦比亚大学生物医学工程教授塞缪尔·K.西亚（Samuel K. Sia）想要开发一个普通人负担得起的诊断平台。塞缪尔发明了一种微流控芯片，可以检测多种疾病，包括性传播疾病，并且价格很低，性价比极高。芯片被称为 mChip，是一种手持设备，尺寸不过一张信用卡大小，可以抽取一滴血进行分析，以快速诊断各种疾病。它在欧洲已被批准用于前列腺癌的诊断。我们哥伦比亚大学的两个实验室正在合作开发一种可植入芯片，芯片可以植入人体皮下，用于持续监视、检测、捕获和摧毁第一批癌细胞。早期检测是最富同理心和人道主义的癌症解决方案。

※ ※ ※

劳拉和礼仪的重要性

2002 年 5—10 月，哈维·普莱斯勒和帕·巴克相继去世。哈维的离去让我痛苦地意识到，人们表达哀悼的方式多么不合时宜。有个朋友哭得泣不成声，提议带我去单身酒吧换个心情。人们反复跟我说着一句话："很遗憾听到哈维去世了，可你看上去还不错。"我知道这句话是出于好意，但实在令我困惑不已。最荒谬的是一个同事给我的电话留言，说她为我丈夫去世感到非常遗憾，但"别担心，你不久就会去陪伴他，你们会在天堂相遇，幸福地生活在一起"。

我希望他们读过劳拉·克拉里奇（Laura Claridge）那本见解深刻、引人入胜的传记，*Emily Post: Daughter of the Gilded Age, Mistress of Manners*[1]。劳拉是我哥哥阿巴斯介绍给我们的英语教授，她才华横溢，很快就成了我们家的挚友。她在书中明确提出两点：第一，从出生到死亡，我们人类需要指导，学习如何做事；第二，注意自己的言行举止，可以克服一些甚为明显的缺陷。这本书的早期书评引用了马修·阿诺德（Mathew Arnold）的话："行为是人生的四分之三"，完美地抓住了她的精髓。劳拉直言："主题无关紧要：无论是葬礼或插花，破碎的心灵或破碎的玻璃，艾米丽都尊重她的听众，她想教导那些可能成为'最好的人'的读者，不分背景、种族和信仰，都要这样做。"从深处来讲，礼貌的真正内涵在于表现出对他人感情的敏感和同理心，如波斯特女士所言："最好的社会不是固定团体，对社会成员的要求不在其出身高低，而在其行为举止优雅得体……对他人感情出于本能的体谅，是这个世界社会选民的标准。"

哈维去世几个月后，我收到哈维前妻安吉拉的来信，信文简短却表达出深切的同情。从 1977 年我初识哈维，到 2002 年他去世，我只见过安吉拉几次，1982 年后我再也没见过她。我对她印象一直很好。这封信之所以不同寻常，一方面是因它饱含善意，另一方面是因为里面有一张数额相当大的支票。原来哈维没有更改他在罗斯韦尔·帕克纪念研究所的退休计划受益人名字，他过世后支票被自动寄给了安吉拉。"这应该属于你和谢赫扎德。"她简单地说。这便是波斯特女士所说的非凡的体面和礼仪。

---

[1] 此著作名大意为"镀金时代的女儿：艾米丽·波斯特"。——译注

　　我清楚地记得那天晚上，哈维刚离开超过 24 小时，我在为他的追悼会做准备。世俗的繁文缛节无处不在，我拿起结婚戒指，向姐妹们寻求指导。

　　"我可以戴这个吧？"我问。

　　我妹妹苏格拉在一旁看我准备，一直默默流泪，这时她抓起戒指，牢牢套在我手指上。

　　"是的，你可以戴，今晚可以，以后也可以，你想戴多久就戴多久！"

　　劳拉写道："只有艾米丽·波斯特理解，规范有力量控制一个人原始的情绪。"难怪《礼仪》是"公共图书馆第二最常被盗的书，仅次于《圣经》"。波斯特充满智慧地劝慰逝者家属："当我们至亲至爱之人没入黑暗，独留我们孤零零地站在黑暗的边缘，我们的灵魂前所未有的庄严。在这种时刻，我们最不愿寻求安慰之处，便是那些看似矫揉造作的礼仪，然而，正是在最悲伤的时刻，礼仪发挥了最重要、最真实的作用。"

　　劳拉撰写波斯特的传记时，被诊断出患有一种特别致命的脑瘤，存活超过几个月的概率微乎其微。她重症监护室的医生曾打电话给我，让我劝她的家人"顺其自然"。在如此严重的情况下，劳拉还是克服重重困难，坚强地活了下来，并在手术后不久重新开始写作这本书。尽管她的大脑受到放疗和化疗的损害，但劳拉仍然细心钻研，用心讲述另一位伟大女性的故事，并从中获得力量。这本书很早就获得哈佛大学尼曼基金会的支持，它不仅是劳拉惊人的个人成就，也是人类不屈不挠的崇高精神的最好证明。波斯特和克拉里奇都将悲剧转化为有益的追求，无论在顺境或逆境之中，她们都身体力行，展现出最好的行为。

　　劳拉没有原发性脑瘤。她患有淋巴瘤，脑部有多处损伤。她做过好几次切除手术，接受了多轮放疗、化疗，靶向治疗和自体骨髓移植。在那些艰难时光里，劳拉一直坚持写作。事实上，她的文字比之前更加清晰有力。她的新书《带着猎狼犬的女人：布兰奇·克诺夫》(*The Lady with the Borzoi: Blanche Knopf*) 于 2017 年出版，广受好评。现在，她正在创作她的第一本小说。

哈维死于淋巴瘤。愿灵安息，哈维。

帕·巴克死于干细胞移植并发症。愿灵安息，帕。

劳拉确诊淋巴瘤 16 年，接受了干细胞移植，她还活着。

劳拉是我们肿瘤学家不能放弃的原因。我们绝不能放弃。

劳拉万岁。

※ ※ ※

哈维的追悼会，马克致辞：

我们的父亲不是个多愁善感的人。他是真正的科学家。感情会蒙蔽理智……看不见理性，则如瞎如盲。但父亲也有鲜为人知的另一面，他虽讲求实际，却是个情感丰富的男人。他坚持自己的信仰，从不退缩。他坚持要有尊严地死去。他承受着所有痛苦，从不抱怨。他不愿成为妻子和孩子们的负担。他从不是我们的负担。阿兹拉说得很好：照顾他是我们的荣幸，绝非负担。父亲常引用一句话："死亡凝视我，我亦凝视死亡。"爸爸，您做到了。

最重要的是，我们的父亲是个顾家的男人。他珍爱我们，我们也珍爱他。他经常感谢我们陪在他身边的日日夜夜，但我告诉他不需要感谢，我们不可能不在他身边。他经常跟我讨论他的病情。他曾问过我，为什么他要继续战斗……有什么好处呢？我告诉他，他的疾病让我们家人更为亲密。他笑着说很高兴还是有些好处的。

阿兹拉，他深爱您。他常告诉我那是一见钟情。你们拥有童话般的爱情。爸爸都已经失去知觉，但当您走进房间，他还是会下意识地微笑。我从未见过如此动人的事，我很荣幸见证你们对彼此的忠诚。您对他的悉心照顾也令人感动，您从未离开他身边，坚持让他不要放弃。没人能比您对他更好，这他知道。他很幸运能遇到您。

整理他的钱包时，我惊讶地发现包里有一张叠好的纸，上面是他亲笔写下的两句引言，我想跟大家分享其中一句："已经没有更多话好说。这漫长的折磨，我毫无快乐，唯有一丝满足。我常常疑惑，自己为何坚持，至少现在我明白了。没有希望，没有回报，我一直清楚这一苦楚的事实。但我是男人，男人要对自己负责。"[引自乔治·盖洛德·辛普森（George Gaylord Simpson）]我们的父亲死于5月19日，星期天下午3：20。他的家人会继续生活，彼此爱护，亲密无间，让他为我们感到骄傲。爸爸，我们爱您。您是我们最好的朋友。未来每一天，我们都会深深思念您。

※　※　※

哈维一生致力于科学研究，致力于为癌症患者寻找解决方案，为纪念他对科学和医学的终生奉献，有了以他名字命名的年度演讲活动。以下是谢赫扎德在2012年哈维·普莱斯勒纪念演讲上的发言：

我记得2002年5月19日，最后那天早晨，爸爸弥留之际。早上

7：00，妈妈走进我的卧室，告诉我和萨拉姐姐，爸爸想见我们。8岁孩子的直觉告诉我一切都不太好，我冲进他的房间，却发现他坐了起来，微笑着，伸出瘦弱的胳膊来拥抱我。我们在一起待了几小时，我给他读我最喜欢的书，跳到他的床上，穿上他的助步器跑来跑去，认真地讨论马达加斯加青蛙，还拿他的温度计玩。他一直温柔地微笑着。最后，爸爸妈妈的好朋友瓦尼亚（Vania）来了，带我和他的女儿还有我最好的朋友萨尔皮（Salpi）一起去公园。那是我最后一次见到爸爸。

几年后，妈妈告诉我，爸爸那天早晨5：00就醒了，看到自己的身体多处出血，意识到自己出现了弥散性血管内凝血（disseminated intravascular coagulation，DIC），然后平静地宣布他那天就要离开人世。妈妈帮他清洗干净，给他换好敷料纱布。尽管呼吸越来越短促，肺部充血，他在最后几小时里，唯一想做的就是跟家人待在一起。在他生命最后的几小时里，爸爸平静地看着我玩耍，听我无休止地唠叨、阅读，还跟我讨论关于我宠物青蛙的生物知识。

热爱命运，不外如是。

※ ※ ※

哈维这样活着，这样死去，一直骄傲，直到最后。那个芝加哥的下午天气晴朗，阳光明媚，他在我怀里艰难地咽下最后一口气。直到意识清醒的最后一刻，他始终镇定、沉着，不失为真正的英雄主义。

停下所有时钟，切断电话语音，

给狗一根骨头，换它片刻安静，

钢琴寂然无声，唯余鼓点沉沉，

缓缓抬出灵柩，悼者上前送行。

飞机在头顶，盘旋哀鸣，

于空中草书："他已逝去。"

——威斯坦·休·奥登《葬礼蓝调》（Funeral Blues）

后 记
告别之后，悲伤难言

纳希德，阿莱娜

　　有些悲伤深不可测，难以言喻。当身为母亲的纳希德和阿莱娜看着自己生养数十年的生命一步步死去，怎样的字母组合能说得清她们说不出口的话语？痛苦没有起点，亦没有终点，没有解脱，没有高低起伏，没有片刻喘息，过去、现在与未来都坍塌进入无底深渊。

　　用一门怎样的语言能表达她们两位母亲的毫无防备、脆弱无助？她们小心翼翼，一点点、一步步地将自己的孩子送进坟墓，承受 16 个月的凌迟，受尽折磨却无法减轻痛苦之万一，直到她们的孩子咽下最后一口气。奥马尔做了 7 次手术，摘除了手臂和肺部切片，切除了充满癌症的肩部。安德鲁先是四肢瘫痪，接着是肠和膀胱，然后是视力，最后是再也无法吞咽。要能承受全宇宙的悲伤，才敢跟纳希德和阿莱娜一起哀悼。极尽夸张的言辞都不足以表达这无法估量的悲痛，任何言语词汇都显得苍白无力。阿莱娜带着无限的关怀，一次次清洗擦拭她 23 岁孩子那消瘦无力的身体，为他穿好衣服；纳希德在醒着的每分每秒，甚至在梦中，无时无刻不被这残酷刺骨、汹涌可怖的巨大恐惧所笼罩；她们的坚强战胜了死神的傲慢，尽显母爱之伟大，满天星辰也为她们垂眸。母亲心上的点滴痛苦让太阳的光辉也黯然失色。她们的悲痛扬起沙尘，足以掩盖沙漠；她们的眼泪令河水倒流、天地失色。

> Hota hay nehaan gard mein sehra meray peechay
> Ghista hay jabeen khaak pe darya meray aagay [1]
> 在我身边，旷野都羞愧地藏于尘土，
> 在我面前，河流亦卑微地匍匐于地。

——《迦利布：优雅的认知》

※　※　※

奥马尔和安德鲁，他们有何选择?

古希腊经典特别强调选择。埃斯库罗斯的《奥瑞斯提亚三部曲》中，每个角色都有自己的选择。阿伽门农不必杀死他的女儿伊菲革涅亚，克吕泰涅斯特拉不必杀死阿伽门农来为女儿报仇，奥瑞斯忒斯也不必为了替父亲阿伽门农复仇而杀死母亲克吕泰涅斯特拉。人人都有选择。

希腊词 pharmakon 结合了三种含义——治疗、毒药和替罪羊。埃斯库罗斯在《奥瑞斯提亚三部曲》中用这个词指代一种药物，既可能是解药，也可能是毒药。它能通过杀死疾病，或杀死患病之人，让人摆脱疾病。当阿伽门农牺牲女儿伊菲革涅亚时，他的行为亦如同 pharmakon 一般的双刃

---

[1]　乌尔都语原文，与下文诗歌表达意思相同。

剑，它解决了船只所需风力的问题，却最终导致全家人丧命。

我们为奥马尔和安德鲁提供的 pharmakon 也包含着这三种含义。为了对抗肿瘤，化疗和放疗既是治疗，亦是毒药。基本上，治疗会摧毁一个区域的肿瘤，而新肿瘤会在其他 100 个区域暴发，穷凶极恶，难以遏制。当然，根本没有希望改善存活率。毒副作用会让他们住院几周甚至几个月，在口腔和食道里留下巨大创伤。pharmakon 的第三层含义是指祭献仪式。我们对实验性药物的风险和益处知之甚少，只能通过临床人体试验测试药物，寄希望于从当前试验中观察学习，我们是否为了其他人未来更好的结果，将社会需求、内在欲望、意识关注甚至反复无常的专横暴力强加于奥马尔和安德鲁身上？

无论如何，我们都得进行这些可怕的治疗，别无选择，因为就算不治疗，痛苦也不会减少。若任其肆虐，癌症是最痛苦、最可怕的疾病之一。问题就在于奥马尔和安德鲁根本无从选择——屈从于癌症肆虐，或寻求姑息性治疗，暂时控制不断增长的肿瘤，但也承受着副作用带来的痛苦！死于疾病还是死于治疗？

你会怎么选？

为何只有这两个选项？

※ ※ ※

凡所过往，皆为序章

2005 年，伊丽莎白·库伯勒 - 罗斯出版了她的最后一本书《当绿叶缓缓落下》(*On Grief and Grieving*)，她在书中提出，像确诊绝症的患者一样，患者家庭也会经历同样的五个阶段：否认、愤怒、妥协／讨价还价、抑郁和接受，但不一定是按这个顺序。这个问题要复杂得多，经历丧亲之痛，情绪混乱失常不可预料，绝非规则有序的特定进程，患者家属失去至亲至爱之人，不断地在没有他们的世界重新调整自己的位置。当疾病以原始野蛮的方式蔓延肆虐，困惑不安乃人之常情，点滴观察被无限放大，一丝一缕特征都承担着生命之重，无论重要与否，每个问题都值得一个答案。必要的问题最终都与选择有关。当选择事关生死，评估潜在风险和个人责任都需要强烈的情感、心理、理智和精神投入。在如此巨大的压力之下，身陷迅速发展并注定致命的疾病旋涡，是否能做出正确的选择？多年后回顾这些选择，思路是否能清晰一些？

　　然而后见之明也存在问题，回顾过往总是倾向于用更乐观的术语解释已经发生的事件，试图为生活中不可把握的混乱带来理性秩序。罗伯特·弗罗斯特（Robert Frost）的著名诗篇《未选择的路》（*the Road Not Taken*）谈论选择与回顾问题，其中最著名的诗句在诗歌的结尾："一片树林里分出两条路，而我选择了人迹更少的一条，从此决定了我的一生的道路。"诗歌似乎表现出新英格兰人的典型特质，勇敢无畏，自力更生，不惧生死。理想的美国人不会因循守旧，要打破传统，选择一条不同寻常、风险未知、似乎无人涉足的道路来展示自己的个性。诗的关键在于诗中弗罗斯特对两条路的描述，它们都被落叶覆盖，基本难以区分。只有当诗人多年后回顾过往，在"很久很久后"回想人生种种，才能明白正是那个选择"从此决定了一生的道路"。当然，事实未必是这个选择决定了一生，不过后见之明让诗人将无序变为有序，仿佛当初选择所造成的不同结果合乎逻辑，有理可循。

　　尽管使无序的事件有序化并不合理，我还是请本书中提到的一些患者家属回顾了当初的情况。我请他们阅读我所写的内容，关于他们的亲人或爱人，关于我们对癌症科学认知的漏洞，关于为了缓解或治疗所采取的严苛措施，关于我们全社会的失败。了解了这一切之后，我问他们如何重新解读这一切，如何看待不同的选择。我希望通过重新评估与反思，能够系统化地重组信息，对巨大压力下做出的抉择进行冷静而有条理的筛选，重新思考、质疑，想象其他可能性。从这个角度来看，最终有可能解决那些假设性问题，特别是哪些痛苦和折磨本可以并且本应该避免，对未来可能再出现的类似情况可以如何预防，理解哪些选择可以改变，以及如何在外在偶然性与内在压力之间求得平衡。重温悲剧，希望能带来一丝安慰，让我们明白生活的随机性；承认无论我们如何努力，都无法理解所爱之人所经历的巨大痛苦；让我们面对疾病的复杂无解，面对死亡；让我们接受唯一的答案是没有答案。

※ ※ ※

奥马尔

2018 年 5 月 9 日

纳希德（奥马尔的母亲）

　　我实话实说，没有任何时刻……哪怕一秒，我也从未允许自己相信奥马尔真的会死……会永远离开我。他带我走到沙发前坐下来，用轻松随意的口吻说道，他咨询的医生怀疑有……一些"问题……可能是肿瘤"。

　　从那一秒开始，直到我意识到他停止呼吸，我一直充满希望，以为他最终一定会战胜病魔。以为他要好些了……他已经被治愈了……他会活着……我无法理性地解释这一切。

事实是，"希望"跟癌症一样，是一种痛苦的折磨……从心灵和头脑开始，蔓延至全身。希望会紧紧抓住你，爬进你内心与脑海深处，深深扎根。当希望消失，留下巨大的空洞，永远也无法填补……正是这个空洞，这种虚无，将伴随一生……正是这洞里的空虚，我们试图掩盖，却挥之不去。

奥马尔绝不会选择接受命运，也绝不会选择不与之抗争到底。如果抗争意味着化疗、放疗、实验性试验……他都会去争取。

你记得吗？他离世前几小时，还在讨论一种新的疗法……干细胞还是什么你们之前讨论过的新药。

至于被告知治疗和实验药物可能的存活率，看到那些冷冰冰的数字百分比……也从未有一刻犹豫，始终相信他会是幸存者之一，一定是，必须是。为什么不呢？奇迹总会发生，不是吗？

他或许有过不那么积极的想法，但他从未向我透露半分。只有一次，他让我学会自己打理财务……就这样……我告诉他我不会做这些，他得帮我，之后他再也没有提过。

医生们应该对奥马尔抱有希望吗？当然，毕竟他也没失去什么。是啊……这意味着痛苦的治疗，但也意味着存活的可能。

我觉得这必须让病人自己决定……无论他有没有家人。除非痛苦超出了人体极限，否则，他应该有权利活在自己的宇宙中。

研究者必须且应该做的，是继续工作，不停地工作，想想患者和家属，换位思考一下……他们必须创造出新的药物治疗，发明能分离癌细胞的新工具，开发能杀死癌细胞的新药。如果当下的实验室无法满足挑战，那就需要更多研究……严格管控之下，细胞能从一个培养皿跳到另一个培养皿中，这让我震惊……这怎么可能？为什么？癌症不会传染，不是吗？

　　最后，我相信奥马尔身上发生的一切都是必然，唯有一件事，那就是第一个医生给他做的低强度化疗。如果说奥马尔的治疗中有任何一丝错误，就是那次化疗。

※　※　※

2018 年 7 月 15 日

法里德（奥马尔的弟弟）

亲爱的阿兹拉阿姨：

　　谢谢您的来信。这些问题一个比一个难，但我会尽全力回答清楚。

　　有没有人告诉过我哥哥他的存活概率是零？这个问题的答案绝对是"没有"。我们绝不曾被告知机会为零。不仅如此，直到最后一刻，我哥哥的大多数医生都对存活机会的问题刻意避而不谈。说句公道话，我自己内心也总是回避这个问题。我并不是不知道他的机会非常渺茫。事实上，第一次见医生时，她预判的存活率高达 85%，我甚至非常惊讶。也许医生想让哥哥感觉好一些？或是她的信心有关于荣誉——医学在疾病面前的荣誉。无论是哪种情况，这暂时增强了我哥哥的信心，也让我对自己收集的信息感到怀疑。

　　我们曾一起散步，他告诉我别担心，他说他会战胜它的。他真心相信自己会战胜它吗？还是出于兄弟感情不想让我担心？或许这两种心理根本不可区分？无论如何，两个月后，当纽约医院的肿瘤医生告诉他实际存活机会只有 75% 时，他完全震惊了。从多个方面来看，这个数字甚至比纽约综合医院给出的 85% 更不准确，在此期间，他服用的氨甲蝶呤（Methotrexate）明显没有效果。那为什么医生要给他那个数字呢？这样公然的谎言是出于善意吗？为什么要做这种毫无意义的"善举"？我记得穆尔西问他，85% 跟 75% 有何区别？但在他心中，存活率骤降 10%，需要很大的心理调整。

　　数字的影响很奇妙。至少从数字上来讲，我比其他人更清楚他的机会很小，但当朋友或家人提到"死"时，我还是怒不可遏。我为他感到愤怒，也为情感上无法接受"死"而感到愤怒，尽管癌症已经明显侵入他的身体，一个细胞接着一个细胞，一个器官接着一个器官，清楚地表明我哥哥快"死"了。他是会列出"生前必读 100 本书"的人，因为他说"'死之前'听起来太悲观了"。明知自己时日无多，他还坚持去看契诃夫的《樱桃园》，那真不是一出轻松愉快的戏剧。当有人质疑他的选择时，他说："活着的时候就要好好活。"他的生活理念不只是振作起来，而是要全力面对生活。接受死亡，完成遗愿清单这种想法对他而言根本行不通。他正值壮年，刚刚迎娶一生挚爱，住在自己最爱的地方，身边围绕着最爱的人。他拒绝爱他之人的怜悯和哀悼。然而，当然，若"死"之一词有任何意义，他确实快"死"了。

　　这一切说明，如果医生拒绝给他治疗，他定会反击，拒绝他们的拒绝。至少对他而言，受到威胁的不仅是他、他的生命，还有科学与医学、科学发展和科学方法。放弃自己就是放弃科学——于他这绝不可能。若知道不仅自己末日将至，甚至科学也失败了，他根本不可能享受什么遗愿清单之旅。有时我会想，他不愿采纳更为激进的建议，是不是因为那个建议本身，就等同于承认失败。

　　我真的认为直接告诉他机会为零才是道德的选择。或许绝望的痛苦更甚于一系列可怖的手术？即便如此，我还是想知道，如果医生知道他根本毫无机会，为什么还愿意为他做手术？哪怕只有一丝一毫的机会也是好的。他的外科医生真的不知道吗？如果不知道，为什么会不知道呢？如果知道，他们为何坚持自己的方案？在这个决定遭到质疑之时，他们为什么那么傲慢自负，甚至有时发出咄咄逼人的嘲笑？

很抱歉用问题来回答你的问题。在我看来，对于所有奥马尔家的成员来说，最道德的选择都是坦诚告知患者注定的死亡。若死亡已经注定，应该让他们知道他们所走之路不可能成功。更重要的是，道德选择应该是从更深的层面接受体制和认知的不完善，这才是我们理应珍视并积极捍卫的。毕竟，正是因为不够完善，才需要有规则可循。

爱您！

法里德

※ ※ ※

2018 年 10 月 29 日
萨拉（奥马尔的妹妹）

我跟哥哥最后一次聊天是在布鲁克林，我们站在一个好位置，展望公园（Prospect Park）的美景铺展在眼前，他转过头对我说："你觉得天堂会是这样吗？我想象不出比这更美好的地方了。"

作为他的妹妹，我对哥哥的解读可能跟别人不同。所有年幼的弟弟妹妹都有特殊的能力，能读懂他们的哥哥姐姐。我相信哥哥知道他的预后，知道存活机会渺茫，也知道死亡很可能已迫在眉睫。他知道根治手术是他最后的存活机会。当然，人类心理非常复杂，他的认知不一定能直接转化为决定。

在他生命的最后这段时间，哥哥如何处理疾病，如何面对他所爱的人，皆有一部分出于他的人格特质，他举重若轻、慷慨无私、爱护家人，这种非凡的品质在很大程度上决定了他是谁。我不是说我哥哥是圣人。他也有特别烦人的一面，但他在很多方面确实与众不同，这种品质便是其一。如果我们曾将这种品质诉诸言语，曾在谈论他和他所面对的情况时提及一二，也许我们会给他一个机会，跟我们坦诚交流。

我有时会想，如果我们是那种开诚布公的家庭，他会怎么选择？想象我们的家人、朋友围坐在一起，家人直接跟哥哥说："亲爱的，为你自己着想，别只想着我们。你有这些选项：（一）根治性手术；（二）姑息治疗；（三）多次手术、化疗与放疗。就这三种选择，无论你想做什么，我们都会支持你，你还可以改变主意，我们也会一直支持你。我们深爱着你，你要抗争，我们陪你一起，你要放弃也没关系，我们一样支持你，陪着你。告诉我们你想怎么做，我们一直都在这里陪你。跟我们说说吧，跟我们分享你的恐惧和想法。"

我想告诉家人、朋友、医生、护士和所有社会工作者，我们应该像这样交流。没人会因为一次谈话而死去，没人会因为一次谈话而在肉体的痛苦和死亡之间选择前者，也没人会因为你把选择摆到明面上，就放弃生命。别这么胆怯懦弱。

不要像我一样，等着别人提出姑息治疗，甚至协助自杀。让我为他探索相关研究与选择，给我"一根拐杖"、一份勇气开始这坦诚的对话。

在我看来，我们都辜负了哥哥。总而言之，我们忘记了爱的本质——无私与共情。

※ ※ ※

2018 年 7 月 10 日

穆尔西（奥马尔的妻子）

　　我们从没想过奥马尔会死。我们从未谈及他快要死去。若我们知道他的预后如此无望，我们会决定要孩子。之前我不想要孩子，但他想。在他确诊前一个月，我们谈过这个，决定要孩子。但在结婚前，他被诊断出癌症，后来太多事情接踵而至，我们再也没有谈起这个话题。若知道他已经没有活下去的机会，我们会考虑孩子的事。

　　另外，如果当初知道实情，我们会多去旅行。2008 年，在多次肺部手术后，我们决定去希腊度蜜月。奥马尔甚至不想告诉医生，担心医生不让他去。他们会说他的免疫系统受到抑制，出去旅行太危险。我们去了，玩得很开心！整个旅程中他从未有过抱怨，虽然有时会有疼痛，但我们真的非常快乐。我们应该多一些这样的旅行。

　　还有一件事，与他所做的一系列手术有关。在第一次手术后，我们被告知癌细胞已经进入静脉，这意味着癌症已经扩散。但医生没有告诉我们这对他的预后意味着什么。我们总是在说存活率开始是 85%，下一次跌到 75%。就算医生提起过预后无望，也没人注意。奥马尔和我们所有人都始终抱着希望，下一种治疗可能会有效果，这正是我们坚持的原因。后来的手术和肺炎给他带来可怕的折磨，在第八次、第九次手术之后，我们才质疑为什么需要这么多手术。回想起来，我可以肯定地说，如果我是他的话，我一定不会选择经历这么多次手术，那实在太痛苦了。

※　※　※

姬蒂·C.

2018 年 6 月 18 日

康纳（姬蒂的儿子）

　　在我看来，妈妈的医疗过程无可挑剔。我妈妈总是对您和其他医治过她的医生赞不绝口，更准确地说，你们是和她一起工作的医生。我妈妈是个乐于奉献的人，正如她的一个朋友告诉我："她给了你很棒的生活。"这句话随意却深刻。确实如此，我一天天更深刻地认识到，她把可能的一切都给了我。事实上，她刚开始生病的几个月，甚至不想让我知道，直到海伦阿姨劝她告诉我。即使这样，她还是没让我看到最坏的方面。海伦和我成了侦探，我们把她病情发展和治疗过程的零碎信息拼凑起来，试图拼出她真实生活的完整图景。在她离去后的几星期里，我和海伦都在想，她是否一直在为我坚持？看着我乱七八糟的生活，她是否曾跟自己说"我不能死，他还需要我"？我们至今还会笑她为殡仪馆和丧葬仪式留下的大量字条，仿佛即便死去，她仍要承担家庭的责任。我们一直试图减轻她的负担，但没有用。

　　我相信我们最后几天的相处，可以让妈妈能更加放心地离开。对于妈妈而言，无论如何努力回报，总是觉得不够。我陪伴她的最后时光，是在她离世前两晚。她躺在客厅沙发上她最喜欢的位置，消瘦虚弱，像个孩子一样蜷缩着。我坐在她身边吃晚餐，她的护工尤拉莉在一旁处理种种事务。我有个听上去有点暗黑的想法，我觉得尤拉莉就像死亡的接生婆，像一种萨满，在生命的最后介入，引导他们走出死亡的恐惧和悲伤，帮他们维持现状并接受它，甚至引导他们所爱的人度过这一切。就像对我妈妈，尤拉莉非常体贴，她知道这种时候我妈妈需要什么。我跟妈妈聊了一会儿天，准备起身回我的公寓，尤拉莉让我给妈妈一个拥抱。妈妈一直都非常坚强独立，她时常逃避公开表达感情，在她需要时也很难发出信号。但我应该这样做。那时妈妈已经无法坐起身来，我坐到她旁边，把胳膊伸到她身下拥抱她，感受她骨瘦如柴的背部和虚弱无力的四肢。我看见她脸上泛起笑意，充满开心和满足地感叹："你很棒，你太棒了！"

我作为儿子，有时甚至对妈妈的痛苦挣扎一无所知，对于为我付出一生，给我全部关怀与慈爱的母亲，这就够了吗？不，永远不够。但向她表达感恩之情，至少能告诉妈妈，她的努力并非徒劳。她把我培养成人，在她最需要有人陪伴时，我会在她身边，她为此感到开心骄傲。

第二天，海伦去看她，她渐渐失去了意识。正如尤拉莉所说，她开始了她的旅程。她的姐妹和最好的朋友海伦，给了她踏上这神秘航程的力量。海伦跟她保证："我找到珍珠了。"那是传说中的传家宝，默契的玩笑让她们在最后的时光充满了欢笑。下午我在上班，给妈妈打电话，她很开心接到我的电话，她不知道我在哪，也不知道那天是什么日子，她想象着我所在的场景，她说："你在游行抗议吗？有很多人吗？"我很困惑，但没有否认。她为我感到骄傲，我很开心。

第二天一早，我接到尤拉莉的电话，说妈妈已濒临死亡。当我赶到时，妈妈呼吸困难，已经完全失去意识。海伦和我同父异母的哥哥尤金来到公寓，我们一起等待那一刻。尤拉莉知道时间到了，她让我躺在妈妈身边，握着她的手。我很感激。在妈妈渐渐离去时，我向她诉说着告别的话。

很奇怪，当时我为她抛弃我而感到愤怒。但当我写下这封信，我只感受到她给予我的慈爱。在她独自远走的最后时刻，一定感到了自由，就像她一直向往的飞鸟一样。想到这里，我感到些许慰藉。

※ ※ ※

安德鲁

阿莱娜（安德鲁的母亲）

我如何回想发生的事，我们做得对吗？现在我们知道怎么做会更好吗？我最不能接受的是他最后一次放疗。放疗医师走进来说："做或不做，这是你的选择。"我非常困惑，反问他："你会怎么选呢？"

到底是肿瘤还是放疗导致他无法吞咽？我认识一个人，他的侄子在29岁死于癌症，他们告诉他："你还有一个月时间。"在医生告诉他之前，他活得很好，可在那之后，他完全崩溃，不到20天就死了。安德鲁没有活下去的机会。如果他知道此事，会不会在16个月前就死去？作为母亲，我珍惜每一天，每一分钟，只要他还活着，我还能看到他。我在以色列认识一位老人，他患有胶质母细胞瘤，虽然坐在轮椅上，但过了六年还活着。我可以接受安德鲁坐轮椅，只要他还活着。

我真想知道怎样选择对他更好——治疗还是不治疗？直到最后一天，面对选择时，安德鲁都坚持："我想活下去，我会尽一切努力战胜癌症。"

阿兹拉，我得告诉你，没人对我说实话，没人告诉我真相。但就算他们说了，我又能怎么办？

最后一个晚上，陪着我的朋友跟我说："是时候让他走了。"我做不到。我一直怀着希望。当他问我："妈妈，就是这样了吗？"我能说什么？他还能走路去接受放疗，只是拄着拐杖而已。我们走出公寓，他转过来对我说："看来我中奖了，我没机会活下去了。"我说："这说不准的。健康的人也可能突然被车撞死。"

他父亲比我更能接受这一切。

安德鲁不曾失去希望。甚至吞咽测试失败时，他还想再试一次。

我一直在想，如果他没有存活机会，告诉他真相会让他在绝望中更快死去，那我们是否该给他安慰剂，而不是那些可怕的化疗、放疗？让他觉得自己在接受治疗就好，不会失去希望，也不会因绝望而加速死亡。何必要用那些有毒的治疗让他的生活更痛苦呢？

在第一轮手术和化疗、放疗之后，他开始遭受严重的头痛，我们给纽约综合医院打电话，并没有得到满意的答复。他们说可能是鼻窦感染，应该服用抗生素。但服药并没有效果，剧烈的头痛让他痛不欲生。我们打了好几次电话，他们态度很不好，在我接连打电话告诉他们安德鲁头疼得太厉害时，他们好像很不耐烦。最后，他们让我们去急诊室。那时他已经开始呕吐，几乎晕厥。在急诊室里，扫描显示肿瘤已全身转移。当 C. 医生发现安德鲁的肿瘤转移时，她非常难过。然后我们去了纽约医院，她再也没有问过安德鲁的情况，没有打过一个电话，更不会关心他是否还活着。我们和他们再也没有联络，至今想到他们那样对待安德鲁，我仍然感到恼怒。是的，我们需要希望，但也需要同情心。他们只知道按书里的流程做事，可惜他们的书里没有同情心。

纽约医院又怎么样呢？他的肿瘤医生就来过一次，开了几句玩笑就离开了，从此消失。就这样。从那之后，他再也没有出现。安德鲁住院三个月，经历了地狱般的痛苦，但他的肿瘤医生一次也没有来过。

※　※　※

凯特（安德鲁的姐姐）

　　安德鲁从未接受过他会死，所以我也不能。回想起来，他的遭遇是如此残酷。他接受了加州提供的含有四氢大麻酚（tetrahydrocannabinol，THC）的特殊药物，服药剂量很大，他讨厌吃这种药，药物让他时而精神亢奋时而昏昏欲睡，而我们根本不知道它到底有没有疗效。我只有两次见到他吓坏了。第一次是首次手术后，一天早上，我去康复中心看他，他哭了，抽泣道："为什么是我？我会死吗？"我不知该说些什么。难道我能说"是的，你要死了"？最后我说："我们都会死的。"在安德鲁生命的尽头，查尔斯和丽贝卡想让他知道自己时日无多，但谢赫不想让他知道。安德鲁喜欢被关注，却不愿被同情。他不想承认将要死去的事实，因为那会让人们同情他。这就是安德鲁。

　　第二次，当情况开始恶化，他抑郁了一个月。妈妈搬去跟他一起住，想要时刻陪着他。可他想争取个人空间，他觉得她在剥夺他的隐私和独立。有一次，安德鲁感觉好些了，我们一起吃午餐，我谈到了一些将来的事情，安德鲁说："你知道，我得一直跟这个病纠缠。"

　　每次医生告诉他不好的消息，他都那么悲伤失望。他总是回复说明天会不一样。他明白那对我和妈妈是多大的伤害，所以总是尽力表现得好像情况没那么糟。纽约综合医院和专科医院的医生都抛弃了他，这是伤害我们最深的事情。

※ ※ ※

谢赫（我们的女儿）

（2017 年 11 月 4 日，第 15 届哈维·普莱斯勒纪念研讨会开幕致辞）

我母亲家庭这边有个可爱的习俗，新生儿出生时，会有一个成年人在宝宝耳边低声念着伊斯兰的祷告。我出生时，护士把我递给母亲的姐姐来进行这个仪式，但我父亲中途拦截，把我从护士手中拽出来，在我耳边反复低声念叨："量子引力，量子引力！"你们相信吗？我爸爸教会我的第一个字母是引力 gravity 的首字母 G，我小时候还把它念成 glavity。这就是我父亲，一个彻头彻尾的科学家，对于通过不懈地努力追求知识、探索宇宙的奇迹和奥秘，他怀有无与伦比的尊重和欣赏。

对于父亲，真理重于一切。正是他给了我动力，投身于多媒体新闻事业，这是揭开科学、技术和医学之奥秘的平台。我的童年丰富多彩，我记得晚上去林肯公园动物园和水族馆游玩，还跟父亲一起参加了无数次家庭实验和科学展览。我读完医学预科，在悉达多·穆克吉博士的实验室工作了几年之后，终于在科学新闻领域找到了自己的事业理想。

跟随父亲的脚步，我最大的愿望是改善他人的生活。我父亲为此奉献一生。他在布鲁克林长大，他的父母逃过纳粹大屠杀，从东欧移民来到纽约。他在高中做了智商测试，得分极高。高中最后两年，他不再需要上任何科学课程，因为他已经比老师们还要了解大纲要求。15 岁时，他便决定将一生奉献给癌症研究。他从未后悔过。

他在芝加哥拉什大学癌症研究中心担任主任，毕生致力于治疗癌症，却在自己的黄金时期被这种疾病夺去了生命，这是多么残酷的讽刺啊！他确诊癌症时我才 3 岁，他去世时我才 8 岁。我的父母努力不在我面前提起"癌症"这个词，但我对父亲的大部分，或至少部分记忆，都与我们生活中这个无名的"那个"息息相关。

我那时年纪太小，不知道究竟发生了什么，但直觉告诉我事情非常糟糕。我能感受到母亲的挣扎，她经历了乐观、痛苦、恐惧、沮丧到最终绝望的阶段，而我父亲经历了仿佛无穷无尽的实验性治疗。这些是绝大多数癌症患者和照顾他们的人所经历的。

比如另一位患者，我最好的朋友安德鲁。2016 年春天，他的手臂出现麻木刺痛，为此他加强锻炼身体。一天下午，他在北部探望亲戚时，忽然感到右臂无力。他被送往纽约综合医院急诊室。几天之内，安德鲁四肢瘫痪，在他颈部发现了一个 9 厘米大的肿瘤。在紧急手术中，神经外科医生无法完全切除已经包裹了几节上椎骨的多形性胶质母细胞瘤。

接下来的一年充满了希望、恐惧、焦虑、惊慌、痛苦和更多的痛苦。真的太痛苦了。安德鲁接受一轮又一轮的化疗、放疗、免疫治疗，更多的手术，植入分流器，然后又是更多的化疗、放疗和免疫治疗。所有这些治疗的副作用都给安德鲁带来了极度痛苦的折磨，而肿瘤却继续增长。2017 年 8 月 25 日，他走了。他才 23 岁。在这段痛苦磨难中，家人、朋友从未离开安德鲁身边，而我印象最深的，是安德鲁的积极与无私。他从未对康复失去希望，和他在一起，即使是在重症监护室，也感觉就像平常我们在一起玩一样。他很少抱怨，总是把注意力从自己身上移开，去关心别人的事情。

我跟安德鲁、丽贝卡和查尔斯一起去欧洲旅行，那是我生命中最美好的时光。我们在柏林逛酒吧，在巴黎参观凡尔赛宫和卢浮宫，在伦敦的双层床上打架，超级开心。他生病时，我们一直陪着他的父母、祖母和妹妹。在纽约综合医院和纽约医院里，我们跟安德鲁一起说笑，又偷偷在候诊室里大哭，一想到安德鲁连自己的唾液都咽不下去就忍不住哽咽。我们整夜整夜地冒着冷汗，无法入眠，担心发生最坏的事情。

安德鲁和我的生日都在 12 月。唉，今年我 24 岁生日，爸爸和安德鲁都不会在我身边。我在安德鲁的坟前捡起一片黄玫瑰花瓣，交给我的母亲，让她永远保存，那时我意识到，从童年到走入成年，我的生活都被"那个"的侵入所标记，那个——癌症。这种致命疾病所造成的身心痛苦成为反映生活的棱镜，我被迫透过它来看待生活本身。这一切仿佛无解，对于我而言，生活永远不再如往常一样。

今天，我站在这里，恳求你们不要忘记哈维·普莱斯勒和安德鲁·斯鲁特斯凯的经历，不要忘记成千上万的癌症患者每天都在承受的苦痛折磨。我见证了父亲和安德鲁伟大的勇气和坚韧的意志，深深为之折服。让我们立下誓言，共同努力，不惜一切代价帮助所有癌症患者。

※ ※ ※

我讲述了男人、女人们面对死亡的故事。直到生命的最后一刻，这些非凡的灵魂以他们的镇定从容、尊严和勇气，深深感动并激励着他们身边的人。死亡不是失败，社会普遍否认死亡才是一种失败。希腊诸神无法接受死亡，但人类可以。

神明有尽数，唯凡人永生，

有人带着他人的死亡活着，

有人带着他人的生命死去。

　　　　　　　——赫拉克利特：著作残篇 DK-B62

结　语
黎明已至

    1988 年夏天，妈妈从卡拉奇来美国看我们。一个阳光灿烂的下午，我跟姐姐阿梅拉（Amera）、弟弟塔斯尼姆（Tasnim）一起带着妈妈在布法罗购物，塔斯尼姆是布法罗综合医院（Buffalo General Hospital）的心脏外科医生，主刀过数百例冠状动脉搭桥手术。在心脏移植领域，他的团队在纽约西区数一数二。有时候在商场里走不过 50 英尺（约 15.24 米），就会有之前的病人拦住他，热情地和他握手，满怀感激之情地向我们的母亲微笑，因为她的儿子英勇地拯救了他们的生命。当然，在家里，塔斯尼姆可没这么了不起，我们兄弟姐妹不愿让他冒出那种外科医生的上帝情结。我们在家庭聚会上毫不留情地取笑他。我姐姐苏格拉会故作天真地问："阿兹，怎么称呼两个查看心电图的心外科医生？"我会回答："双盲研究！"谢天谢地，塔斯尼姆比谁都更喜欢开玩笑，他会兴致勃勃地反击，对儿科医生（姐姐阿提娅）、放射科医生（妹妹苏格拉）和肿瘤科医生（我）说："据统计，你们 10 次注射有 9 次是'无效'注射[1]。"他喜欢用一些

---

[1]　英语中"无效"（vain）和"静脉"（vein）是同音词。——译注

我们谈论前男友的缩略词称呼我们，比如"嗨，NATO（光说不做）小队今晚打算干什么？"他还会亲切地问我们有没有听过那个笑话，机械师为心外科医生修摩托车，机械师说："医生，看看这引擎。我打开它的心脏，取出瓣膜，修复所有损伤，再放回去，修完后它就能正常工作，像新的一样。为什么我一年才赚 4 万美元，你一个月就赚这么多呢？"外科医生简单答道："试试在引擎运转状态下完成这些吧。"

在我们回家的路上，妈妈问了一个我一直害怕的问题。

"你在布法罗快 10 年了。我从没遇到过你的病人。为什么心脏病病人比癌症病人情况好这么多？"

她这一问直指问题核心，塔斯尼姆和我也经常谈到这个。我们的结论是，心脏病医生能清楚地认识到唯一有效的治疗方法是预防和早期干预。和癌症对等的心脏病，只有心脏严重受损，唯一可能的治疗方法是心脏移植。晚期癌症就像这种晚期心脏病，只有极端英勇的举措才有可能挽救生命。

"那你们为什么不找到早期诊断癌症的方法呢？"妈妈问。她很开心听到我一生致力于理解和治疗 MDS，正是为了在早期发现白血病，"那么，我很高兴你在美国。要说服你的同行改变他们的态度要容易一些。在巴基斯坦，这种制度可能一生都不会改变。"

妈妈经常询问我在 MDS 方面的进展。2002 年，在哈维去世前不到 3 个月，她去世了。在卡拉奇伊姆巴尔达的国防住房协会，我坐在她的棺木旁，感到一种奇异的孤独感。我深深地意识到我从她对我的无限信心中获得了多大的力量，我是多么期待我们每周的长途电话，我们谈天说地，特别是我的工作，她觉得很有意思。我们称她是家里的火箭科学家，这很有道理。

唉！在我的家乡，还有谁会等我呢？

等不到我的信，有谁会难过呢？

——阿拉马·伊克巴尔

※ ※ ※

我们为何不寻找早期诊断癌症的方法呢？

"狂妄傲慢，自以为是，轻视问题！"

这是罗伯特·温伯格（Robert Weinberg）的话。他是麻省理工学院（MIT）怀特海德生物医学研究所（Whitehead Institute for Biomedical Research）的创始人之一，美国国家科学奖章（National Medal of Science）和庆应医学奖（The Keio Medical Science Prize）获得者。他用这些词来描述分子生物学家的态度，早在 20 世纪 70 年代中期，分子生物学家如骑士一般骑着白马来到癌症领域，用他们的还原简化法来解决癌症问题。

毕竟我们都是还原论者，会把癌细胞分解到最小的分子细节，并得出关于癌症发展机制普遍适用的有用信息。我们可以从传统癌症研究人员累积了半个多世纪的现象学混乱中，以某种方式建立起逻辑秩序。

这样的傲慢没人会欣赏，所以我们极力掩饰。我们很清楚癌症研究领域的大佬们相当敏感，尽量不跟他们对抗。几代人辛苦工作，却在癌症是什么及它从何而来这样基础的问题上进展甚微，我们用分子生物学术语描述我们的工作，尽可能不让这些传统的癌症研究者感到威胁。我们都知道，对于复杂的问题给出简单的答案，会让大量传统癌症研究者感到难以接受。毕竟，如果我们成功了，会让他们中的许多人失业。

我认为我们需要自信，让我们相信自己能解开肿瘤疾病所表现出的无尽的复杂性。我们要忽略老派癌症研究者们一再提出的反对意见，他们说癌症太复杂，不能通过简单的分子机制来理解。是的，他们认为我们的还原论是头脑简单，或至少是相对简单。

我们看到，目前的癌症状况比 20 世纪 70 年代还要糟。即使在当下，95% 的实验性试验仍以失败告终。那 5% 的成功患者以承受种种副作用并花费数百万美元的代价延长了几个月的生存时间。这些疗法获得广泛宣传，大肆吹捧其改变范式，改变游戏规则。无论从道德或财政的角度来看，这种情况都极其不负责任。根据法律，FDA 在审批药物时只能考虑安全性和有效性数据，不能考虑价格问题。另外，如果同等疗效的高价和相对低价药物都得到 FDA 的批准，医疗保险必须覆盖更高价位的药物。我的同事安东尼奥·福霍（Antonio Fojo）是一名研究员和肿瘤学家，他曾在美国国家癌症研究所工作了 30 年。他回顾了一些新癌症治疗试验，并计算出清楚的医疗费用账单：

在肺癌试验中，总体生存时间仅平均提高了 1.2 个月。多活 1.2 个月的成本是多少呢？约 8 万美元。如果我们认为 1.2 个月值得这 8 万美元，那么根据外推法，延长生命 1 年需 80 万美元。美国每年有 55 万人死于癌症，要让他们延长 1 年生命，每年总共需要花费 4 400 亿美元，差不多是国家癌症研究所年预算的 100 倍。花费如此之高，

却一个人也治不好。

我最近的一次经历，印证了罗伯特·温伯格对肿瘤研究人员的批评。我接到一位年轻博士科学家的电话，他正准备提交美国国家卫生研究院（National Institutes of Health，NIH）的拨款申请。显然，他一直在动物模型中研究一个基因，现在看来该基因可能与 MDS 细胞的信号异常有关。他准备申请为期三年的资助。在前两年里，他将研究 MDS 小鼠模型中该基因的作用。如果在小鼠研究中发现其相关性，再进一步测试人类样本。我愿意为他提供所需样本吗？

当然。我愿意尽我所能帮助 MDS 患者，所以我一定会支持任何有兴趣研究这种疾病的研究者。我提出我愿意跟他合作，一起研究，而不只是盲目地交出极其珍贵的样本。为了收集这些样本，我的病人遭受了巨大的身体痛苦，我也付出了巨额的经济代价。自然，我难免担心样本可能会被缺乏经验的年轻研究者浪费在轻率的实验上。此外，我想跟他一起决定用这些样本研究什么以及如何进行研究。绝没有任何小鼠模型或组织培养细胞系能丝毫重现这种人类疾病。为什么要花费两年的宝贵资源，试图通过研究荒谬的人工系统，来确定这种基因在人类 MDS 中是否重要？更合理的做法是先研究人体组织，再确定是否有必要进行任何后续研究。

可惜，结果不尽如人意。这位年轻人对人类 MDS 疾病一无所知，除非他的小鼠模型能显示他的研究具有疾病相关性，否则他对进一步了解该疾病也并无兴趣。我主动提出见一面，讨论对于 MDS 患者而言，什么最重要，并确定他的研究兴趣如何与患者需求相匹配，他再次礼貌地拒绝了。他只想从我这里得到一份正式的支持信，拿去夹在他的拨款申请中，证明他在获得资助的第三年将使用人类样本。大多数拨款申请都遵循同样的套路，即造成大量的资源浪费。

一个领域发展的数十年间，不断偏离航线，我们已经远离初心。要改变现状，首先要睁开双眼，勇于直视现状。癌症研究已抵达荒谬悖理的新里程碑，试图通过简单直接的线性叙述，掌控无穷复杂的问题。这个领域已出现危机。我们在临床和基础科学研究中的种种荒诞行为，被一些听上去很重要的术语所掩盖，传递出令人安心的客观性——最佳实践、循证医学、精确肿瘤学、基因工程小鼠。这些委婉说辞不过是用来掩饰苦涩的真相——我们其实并没有比 50 年前更好的治疗方法。

1980 年，我在乔治·华盛顿大学待了一段时间，经常跟了不起的巴基斯坦裔神经外科医生阿尤布·汗·奥马亚（Ayub Khan Ommaya）博士共进午餐，他发明了欧马亚贮器（Ommaya reservoir），可以将药物注入脑内。他痴迷于与大脑有关的一切。我曾问过他，要了解意识根源，能还原到的最终层面是什么？"阿兹拉，一砖一瓦地拆开泰姬陵来发掘它的美丽之源，只会得到瓦砾废墟。大脑也是如此。集合所有简单的个体部分而涌现出的整体复杂性，正是其本质奥秘所在。"也正是因为这个原因，不可能通过还原简化法揭开癌症之奥秘。

癌症的出现是突然的，但它也是微小变化逐渐累积的结果，与衰老有着错综复杂的关联。每一个本身可能无关紧要的小变化，都会导致系统走向最终的不稳定。前文讲过沙堆及临界态的概念，解释了一粒沙子如何引发雪崩。同样，衰老的身体表面下，翻腾的生物扰动以缓慢无情的方式将系统推向临界态，一件原本无关紧要的小事也可能突然引发癌症。随着年龄的增长，自组织临界状态同时在细胞内部及其微环境中发展。还原主义呼吁找到"癌症基因"。但癌症之祸源未必是某个特定基因，只是最后一次突变在临界态引起灾难性的癌症转变，如最后一粒沙引发的雪崩。这一突变本身的致死率可能与细胞中其他无数种突变并无不同。比如，一个衰老细胞的出现会刺激垃圾收集系统，形成促炎土壤，对健康细胞毒性巨大，而该衰老细胞与之前数百万细胞并无不同。随着年龄的增长，整个系统、种子和土壤，就像不断堆积的沙堆，越来越容易发生不可预测的突然崩塌。真正的问题应该是：为什么不是"每一个"老人都会患癌症？答案是，将永久变异的种子与适当的有毒土壤放在一起，可能出现完美的"健康景观"，只是机会较少而已。

癌症与衰老是硬币的两面，彻底了解其中之一，便可自动揭示另一面的秘密。这也说明了癌症有多复杂。认为只要几个分子生物学家用心去做，就能解决癌症问题，简直太过狂妄自大。癌症是一个移动的目标，它奸诈狡猾，且在不断地发展进化，变换转移；它太过深奥而无法系统性解构，又太过复杂而不可能在实验室培养皿或动物模型中再现。

※ ※ ※

MDS 不一定转化为白血病，其本身也可能致命。我想要识别有患这种白血病前期疾病风险的个体，即识别前 MDS 状态。事实上，我们知道至少有一种此类高危群体——之前因其他癌症接受过放疗、化疗的患者有患 MDS 的轻微风险（1%～2%），有时 MDS 可能发生在放疗、化疗之后许多年。我想通过每年两次"液体活检"来监测癌症幸存者，确定 MDS 易感个体，寻找 MDS 相关的标记物。1988 年，我开始从治疗过乳腺癌、前列腺癌、肺癌、胃肠道癌和淋巴瘤的患者身上提取血液样本。我们在组织库中收集并存储了数百个此类样本，以及这些患者的临床信息。我申请了一笔资金，正式启动了 TIME（治疗诱导恶性肿瘤评估）中心，还得到了拉什大学妇女委员会极其慷慨的支持。

　　哈维去世后，我搬离芝加哥，把整个组织库都搬了过来。然而，尽管获得了机构审查委员会、医院律师和上百名管理人员的所有必要许可，但是当患者研究图表被装载到卡车上时，一名无关的护士长来到现场，决定要亲自处理此事。她通知我的项目主管娜奥米·加利利（Naomi Galili）和劳里·利萨克（Laurie Lisak），她发现一些搬运中的研究图表看起来比他们复制的患者的图表页数更多，在确认每一张图表都完全精确复制之前，她不能让他们离开学校。而且其中大部分是 TIME 中心患者的图表，当然，她所指差异事出有因；因为哈维的长期疾病和死亡带来的混乱，我们还没来得及整理研究图表，把资料电脑化，所以图表资料中包含所有研究数据及重复的临床记录，看起来会更厚一些。但她不想听任何解释，命令搬运工人把数百份研究文件搬下来，并承诺一旦澄清困惑就立刻放行。不用说的是，努力多年，我仍败给了制度上的繁文缛节。一切都是关于两个机构涉及知识产权和数据所有权的法律问题。写长信向机构审查委员会主席和大学的医学主席投诉，甚至向 FDA 上诉请求干预都是徒劳。由于学校的阻挠，TIME 中心的图表只能被废弃在芝加哥的仓库，而珍贵的样本也荒废在哥伦比亚大学的冰箱里。没有相应的临床信息，我们无法使用样本做任何事情。

　　在我无法运用宝贵的 TIME 中心样本时，我很高兴看到平卡尔·德赛（Pinkal Desai）领导的一项研究。德赛在妇女健康运动中取得的血液样本里发现了体细胞突变。有时，甚至早在这些人患上急性髓细胞性白血病的几年之前，这些突变就已经出现。这项研究证实了我 20 年前创立 TIME 中心的概念。今天，研究 TIME 中心的样本同样至关重要，因为其中许多人目前肯定已经患上 MDS，而我们错过了研究他们生理特征的黄金机会。这也是设计初始癌细胞检测策略所需要的关键生物标记信息。但又一次，正如詹姆斯·博兰（James Boran）所言，官僚主义成了润滑进步车轮的胶水。体制更倾向于保护机构，而不是保护病人。实验性试验的"知情同意"也是一个例子。如今，这些文件长达几十页，包含着一段又一段复制、粘贴的文字，冗长繁复，令人困惑，这些文件只为达到 NIH、FDA、IRB 和试验发起者的要求，却跟患者没什么关系。多数患者面对这些表格时困惑不已。根据法律，我们还必须坚持要求他们在签署文件前逐字逐句仔细阅读。我的一位病人绝望地举手投降："拉扎医生，我得先请个律师给我解释这文件。"

※　※　※

多年来我一直在谈论和写作有关癌症及其缺憾的问题，对听众和读者心中常见的误解非常熟悉。我不是说应该抛弃所有关于动物模型的科学研究，而是说动物模型对癌症药物的开发具有误导性和危害性，因为这种疾病无法在如此简单的人工系统中真实复制；我不是说除早期检测研究之外，其他所有癌症研究就都应停止，而是说必须为早期检测领域投入更多资源；我不是说像 CRISPR 这样的技术都是炒作，我承认作为一种分子生物学工具，CRISPR 的发现极具革命性，我是说要通过 CRISPR 对 DNA 进行剪切、粘贴，以此修复人类癌细胞，在将其商业化为数十亿美元市值的公司前，还有待更深入仔细地研究；我不是说癌症治疗全无进展，而是说进展太少，只是渐进式地缓慢进展，且始终无法治愈癌症，最多只能延长几个月的生存时间，以这种速度，在未来几十年里将需要更多时间才能产生实质性的改变。我不是说免疫疗法，特别是 CAR-T 细胞疗法只是被大众高估的空头支票，而是说到目前为止，它们只造福了一部分经过严格筛选的患者，这些疗法给患者带来可怕的生理毒性及沉重的心理、情感和财务负担，且仍然缺乏明确具体的目标识别，要成为临床常规治疗还有很长的路要走；我不是说癌症研究人员没有诚意，只受自私、贪婪所驱使，相反，绝大多数人都满怀真诚和善意，我是说传统癌症研究范式已经走向末路，走到了荒诞无理、摇摇欲坠的终点。整个社会都需要暂停下来，深入思考我们面临的挑战，了解癌症的整体复杂性，并承认目前我们甚至缺乏基本概念的架构来解决如此繁复的问题。公众应该要求他们所纳税款更多地用于支持研究人员开发癌症早期检测策略，而这并不需要对癌细胞中的每一个分子信号通路有细致复杂的理解。

※　※　※

我不可能在 30 岁时写出这本书。我成年后一直在这个领域工作，而现在的我甚至比年轻时更希望彻底改革当下的癌症文化。我知道，在整个领域，我的声音渺小而孤独，但我拒绝沉默。在职业生涯早期，我学到了深刻的一课，关于个人参与的力量。那是美国的一次国际会议，尽管遭到了强烈反对和联合抵制的威胁，会议仍坚持邀请了来自种族隔离盛行的南非的研究人员和肿瘤学家。抗议者被警告不要制造骚乱，医学无政治，癌症是全球问题，而提供演讲的平台之所以至关重要，是因为正是为了在国际化环境中对不同种族的癌症患者进行比较研究。南非白人团队在宽敞的大厅里展示他们的数据，数据表明当地班图人的食道癌发病率高于白人，气氛高度紧张。演讲结束时，全场一片寂静，直到一位年轻的非裔美国肿瘤学家举手站起来，平静而克制地大声问道："约翰逊博士，你认为班图人的食道癌发病率高是因为他们忍气吞声吗？"

没有绝望就没有行动主义，没有希望就没有绝望。绝望可以像希望一样，成为引发改变的强大引擎。在奥马尔和安德鲁的案例中，没有所谓最好的决定。问题不在于如何选择，而在于如何在希望和绝望中寻求平衡。一旦知道原发肿瘤没有完全清除，他们的选择就只剩下死于癌症或死于治疗。哪一种能少些痛苦？虚假的希望和积极的言辞都不是答案。芭芭拉·艾伦瑞克（Barbara Ehrenreich）在一篇文章中生动地描述了她确诊乳腺癌的经历："正如我心中的少年英雄加缪所写，'拒绝希望，不屈不挠，证明生活无须安慰'。从'拒绝希望'中获得力量，不抱希望，承认CAT扫描上的肿瘤充满危险，虎视眈眈，并据此计划自己的行动。"

若希望能帮助人们克服看似不可能的困难，绝望则能激发人们努力寻找解决方案。正是出于这个原因，苏非主义[1]的实践包括欢迎和忍受苦难。消极情绪若能推动改变，影响未来，那也有其存在的意义。在本体论的飞跃中，痛苦和绝望推动行为，寻求明确的解决方案，探索未来完全不同的可能性。讲述癌症难以解决的科学复杂性和人类痛苦的代价，以此撬开批判性思维的新方式，打开更宏伟的全球视野，以更积极的态度面对我们的世界。希望在未来一切可能的结果中，个人和社会都会发生积极的改变。我们能够，并一定会减轻癌症患者的痛苦。

从最开篇的段落起，这本书的责任就是记录经历过癌症痛苦的人深藏在心中的癌症体验。我自负地坚信，要推动社会和科学突破难挨的缓慢进展，实现量子飞跃，其引擎动力来自深刻的同理心。只有癌症患者所遭受的巨大痛苦才有力量点燃同理心，让人们要求实现紧迫的巨大变革。也只

---

[1] 苏非主义是伊斯兰教的神秘主义学说的统称，对伊斯兰教信仰赋予隐秘奥义，奉行苦行禁欲功修方式。

有这样，才能打破肿瘤学领域的狭隘与愚蠢。癌症的未来在于预防，我们应该通过识别初始癌细胞的最早标记来预防癌症，而不是追逐最后的癌细胞——从 1984 年开始，我一直坚持这样说，我还会继续坚持，直到有人听见。

> 对于有眼睛的人，黎明已至。
>
> ——阿里·伊本·艾比·塔利卜（Ali Ibn Abi Talib）

致　谢

　　我只用了三个月时间就完成了《第一个癌细胞》的初稿。我的侄子阿萨德·拉扎说："阿姨，您写这本书已经30年了，您只是在三个月内把它下载下来。"是的，我将这本书完全归功于我的患者们在过去30年对我生活的深远影响。很遗憾，愧对所有的承诺和奉献，我在改善他们的治疗结果方面成就寥寥。因此，我以承认自己的失败开始这一节，为没能提供更多帮助向所有的病人道歉。

　　但我真的努力了。只要有机会，我就公开谈论这些问题，写过大量文章指出当前癌症研究模式的各种弊病，上过广播和电视，发表过 TEDx 演讲，接受采访和播客。可结果呢？我没能改变许多人的想法。每个听我说话的人都深表同情，然后又回去做他们自己的事。我在回答2014年度"边缘基金会"问题时，终于有了一点点的突破。"有什么科学理念快退休了？"我回答："小鼠模型，这是众所周知的，只是大家避而不谈。"我的回答得到了媒体的注意，之所以它能引起关注是因为我的主张具有争议性。消极反应也比没有反应好。奥斯卡·王尔德说过："世上只有一件事比被人议论更糟，那就是没人议论。"我被美国公共广播电台（NPR）邀请，在《魔鬼经济学》广播节目上接受采访。我开始偶尔收到支持的信息。美国国家卫生研究所的艾伦·谢克特（Alan Schechter）和芝加哥大学的罗伯特·帕尔曼（Robert Perlman）对我揭露还原主义和在抗癌药物开发中使用小鼠模型这些问题的努力表示赞赏。

约翰·布罗克曼（John Brockman）是边缘基金会的创始人，他"经营着世界上最聪明的网站"。有天晚上，他带着妻子卡廷卡·美森（Katinka Matson）来到我的公寓，我们共进晚餐。"你希望为你的癌症患者找到更好的答案。你希望研究人员不要再摆弄小鼠模型。你想让肿瘤学家改变对待病人的态度。你想要的是癌症研究和治疗的范式转变。写一本书吧。只有像你这样的业内人士，才能提出这些问题。如果你的信息足够有说服力，公众会注意到的。那样才能开始对话。"卡廷卡温柔地鼓励我。而约翰素来直率，说话从不拐弯抹角，他亲切地拍了拍我的背，说："孩子，要么做，要么闭嘴。给我们一份提案。下星期内。"

由于我的工作日程非常繁忙，接诊病人、管理一个非常忙碌的癌症研究实验室，还有教学和行政职责，我的第一反应是向一位职业作家讲述我的故事。我打电话给好朋友扎拉·胡什曼德，她曾代笔过几本非常成功的书，但她说服我放弃了这个想法。谢谢你，扎拉！

我写信给我在意大利的弟弟阿巴斯寻求建议。阿巴斯是《3 夸克日报》网站的创始人，也是我最信任的主编。多年来，我在《3 夸克日报》上发表过不少原创文章，本书也收录了其中部分内容。阿巴斯博览群书，在科学和文学方面有着无与伦比的敏锐直觉。他说："阿兹拉，我得认真考虑你的问题，思考你是否要听约翰和卡廷卡的话。正好 3 秒。是的，他们太对了，马上行动起来。"阿萨德写过几本关于艺术和艺术家的好书，他说："阿兹拉，这是一本社会急需的书。根据我的经验，写完一般需要大约 18 个月。现在就开始吧。就把这些年来你一直告诉我们的话写下来，那就行了。去做吧。"我做到了。谢谢你们，约翰、卡廷卡和麦克斯·布罗克曼。谢谢，阿巴斯和阿萨德。

当我考虑给哈维用沙利度胺时，我给纽约凯特琳癌症中心淋巴瘤部门主任欧文·奥康纳打电话，寻求他的建议。我跟欧文素昧平生，但在我说明致电原因后，他给了我他家里的电话和手机号码，敦促我只要有需要，无论白天还是晚上，可以随时打电话给他。哈维患病期间，我联系过全国各地的同行，几乎都是这种反应，他们充满同情心，乐于提供帮助，无条件提供他们的时间和专业知识。我们到波士顿去见丹娜－法伯癌症研究院的约翰·格里本和大众综合医院的布鲁斯·查布纳；我们咨询了住在加利福尼亚的罗恩·列维，并打电话给哈维在纽约的多年挚友坎蒂·拉伊。后面几年里，坎蒂找了不少理由来到芝加哥，不仅为我们提供了专业的医疗建议，还在最需要的时刻，带来可贵的情感安慰。

尽管在那些日子里，我们习惯了悲伤，但全国各地的肿瘤学家以及当地的护士和医务人员、秘书和实验室助理、科学同事和拉什医院的行政官员们，都对我们表现出了极大的善意和关怀，用他们的关爱和帮助照亮了我们的生活。我深切地感谢拉克希米·温努高帕尔、塞拉·艾尔维、维拉·拉瓦那姆、苏尼尔·蒙德尔、劳里·利萨克、米妮·金、贝弗利·伯奇、克里斯·卡斯珀、娜奥米和尤里·加利利，他们一直在身边帮助哈维，紧握我的手给我鼓励，在我们因哈维的病情抽不开身时帮我们处理各种事务。哈维病了将近5年，其间无数次检查，上百次门诊就诊，数十次住院治疗，无论私下还是公开场合，记忆中我们从来不曾对医疗机构提出哪怕最轻微的抱怨。每个人所做的都超出我们的预期。史蒂夫·罗森医生、汉斯·克林格曼、帕拉梅斯瓦兰·温努高帕尔、贾米尔·沙莫、塞玛·辛格哈尔、杰耶什·梅塔、斯蒂芬妮·格雷戈里、西弗·基泽、拉斐尔·博洛，还有菲尔·博诺米，他们都像照顾家人一样照顾哈维。拉什大学校长利奥·赫尼科夫跟他聪慧的妻子卡罗尔·特拉维斯·赫尼科夫从各个不同层面给予我们非凡的友谊和支持。拉什医学院的主席斯图尔特·莱文是一位全能的智者，他是我们最有爱心的好朋友，对我们帮助巨大。在哈维生病的近5年里，斯图平和安静地带给我们力量和安慰，言语无法回报万一。哈维弥留之际，我打电话给斯图。他立刻来到我们身边，一直陪着我们，陪我签署死亡证明，办理完所有手续。

新基生物制药公司的创始人索尔·巴雷尔和首席医疗官杰里·泽尔迪斯，这两位富有远见的领导者将这家默默无闻的百万市值小公司发展成价值数百亿美元的全球生物制药巨头，他们在我最需要的时候伸出援手，为哈维提供沙利度胺和来那度胺。20年来，他们跟我一直是好朋友，他们的继任者马克·埃勒斯也是我的好友，他才华横溢，极富同情心。新基公司的穆罕默德·侯赛因与我也是数十年的老友。

西玛和瓦尼亚的出现真是上天的礼物。他们和我们一起度过了芝加哥最快乐的时光，又陪着我们一起走过那段心碎的历程，直到最后。哈维把他的火化交给了瓦尼亚。还要感谢我们的家人，如果没有姐夫塔里克·汗无条件的关爱、养育和仁慈，我不可能在美国生存下来。塔里克·汗不仅是一位训练有素的外科肿瘤医生，还是最好的急诊医生。萨拉、马克、瓦妮莎和我的兄弟姐妹们都一直跟我们保持着密切联系，他们经常到芝加哥看望哈维，此外，我还要向伊尔沙德和穆罕默德·蒙塔兹致以深深的感激。我的日常生活已经完全不能没有他们，当哈维失去行动能力时，他们对我们的付出和帮助无人能及。

这本书的早期读者包括我亲爱的兄弟姐妹们，阿梅拉、阿提娅、塔斯尼姆、贾维德、苏格拉、阿巴斯·拉扎和嫂子纳兹利·拉扎，他们为我提供了珍贵的反馈。其他早期阅读这本书的家人和朋友还包括赞尼布·比姆斯、加法尔·科尔布、穆萨·拉扎、泽赫拉·拉扎、坎蒂·拉伊、鲍勃·盖洛、玛丽·简·盖洛、娜奥米·加利利、西玛·汗、悉达多·穆克吉、达瑞尔·皮特、康妮·杨、内尔米恩·谢赫、斯塔夫鲁拉·库斯特尼、艾伦·科尔、大卫·斯特恩斯马、史蒂夫·罗森、坎迪·罗森、拉菲亚·扎卡里亚、艾蒂安·德·克拉拉、姗·里兹维、南希·巴赫拉赫、苏珊·贝茨、蒂托·福乔和安妮莎·哈桑。劳拉·克拉里奇读完第一章后给了我肯定和鼓励，之后一直支持我。伊万娜·克鲁兹和达瑞尔·皮特制作了多个漂亮的替代版本，帮助我确定封面设计。

阿卜杜拉·阿里就像是我的孩子，他是哥伦比亚大学 MDS 转化研究项目的主任。读完《第一个癌细胞》初稿之后，他给出了宝贵的意见。我最信任的好友和同事，MDS 研究项目的前任主任娜奥米·加利利也一样提出了天才的建议。阿卜杜拉给了我力量，让我继续一心一意追寻第一个癌细胞，他也同样受到鼓舞，赞同只追求对患者有益的理念。他是我的左右手，我的科学指南针。我对阿卜杜拉感激不尽，所以我要感谢我的幸运星艾蒂安，在我为娜奥米的退休而伤心时，是她把阿卜杜拉带进了我的生活。艾蒂安·德·克拉拉在科学方面天赋异禀，他拥有深刻敏感的灵魂。很幸运能拥有他这样的实验室同事，即使在我们最基础的研究工作中，他也坚持以病人为中心。

在哥伦比亚大学，我感谢医学主席唐·兰德里 10 年来对我的大力支持。感谢院长李·古德曼和我们部门的负责人加里·施瓦茨。他们尽量保护我不受不必要的官僚主义的纠缠，并真诚地赞赏我为病人所做的努力。我也非常感谢医学界和科学界众多优秀的同事们与我合作。多年来，一些同事已成为我的至交好友，包括格雷格·米尔斯、斯塔夫鲁拉·库斯特尼、康妮·杨、艾曼纽尔·帕塞格、乔·尤里奇、马克·希尼、妮可·拉曼娜、克雷格·布林德曼、哈姆扎·哈比卜、里卡多·达拉·法维拉、爱默生·林、查克·德雷克、苏珊·贝茨、蒂托·福霍、阿巴斯·曼吉和大卫·迪吉德。非常感谢我们办公室和诊所里的工作人员、护士和行政助理，他们都非常优秀，对病人充满同情，乐于奉献，令人敬畏。在癌症患者以外，正是这些无私、敬业的医护人员给了我写下这本书的灵感。

悉达多·穆克吉和萨拉·斯茨与我亲如家人，如悉达多所言："阿兹拉，你是我母亲和我的编辑的结合体。"在《众病之王：癌症传》之后挑战写一本关于癌症的书，简直自寻死路，尤其我还是悉达多的头号粉丝。我一生中最大的乐趣之一便是和悉达多待在一起，无论我们是反复讨论科学观点、在实验室会议上进行争论，还是讲着宝莱坞的笑话开怀大笑，或是在我的养子乌斯塔德·伊克拉克·侯赛因（UstadIkh laq Hussain）的陪伴下，聆听悉达多用锡塔尔琴演奏神圣的印度古典乐，沉浸其间，身心愉悦，一直到凌晨。

我最亲密的朋友萨拉·苏勒里·古德伊尔是《迦利布：优雅的认知》的合著者，她也阅读了早期的草稿，和我讨论了许多艰难的决定，给了我许多深刻有见地的建议。我在书写这本书的某些部分时，曾偶尔陷入悲伤，是她给了我精神上的支持。

我想感谢在我的一生中对我的思维方式影响至深的女性，我的母亲贝格姆·扎希尔·法蒂玛、我的妹妹苏格拉·拉扎、我的朋友西玛·汗、马利哈·侯赛因和萨拉·苏勒里·古德伊尔以及伟大的乌尔都语作家库尔拉图兰·海德尔（Qurratulain Hyder），对于我而言，她们是我的整个世界。对我早期思维影响最大的四位老师是卡马尔·杰汉、法哈特·阿齐兹·穆扎姆、尼哈特·阿弗洛兹和阿弗洛兹·贝格姆。

没有亲爱的家人和朋友，难以想象卡拉奇的生活会是怎样。感谢堂兄卡西姆·拉扎和堂嫂阿尔法·拉扎，感谢我的朋友西玛·汗、阿尼莎·阿西姆·海德尔、曼苏拉·艾哈迈德·谢赫、默赫·法蒂玛、尼加尔·卡恩、阿尼莎·侯赛因·哈桑、沙吉拉·汗、法鲁克·赛尔、塔希尔·阿尔维、迈赫罗·哈米德、塔里克·沙库尔、拉希德·约玛、希娜和杰米尔（吉米）·马利克。

从 2007 年我和谢赫扎德搬到这里的那一刻起，纽约就像我们的家一样亲切，这都是因为安妮斯和拉法特·马赫迪以及玛丽娜和肖卡特·法里德两对夫妇给予我们的友谊、温暖和保护。

在美国基础图书出版公司（Basic Books），莉兹·斯坦编辑了这本书的第一稿，我感谢她的认真工作和耐心阅读。莉兹、凯尔西·奥多奇克、瑞秋·菲尔德、梅丽莎·韦罗内西，还有文字编辑萨拉和克里斯·恩西他们都非常细致、周到，并一直全力支持我。

我的总编辑凯莱赫意识到病人的故事值得讲述，本书传递的信息及时而令人信服，从阅读我的写作计划的那一刻起，到这个最终版本，他一直监督着编辑的每个方面。我时常震惊于他对科学理解的深度，正是他带着细腻的敏感度，在反复阅读和编辑过程中，帮助我将一些晦涩的句子打磨精炼。我们的出版商劳拉·海默特（Lara Heimert）风格独特，智慧非凡，能迅速辨别好坏优劣。她在关键时刻介入，提出建议，发布命令，并在需要时亲切握手给我们鼓励。

感谢现在和未来所有的病人，你们的优雅无与伦比，无时不让我们深感谦卑。你们要知道，有成千上万的肿瘤学家准备倾听你们的心声，支持你们，还有成千上万的科学家正在竭尽全力为你们的问题寻找解决方案。感谢所有临床和基础癌症研究人员，以及所有的肿瘤医生，是你们辛勤工作、爱岗敬业、夜以继日地帮助癌症患者。我非常幸运，在过去 30 年里，有机会与许多杰出的同行进行交流。这本书在很大程度上归功于他们对我的教导和影响。

我最好的老师当然是哈维，他深刻地塑造了我的性格与思想。我很幸运，在刚刚 24 岁的年纪遇到一位如此特别的导师，他始终坚持认为：美德和对真理的严肃追求是唯一重要的事情，以及说到底，生命之美好莫过于成熟的亲密关系。

最后，我要感谢我的女儿谢赫扎德，感谢她对我无条件的爱和信心，她的智慧和勇气完全是哈维的翻版，这太惊人了。过去 20 年，她支持着我渡过种种难关。最重要的是，她眼睁睁地看着父亲和好友在痛苦折磨中悲惨死去，她目睹了癌症的残酷和可怕。希望她会继承父母的使命，永远保持敏感谦逊，尽一切可能帮助癌症患者。

参考文献

注：参考文献中的资料来源与它们在本书出现的顺序一致。

引言　从终至始

DeVita, Vincent T., Jr., Alexander M. M. Eggermont, Samuel Hellman, and David J. Kerr. "Clinical Cancer Research: The Past, Present and the Future." *Nature Reviews Clinical Oncology*. 11, no. 11 (2014): 663–669, 2014.

Horgan, John. "Sorry, but So Far War on Cancer Has Been a Bust." *Scientific American*, May 21, 2014.

El-Deiry, Wafik S. "Are We Losing the War on Cancer?" *Cancer Biology & Therapy* 14, no. 12(2013): 1189–1190.

Davis, Devra. *The Secret History of the War on Cancer*. New York: Basic Books, 2007.

Scannell, J. W., et al. "Diagnosing the Decline in Pharmaceutical R&D Efficiency." *Nature Reviews Drug Discovery* 11 (2012): 191–200.

Chandrasekar, Thenappan. "Why Are We Losing the War on Cancer?" 2018 European Society for Medical Oncology Congress (#ESMO18), October 19–23, 2018, Munich, Germany. www.urotoday.com/conference-highlights/esmo-2018/esmo-2018-prostate-cancer/107789-esmo-2018-why-we-are-losing-the-war-on-cancer.html.

Ehrenreich, Barbara. *Bright-Sided: How the Relentless Promotion of Positive Thinking Has*

Undermined America. New York: Metropolitan Books, 2009.

Baldwin, James. "Letter from a Region in My Mind." *New Yorker*, November 9, 1962.

Döhne, Hartmut, et al. "Diagnosis and Management of AML in Adults: 2017 ELN Recommendations from an International Expert Panel." *Blood* 129 (2017): 424−447.

LeBlanc, Thomas W., and Harry P. Erba. "Shifting Paradigms in the Treatment of Older Adults with AML." *Seminars in Hematology* 56, no. 2 (2019): 110−117.

Goldman, J. M. "Chronic Myeloid Leukemia: A Historical Perspective." *Seminars in Hematology* 47, no. 4 (2010): 302−311.

Lo−Coco, Francesco, and Laura Cicconi. "History of Acute Promyelocytic Leukemia: A Tale of Endless Revolution." *Mediterranean Journal of Hematology and Infectious Diseases* 3, no. 1 (2011): e2011067. doi:10.4084/MJHID.2011.067.

Mak, I. W., N. Evaniew, and M. Ghert. "Lost in Translation: Animal Models and Clinical Trials in Cancer Treatment." *American Journal of Translational Research* 6, no. 2 (2014): 114−118.

Wong, Chi Heem, Kien Wei Siah, and Andrew W. Lo. "Estimation of Clinical Trial Success Rates and Related Parameters." *Biostatistics* 20, no. 2 (2019): 273−286. https://doi.org/10.1093/biostatistics/kxx069.

Lowe, Derek. "A New Look at Clinical Success Rates." *Science Translational Medicine*, February 2, 2018. https://blogs.sciencemag.org/pipeline/archives/2018/02/02/a−new−look−at−clinical−success−rates.

Nixon, N. A. "Drug Development for Breast, Colorectal, and Non−Small Cell Lung Cancers from 1979 to 2014." *Cancer* 123, no. 23 (2017): 4672. www.nature.com/articles/nrd1470.

Hay, M., D. W. Thomas, J. L. Craighead, C. Economides, and J. Rosenthal. "Clinical Development Success Rates for Investigational Drugs." *Nature Biotechnology* 32 (2014): 40−51.

"95% of Promising Cancer Research Fails." Dying for a Cure, July 10, 2016. http://dyingforacure.org/blogs/95−promising−cancer−research−fails/.

Davis, C., et al. "Availability of Evidence of Benefits on Overall Survival and Quality of Life of Cancer Drugs Approved by European Medicines Agency: Retrospective Cohort Study of Drug Approvals 2009−13." *BMJ* (2017): 359. https://doi.org/10.1136/bmj.j4530.

Kola, I., and J. Landis. "Can the Pharmaceutical Industry Reduce Attrition Rates?" *Nature*

Reviews Drug Discovery 3 (2004): 711−716. www.bmj.com/content/359/bmj.j4530?_ ga=2.220433373.434514445.1555067451−1576958994.1555067451https://www.nature. com/articles/nrd1470.

Hay, M., et al. "Clinical Development Success Rates for Investigational Drugs." *Nature Biotechnology* 32, no. 1 (2014): 40−51.

Thomas, D. W., et al. *Clinical Development Success Rates* 2006−2015. www.bio.org/sites/ default/files/Clinical%20Development%20Success%20Rates%202006−2015%20−%20 BIO,%20Biomedtracker,%20Amplion%20 2016.pdf.

Siegel, R. L., et al. "Cancer Statistics 2018." CA 68, no. 1 (2018): 7−30.

Siegel, R. L., et al. "Cancer Statistics 2019." CA 69, no. 1 (2019): 7−34.

"Cancer Death Rates Vary Greatly Among US Counties." American Cancer Society. www. cancer.org/latest−news/cancer−death−rates−vary−greatly−among−us−counties.html.

Mokdad, A. H., et al. "Trends and Patterns of Disparities in Cancer Mortality Among US Counties, 1980−2014." *JAMA* 317, no. 4 (2017): 388−406. doi:10.1001/jama.2016.20324.

Maeda, Hiroshi, and Mahin Khatami. "Analyses of Repeated Failures in Cancer Therapy for Solid Tumors: Poor Tumor−Selective Drug Delivery, Low Therapeutic Efficacy and Unsustainable Costs." *Clinical and Translational Medicine* 7, no. 1 (2018): 11.

Fojo, T., and C. Grady. "How Much Is Life Worth: Cetuximab, Non−Small Cell Lung Cancer, and the $440 Billion Question." *Journal of the National Cancer Institute* 101, no. 15 (2009): 1044−1049.

Kantarjian, Hagop M., et al. "Cancer Research in the United States: A Critical Review of Current Status and Proposal for Alternative Models." *Cancer* 124, no. 14 (2018): 2881− 2889.

Carrera, P. M., et al. "The Financial Burden and Distress of Patients with Cancer: Understanding and Stepping−Up Action on the Financial Toxicity of Cancer Treatment." CA, January 16, 2018. https://doi.org/10.3322/caac.21443.

Fojo, T., et al. "Unintended Consequences of Expensive Cancer Therapeutics—The Pursuit of Marginal Indications and a Me−Too Mentality That Stifles Innovation and Creativity: The John Conley Lecture." *JAMA Otolaryngology—Head & Neck Surgery* 140, no. 12 (2014): 1225−1236.

Krummel, M. F., and J. P. Allison. "CD28 and CTLA−4 Have Opposing Effects on the

Response of T Cells to Stimulation." *Journal of Experimental Medicine* 182, no. 2 (1995): 459–465.

Davis, Daniel M. "The Rise of Cancer Immunotherapy: How Jim Allison Saved a Whole World." *Nautilus*, October 25, 2018.

Hutchinson, Lisa, and Rebecca Kirk. "High Drug Attrition Rates—Where Are We Going Wrong?" *Nature Reviews Clinical Oncology* 8, no. 4 (2011): 189–190.

Begley, G. C., and L. M. Ellis. "Raise Standards for Preclinical Cancer Research." *Nature* 483 (2012): 531–533.

Johnson, George. *The Cancer Chronicles: Unlocking Medicine's Deepest Mystery*. New York: Alfred A. Knopf, 2013.

Yong, Ed. "How to Fight Cancer When Cancer Fights Back." *Atlantic*, April 26, 2017.

Gilligan, A. M. "Death or Debt? National Estimates of Financial Toxicity in Persons with Newly-Diagnosed Cancer." *American Journal of Medicine* 131, no. 10 (2018): 1187–1199.

Baker, Monya. "1,500 Scientists Lift the Lid on Reproducibility. Survey Sheds Light on the 'Crisis' Rocking Research." *Nature, May* 25, 2016.

Cohen, J. D., et al. "Combined Circulating Tumor DNA and Protein Biomarker–Based Liquid Biopsy for the Earlier Detection of Pancreatic Cancers." *Proceedings of the National Academy of Sciences of the United States of America* 114, no. 38 (2017): 10202–10207.

Wang, Y., et al. "Detection of Tumor–Derived DNA in Cerebrospinal Fluid of Patients with Primary Tumors of the Brain and Spinal Cord." *Proceedings of the National Academy of Sciences of the United States of America* 112, no. 31 (2015): 9704–9709.

Bettegowda, C. "Detection of Circulating Tumor DNA in Early and Late Stage Human Malignancies." *Science Translational Medicine* 6, no. 224(2014): 224ra24.

Vogelstein, Bert, Nickolas Papadopoulos, Victor E. Velculescu, Shibin Zhou, Luis A. Diaz, Jr., and Kenneth W. Kinzler. "Cancer Genome Landscapes." *Science* 339, no. 6127 (2013): 1546–1558.

"At the Forefront of Cancer Genetics, Bert Vogelstein, MD, Calls for Focus on Early Detection and Prevention." *ASCO Post*, June 3, 2017. www.ascopost.com/issues/june–3–2017–narratives–special–issue/at–the–forefront–of–cancer–genetics–bert–vogelstein–md–

calls−for−focus−on−early−detection−and−prevention/.

DeVita, Vincent T., Jr., and Elizabeth DeVita−Raeburn. *The Death of Cancer*. New York: Sarah Crichton Books, 2015.

Ehrenreich, Barbara. *Natural Causes: An Epidemic of Wellness, the Certainty of Dying, and Killing Ourselves to Live Longer*. New York: Twelve, 2018.

第一章　奥马尔——生命之高贵

Sullivan, Thomas. "A Tough Road: Cost to Develop One New Drug Is $2.6 Billion; Approval Rate for Drugs Entering Clinical Development Is Less Than 12%." Policy and Medicine. www.policymed.com/2014/12/a−tough−road−cost−to−develop−one−new−drug−is−26−billion−approval−rate−for−drugs−entering−clinical−de.html.

DiMasi, J., et al. "Innovation in the Pharmaceutical Industry: New estimates of R&D Costs." *Journal of Health Economics* 47 (2016): 20−33.

Wong, Chi Heem, Kien Wei Siah, and Andrew W. Lo. "Estimation of Clinical Trial Success Rates and Related Parameters." Biostatistics 20, no. 2 (2019): 273−286. https://doi.org/10.1093/biostatistics/kxx069.

Kim, Chul, and Vinay Prasad. "Cancer Drugs Approved on the Basis of a Surrogate End Point and Subsequent Overall Survival." *JAMA Internal Medicine* 175, no. 12 (2015): 1992−1994.

Maeda, Hiroshi, and Mahin Khatami. "Analyses of Repeated Failures in Cancer Therapy for Solid Tumors: Poor Tumor−Selective Drug Delivery, Low Therapeutic Efficacy and Unsustainable Costs." *Clinical and Translational Medicine* 7, no. 1 (2018): 11.

Kumar, Hemanth, Tito Fojo, and Sham Mailankody. "An Appraisal of Clinically Meaningful Outcomes Guidelines for Oncology Clinical Trials." *JAMA Oncology* 2, no. 9 (2016): 1238−1240.

Thomas, D. W., et al. *Clinical Development Success Rates* 2006−2015. www.bio.org/sites/default/files/Clinical%20Development%20Success%20Rates%202006−2015%20−%20BIO,%20Biomedtracker,%20Amplion%202016.pdf.

Philippidis, Alex. "Unlucky 13: Top Clinical Trial Failures in 2017." *Genetic Engineering & Biotechnology News*. www.genengnews.com/a−lists/unlucky−13−top−clinical−trial−failures−of−2017/.

Szabo, Liz. "Dozens of New Cancer Drugs Do Little to Improve Survival, Frustrating Patients." KHS. https://khn.org/news/dozens−of−new−cancer−drugs−do−little−to−improve−survival−frustrating−patients/.

Rupp, Tracy, and Diana Zuckerman. "Quality of Life, Overall Survival, and Costs of Cancer Drugs Approved Based on Surrogate Endpoints." *JAMA Internal Medicine* 177, no. 2 (2017): 276−277. doi:10.1001/jamainternmed.2016.7761.

Davis, C., C. Naci, E. Gurpinar, et al. "Availability of Evidence on Overall Survival and Quality of Life Benefits of Cancer Drugs Approved by the European Medicines Agency: Retrospective Cohort Study of Drug Approvals from 2009−2013." BMJ (2017): 359.

Hall, Stephen S. *A Commotion in the Blood: Life, Death, and the Immune System*. New York: Henry Holt, 1997.

Sandomir, Richard. "Julie Yip−Williams, Writer of Candid Blog on Cancer, Dies at 42." *New York Times*, March 22, 2018. www.nytimes.com/2018/03/22/obituaries/julie−yip−williams−dies−writer−of−candid−blog−on−cancer.html.

Yip−Williams, Julie. *The Unwinding of the Miracle: A Memoir of Life, Death, and Everything That Comes After*. New York: Random House, 2019.

Carrel, Alexis. "On the Permanent Life of Tissues Outside of the Organism." *Journal of Experimental Medicine* 15, no. 5 (1912): 516−528.

Friedman, David M. *The Immortalists: Charles Lindbergh, Dr. Alexis Carrel, and Their Daring Quest to Live Forever*. New York: Ecco/HarperCollins, 2007.

Hayflick, L. "Mortality and Immortality at the Cellular Level. A Review." *Biochemistry* (Moscow) 62, no. 11 (1997): 1180−1190.

Hayflick, L. "The Limited In Vitro Lifetime of Human Diploid Cell Strains." *Experimental Cell Research* 37, no. 3 (1965): 614−636.

Scherer, W. F., J. T. Syverton, and G. O. Gey. "Studies on the Propagation In Vitro of Poliomyelitis Viruses. IV. Viral Multiplication in a Stable Strain of Human Malignant Epithelial Cells (Strain HeLa) Derived from an Epidermoid Carcinoma of the Cervix." *Journal of Experimental Medicine* 97, no. 5 (1953): 695−710.

Macville, M., E. Schröck, H. Padilla−Nash, C. Keck, B. M. Ghadimi, D. Zimonjic, N. Popescu, and T. Ried. "Comprehensive and Definitive Molecular Cytogenetic Characterization of HeLa Cells by Spectral Karyotyping." *Cancer Research* 59, no. 1

(1999): 141–150.

Landry J. J., P. T. Pyl, T. Rausch, T. Zichner, M. M. Tekkedil, A. M. Stütz, A. Jauch, R. S. Aiyar, G. Pau, N. Delhomme, J. Gagneur, J. O. Korbel, W. Huber, and L. M. Steinmetz. "The Genomic and Transcriptomic Landscape of a HeLa Cell Line." *G3: Genes, Genomes, Genetics* 3, no. 8 (2013): 1213–1224.

Skloot, Rebecca. *The Immortal Life of Henrietta Lacks*. New York: Crown / Random House, 2010.

Ben-David, U., et al. "Genetic and Transcriptional Evolution Alters Cancer Cell Line Drug Response." *Nature* 560 (2018): 325–330.

Gillet, Jean-Pierre, Sudhir Varma, and Michael M. Gottesman. "The Clinical Relevance of Cancer Cell Lines." *Journal of the National Cancer Institute* 105, no. 7 (2013): 452–458.

Capes-Davis, A., G. Theodosopoulos, I. Atkin, H. G. Drexler, A. Kohara, R. A. MacLeod, J. R. Masters, Y. Nakamura, Y. A. Reid, R. R. Reddel, and R. I. Freshney. "Check Your Cultures! A List of Cross-Contaminated or Misidentified Cell Lines." International Journal of Cancer 127, no. 1 (2010): 1–8.

Wilding, Jennifer L., and Walter F. Bodmer. "Cancer Cell Lines for Drug Discovery and Development." Cancer Research (2014). doi:10.1158/0008-5472.CAN-13-2971.

Kolata, Gina. "Hope in the Lab: A Special Report—A Cautious Awe Greets Drugs That Eradicate Tumors in Mice." New York Times, May 3, 1998.

"EntreMed Stock Rides Wave of Optimism About 2 Drugs." Los Angeles Times, May 5, 1998. www.latimes.com/archives/la-xpm-1998-may-05-fi-46397-story.html.

"Background on the History of the Mouse." National Human Genome Research Institute. December 2002. www.genome.gov/10005832/background-on-the-history-of-the-mouse/.

Ericsson, Aaron C., Marcus J. Crim, and Craig L. Franklin. "A Brief History of Animal Modeling." Missouri Medicine 110, no. 3 (2013): 201–205.

Pound, P., S. Ebrahim, P. Sandercock, M. B. Bracken, I. Roberts, and Reviewing Animal Trials Systematically (RATS) Group. "Where Is the Evidence That Animal Research Benefits Humans?" BMJ 328, no. 7438 (2004): 514–517.

Talmadge, J. E., et al. "Murine Models to Evaluate Novel and Conventional Therapeutic Strategies for Cancer." American Journal of Pathology 170, no. 3 (2007): 793–804.

Perlman, R. L. "Mouse Models of Human Disease." Evolution, Medicine and Public Health 2016, no. 1 (2016): 170−176.

Eruslanov, Evgeniy B., Sunil Singhal, and Steven Albelda. "Mouse Versus Human Neutrophils in Cancer—A Major Knowledge Gap." Trends in Cancer 3, no. 2 (2017): 149−160.

Day, C. P., G. Merlino, and T. Van Dyke. "Preclinical Mouse Cancer Models: A Maze of Opportunities and Challenges." Cell 163, no. 1 (2015): 39−53.

Shoemaker, R. H., A. Monks, M. C. Alley, D. A. Scudiero, D. L. Fine, T. L. McLemore, B. J. Abbott, K. D. Paull, J. G. Mayo, and M. R. Boyd. "Development of Human Tumor Cell Line Panels for Use in Disease−Oriented Drug Screening." *Progress in Clinical and Biological Research* 276 (1988): 265−286.

Monks, A., D. Scudiero, P. Skehan, R. Shoemaker, K. Paull, D. Vistica, C. Hose, J. Langley, P. Cronise, A. Vaigro−Wolff, et al. "Feasibility of a High Flux Anticancer Drug Screen Using a Diverse Panel of Cultured Human Tumor Cell Lines." *Journal of the National Cancer Institute* 83 (1991): 757−766.

Monks, A., D. A. Scudiero, G. S. Johnson, K. D. Paull, and E. A. Sausville. "The NCI Anti−Cancer Drug Screen: A Smart Screen to Identify Effectors of Novel Targets." *Anti−Cancer Drug Design* 12 (1997): 533−541.

Grever, M. R., S. A. Schepartz, and B. A. Chabner. "The National Cancer Institute: Cancer Drug Discovery and Development Program." *Seminars in Oncology* 19 (1992): 622−638.

Seok, Junhee. "Genomic Responses in Mouse Models Poorly Mimic Human Inflammatory Diseases." *Proceedings of the National Academy of Sciences of the United States of America* 110, no. 9 (2013): 3507−3512.

Begley, C. G., and L. M. Ellis. "Drug Development: Raise Standards for Preclinical Cancer Research." *Nature* 483, no. 7391 (2012): 531−533.

Santarpia, L., et al. "Deciphering and Targeting Oncogenic Mutations and Pathways in Breast Cancer." *Oncologist* 21 (2016):1063−1078.

DeVita, V. T., Jr., and E. Chu. "A History of Cancer Chemotherapy." *Cancer Research* 68 (2008): 8643−8653.

Sharpless, N. E., and R. A. Depinho. "The Mighty Mouse: Genetically Engineered Mouse Models in Cancer Drug Development." *Nature Reviews Drug Discovery* 5 (2006): 741−754.

Ben−David, Uri, et al. "Patient−Derived Xenografts Undergo Mouse−Specific Tumor

Evolution." *Nature Genetics* 49, no. 11 (2017): 1567−1575.

Izumchenko, E., et al. "Patient−Derived Xenografts Effectively Capture Responses to Oncology Therapy in a Heterogeneous Cohort of Patients with Solid Tumors." *Annals of Oncology* 28, no. 10 (2017): 2595−2605.

Tentler, John J., et al. "Patient−Derived Tumour Xenografts as Models for Oncology Drug Development." *Nature Reviews Clinical Oncology* 9, no. 6 (2012): 338−350.

Willyard, Cassandra. "The Mice with Human Tumours: Growing Pains for a Popular Cancer Model." *Nature* 560, no. 7717 (2018): 156−157.

van der Worp, H. B., et al. "Can Animal Models of Disease Reliably Inform Human Studies?" *PLOS Medicine* 7, no. 3 (2010): e1000245.

Francia, Giulio, and Robert S. Kerbel. "Raising the Bar for Cancer Therapy Models." *Nature Biotechnology* 28 (2010): 561−562.

Ledford, Heidi. "Cancer−Genome Study Challenges Mouse 'Avatars.' Grafting Human Cancer Cells into Mice Alters Tumour Evolution." *Nature*, October 9, 2017.

"NCI Awards Champions Oncology $2M SBIR Grant for Prostate Cancer Research." Genome Web. www.genomeweb.com/business−policy−funding/nci−awards−champions−oncology−2m−sbir−grant−prostate−cancer−research#.XJvLfFVKjIU.

Rubin, Eric H., and D. Gary Gilliland. "Drug Development and Clinical Trials—The Path to an Approved Cancer Drug." *Nature Reviews Clinical Oncology* 9 (2012): 215−222.

"Pharmaceutical Companies Acknowledge the Failure of Animal Models in their Drug Development Process, and Write About This Openly in the Scientific Literature." For Life on Earth. www.forlifeonearth.org/wp−content/uploads/2013/05/Pharmaceutical−Company−Quotes2.pdf.

Pippin, John J. "The Failing Animal Research Paradigm for Human Disease." *Independent Science News*, May 20, 2014.

O'Rourke, Meghan. "Doctors Tell All—And It's Bad." *Atlantic*, November 2014.

Guwande, Atul. *Being Mortal*. New York: Metropolitan Books, 2014.

Cochran, Jack. *The Doctor Crisis*. New York: Public Affairs, 2014.

Jauhar, Sandeep. *Doctored: The Disillusionment of an American Physician*. New York: Farrar, Straus and Giroux, 2015.

第二章　沙堆与癌症

Buchanan, Mark. *Ubiquity: The Science of History . . . or Why the World Is Simpler Than We Think*. New York: Crown, 2001.

Bak, Per. *How Nature Works*. Oxford, UK: Oxford University Press, 1996.

Weinberg, R. *One Renegade Cell: The Quest for the Origins of Cancer*. New York: Basic Books, 1998.

Mehta, Suketu. "Fire in the Belly: A Batch of Chili Proves Life−Affirming in More Ways Than One." *Saveur*, September 27, 2010. www.saveur.com/article/Kitchen/Fire−in−the−Belly.

Gibbs, W. Wayt. "Untangling the Roots of Cancer." *Scientific American*, July 1, 2008. www.scientificamerican.com/article/untangling−the−roots−of−cancer−2008−07/.

Weinberg, Robert. "How Cancer Arises." *Scientific American*, September 1996. https://courses.washington.edu/gs466/readings/Weinberg.pdf.

Mukherjee, Siddhartha. *The Emperor of All Maladies: A Biography of Cancer*. New York: Scribner, 2010.

Danaei, G., S. Vander Hoorn, A. D. Lopez, C. J. Murray, and M. Ezzati. "Comparative Risk Assessment Collaborating Group (Cancers). Causes of Cancer in the World: Comparative Risk Assessment of Nine Behavioural and Environmental Risk Factors." *Lancet* 366, no. 9499 (2005): 1784−1793.

Mukherjee, Siddhartha. *The Gene: An Intimate History*. New York: Scribner, 2016.

zur Hausen, H. "Condylomata Acuminata and Human Genital Cancer." *Cancer Research* 36, no. 794 (1976).

Poiesz, B. J., F. W. Ruscetti, A. F. Gazdar, P. A. Bunn, J. D. Minna, and R. C. Gallo. "Detection and Isolation of Type C Retrovirus Particles from Fresh and Cultured Lymphocytes of a Patient with Cutaneous T−Cell Lymphoma." *Proceedings of the National Academy of Sciences of the United States of America* 77, no. 12 (1980): 7415−7419.

Gallo, R. C. "History of the Discoveries of the First Human Retroviruses: HTLV−1 and HTLV−2." *Oncogene* 24 (2005): 5926−5930.

Moore, Patrick S., and Yuan Chang. "Why Do Viruses Cause Cancer? Highlights of the First

Century of Human Tumour Virology." *Nature Reviews Cancer* 10 (2010): 878–889.

Sansregret, Laurent, and Charles Swanton. "The Role of Aneuploidy in Cancer Evolution." *Cold Spring Harbor Perspectives in Medicine*. Published in advance, October 21, 2016. doi:10.1101/cshperspect.a028373.

Rous, P. "A Sarcoma of the Fowl Transmissible by an Agent Separable from the Tumor Cells." *Journal of Experimental Medicine* 13, no. 4 (1911): 397–399.

Rous, Peyton. "The Challenge to Man of the Neoplastic Cell." Nobel lecture, December 13, 1966. www.nobelprize.org/prizes/medicine/1966/rous/lecture/.

Kumar, Prasanna, and Frederick A. Murphy. "Francis Peyton Rous." *Emerging Infectious Diseases* 19, no. 4 (2013): 660–663. www.ncbi.nlm.nih.gov/pmc/articles/PMC3647430/.

Rubin, H. "The Early History of Tumor Virology: Rous, RIF, and RAV." *Proceedings of the National Academy of Sciences of the United States of America* 108 (2011): 14389–14396.

Weiss, R. A., and P. K. Vogt. "100 Years of Rous Sarcoma Virus." *Journal of Experimental Medicine* 208 (2011): 2351–2355.

Burkitt, D. "A Sarcoma Involving the Jaws in African Children." *British Journal of Surgery* 46, no. 197 (1958): 218–223.

Smith, Emma. "50 Years of Epstein–Barr Virus." Cancer Research UK. https://scienceblog. cancerresearchuk.org/2014/03/26/50–years–of–epstein–barr–virus/.

Javier, Ronald T., and Janet S. Butel. "The History of Tumor Virology." *Cancer Research* 68, no. 19 (2008): 7693–7706.

Bister, Klaus. "Discovery of Oncogenes: The Advent of Molecular Cancer Research." *Proceedings of the National Academy of Sciences of the United States of America* 112, no. 50 (2015): 15259–15260.

Lane, D., and A. Levine. "p53 Research: The Past 30 years and the Next 30 Years." *Cold Spring Harbor Perspectives in Biology* 2, no. 12 (2010): a000893. doi:10.1101/cshperspect. a000893.

Donehower, Lawrence A. "Using Mice to Examine p53 Functions in Cancer, Aging, and Longevity." *Cold Spring Harbor Perspectives in Biology* 1, no. 6 (2009): a001081.

Lane, David P., Chit Fang Cheok, and Sonia Lain. "p53–based Cancer Therapy." *Cold Spring Harbor Perspectives in Biology* 2, no. 9 (2010): a001222. doi:10.1101/cshperspect. a001222.

Bieging, Kathryn T., Stephano Spano Mello, and Laura D. Attardi. "Unravelling Mechanisms of p53-Mediated Tumour Suppression." *Nature Reviews Cancer* 14 (2014): 359-370.

Li, F. P., and J. F. Fraumeni. "Soft-Tissue Sarcomas, Breast Cancer, and Other Neoplasms. A Familial Syndrome?" *Annals of Internal Medicine* 71, no. 4 (1969): 747-752.

Hisada, M., J. E. Garber, F. P. Li, C. Y. Fung, and J. F. Fraumeni. "Multiple Primary Cancers in Families with Li-Fraumeni Syndrome." *Journal of the National Cancer Institute* 90, no. 8 (1998): 606-611.

Birch, J. M., A. L. Hartley, K. Tricker, J. Prosser, A. Condie, A. Kelsey, et al. "Prevalence and Diversity of Constitutional Mutations in the p53 Gene Among 21 Li-Fraumeni Families." *Cancer Research* 54, no. 5 (1994): 1298-1304.

Greicius, Julie. "And Yet, You Try: A Father's Quest to Save His Son." *Stanford Medicine: Diagnostics*, fall 2016. https://stanmed.stanford.edu/2016fall/milan-gambhirs-li-fraumeni-syndrome.html.

Haase, Detlef. "TP53 Mutation Status Divides Myelodysplastic Syndromes with Complex Karyotypes into Distinct Prognostic Subgroups." *Nature*, January 2019. www.nature.com/articles/s41375-018-0351-2

Martinez-Hoyer, Sergio, et al. "Mechanisms of Resistance to Lenalidomide in Del(5q) Myelodysplastic Syndrome Patients." *Blood* 126 (2015): 5228.

Abegglen, Lisa M., et al. "Potential Mechanisms for Cancer Resistance in Elephants and Comparative Cellular Response to DNA Damage in Humans." *JAMA* 314, no. 17 (2015): 1850-1860. doi:10.1001/jama.2015.13134.

Caulin, Aleah F., and Carlo C. Maley. "Peto's Paradox: Evolution's Prescription for Cancer Prevention." *Trends in Ecology & Evolution* 26, no. 4 (2011): 175-182. doi:10.1016/j.tree.2011.01.002.

Tollis, Marc, Amy M. Boddy, and Carlo C. Maley. "Paradox: How Has Evolution Solved the Problem of Cancer Prevention?" *BMC Biology* 15, no. 60 (2017).

Callaway, Ewen. "How Elephants Avoid Cancer. Pachyderms Have Extra Copies of a Key Tumour-Fighting Gene." *Nature*, October 8, 2015.

Armstrong, Susan. P53: *The Gene That Cracked the Cancer Code*. New York: Bloomsbury Sigma, 2016.

García-Cao, Isabel. "'Super p53' Mice Exhibit Enhanced DNA Damage Response, Are

Tumor Resistant and Age Normally." *EMBO Journal* 21, no. 22 (2002): 6225-6235.

Hogenboom, Melissa. "The Animals That Don't Get Cancer." BBC, October 31, 2015. www.bbc.com/earth/story/20151031-the-animal-that-doesnt-get-cancer.

Tomasetti, Cristian, Lu Li, Bert Vogelstein. "Stem Cell Divisions, Somatic Mutations, Cancer Etiology, and Cancer Prevention." *Science* 355, no. 331 (2017): 1330-1334.

Vogelstein, Bert, Nickolas Papadopoulos, Victor E. Velculescu, Shibin Zhou, Luis A. Diaz, Jr., and Kenneth W. Kinzler. "Cancer Genome Landscapes." *Science* 339, no. 6127 (2013): 1546-1558.

"New Study Finds That Most Cancer Mutations Are Due to Random DNA Copying 'Mistakes.'" Johns Hopkins Medicine, March 23, 2017. www.hopkinsmedicine.org/news/media/releases/new_study_finds_that_most_cancer_mutations_are_due_to_random_dna_copying_mistakes.

Yachida, S., S. Jones, I. Bozic, T. Antal, R. Leary, B. Fu, M. Kamiyama, R. H. Hruban, J. R. Eshleman, M. A. Nowak, V. E. Velculescu, K. W. Kinzler, B. Vogelstein, and C. A. Iacobuzio-Donahue. "Distant Metastasis Occurs Late During the Genetic Evolution of Pancreatic Cancer." *Nature* 467 (2010): 1114-1117.

Pienta, Ken, et al. "The Cancer Diaspora: Metastasis Beyond the Seed and Soil Hypothesis." *Clinical Cancer Research* 19, no. 21 (2013). doi:10.1158/1078-0432.CCR-13-2158.

McGranahan, Nicholas, and Charles Swanton. "Clonal Heterogeneity and Tumor Evolution: Past, Present, and the Future." *Cell* 168 (2017): 631.

Giam, Maybelline, and Giulia Rancati. "Aneuploidy and Chromosomal Instability in Cancer: A Jackpot to Chaos." *Cell Division* 10 (2015): 3. doi: 10.1186/s13008-015-0009-7.

"How Well Do We Understand the Relation Between Incorrect Chromosome Number & Cancer?" EurekAlert! https://www.eurekalert.org/pub_releases/2017-01/cshl-hwd011117.php.

Sheltzer, J. M., et al. "Single-Chromosome Gains Commonly Function as Tumor Suppressors." *Cancer Cell* 31, no. 2 (2017): 240-255. doi:10.1016/j.ccell.2016.12.004.

Ansari, David. "Pancreatic Cancer and Thromboembolic Disease, 150 Years After Trousseau." *Hepatobiliary Surgery and Nutrition* 4, no. 5 (2015): 325-335.

Campisi, Judith. "Aging, Cellular Senescence, and Cancer." *Annual Review of Physiology* 75 (2013): 685-705.

Lee, Seongju, and Jae-Seon Lee. "Cellular Senescence: A Promising Strategy for Cancer Therapy." *BMB Reports* 52, no. 1 (2019): 35-41.

Lan, Wei, and Ying Miao. "Autophagy and Senescence." *Senescence Signalling and Control in Plants* (2019): 239-253. https://doi.org/10.1016/B978-0-12-813187-9.00015-9.

Franceschi, Claudio, and Judith Campisi. "Chronic Inflammation (Inflammaging) and Its Potential Contribution to Age-Associated Diseases." *Journals of Gerontology: Series A* 69, supplement 1 (2014): S4-S9.

Harley, Calvin B., and Bryant Villeponteau. "Telomeres and Telomerase in Aging and Cancer." *Current Opinion in Genetics & Development* 5, no. 2 (1995): 249-255.

Blackburn, Elizabeth, and Elissa Epel. *The Telomere Effect: A Revolutionary Approach to Living Younger, Healthier, Longer.* New York: Grand Central Publishing, 2017.

Steensma, D., et al. "Clonal Hematopoiesis of Indeterminate Potential and Its Distinction from Myelodysplastic Syndromes." *Blood* 126 (2015): 9-16.

Jaiswal, S., et al. "Age-Related Clonal Hematopoiesis Associated with Adverse Outcomes." *New England Journal of Medicine* 371 (2014): 2488-2498.

Bertamini, L., et al. "Clonal Hematopoiesis of Indeterminate Potential (CHIP) in Patients with Coronary Artery Disease and in Centenarians. Further Clues Linking Chip with Cardiovascular Risk." *Blood* 130 (2017): 1144.

Thomas, Hugh. "Mutation and Clonal Selection in the Ageing Oesophagus." *Nature Reviews Gastroenterology & Hepatology* 16 (2019): 139.

Martincorena, I., et al. "Somatic Mutant Clones Colonize the Human Esophagus with Age." *Science* 362 (2018): 911-917.

Yokoyama, A., et al. "Age-Related Remodelling of Oesophageal Epithelia by Mutated Cancer Drivers." *Nature* 565 (2019): 312-317.

Malcovati, Luca, et al. "Clinical Significance of Somatic Mutation in Unexplained Blood Cytopenia." *Blood* 129 (2017): 3371-3378.

Fialkow, P. J., P. J. Martin, V. Najfeld, G. K. Penfold, R. J. Jacobson, and J. A. Hansen. "Evidence for a Multistep Pathogenesis of Chronic Myelogenous Leukemia." *Blood* 58 (1981): 158-163.

Gilliland, Gary D. "Nonrandom X-Inactivation Patterns in Normal Females: Lyonization Ratios Vary with Age." *Blood* 88, no. 1 (1996): 59-65.

Raza, Azra. "Consilence Across Evolving Dysplasias Affecting Myeloid, Cervical, Esophageal, Gastric and Liver Cells: Common Themes and Emerging Patterns." *Leukemia Research* 24, no. 1 (2000): 63−72.

第三章　N. 女士——上膛之枪

Montoro, Julia, Aslihan Yerlikaya, Abdullah Ali, and Azra Raza. "Improving Treatment for Myelodysplastic Syndromes Patients." *Current Treatment Options in Oncology* 19 (2018): 66. https://doi.org/10.1007/s11864−018−0583−4.

Fuchs, Ota, ed. *Recent Developments in Myelodysplastic Syndromes*. London: IntechOpen, 2019. doi:10.5772/intechopen.73936.

Platzbecker, U. "Treatment of MDS." *Blood* 133, no. 10 (2019): 1096−1107.

Ferrara. F., and O. Vitagliano. "Induction Therapy in Acute Myeloid Leukemia: Is It Time to Put Aside Standard 3 + 7?" *Hematological Oncology* (2019). doi:10.1002/hon.2615.

Cerrano, M., and R. Itzykson. "New Treatment Options for Acute Myeloid Leukemia in 2019." *Current Oncology Reports* 21, no. 2 (2019): 16. doi: 10.1007/s11912−019−0764−8.

Buccisano, F. "The Emerging Role of Measurable Residual Disease Detection in AML in Morphologic Remission." *Seminars in Hematology* 56, no. 2 (2019): 125−130. doi:10.1053/j.seminhematol.2018.09.001.

Almeida, A., P. Fenaux, A. F. List, A. Raza, U. Platzbecker, and V. Santini. "Recent Advances in the Treatment of Lower−Risk Non−Del(5q) Myelodysplastic Syndromes (MDS)." *Leukemia Research* 52 (2017): 50−57. doi:10.1016/j.leukres.2016.11.008.

"Luspatercept—Acceleron Pharma/Celgene Corporation." Adis Insight. https://adisinsight.springer.com/drugs/800029519.

Fenaux, P. "Luspatercept for the Treatment of Anemia in Myelodysplastic Syndromes and Primary Myelofibrosis." *Blood* 133, no. 8 (2019): 790−794. doi:10.1182/blood−2018−11−876888.

Prasad, Vinay. "Do Cancer Drugs Improve Survival or Quality of Life?" *BMJ* 359 (2017): https://doi.org/10.1136/bmj.j4528.

Prasad, Vinay, et al. "The High Price of Anticancer Drugs: Origins, Implications, Barriers, Solutions." *Nature Reviews Clinical Oncology* 14 (2017): 381−390. www.nature.com/

articles/nrclinonc.2017.31.

Keshavan, Meghana. "Did He Really Just Tweet That? Dr. Vinay Prasad Takes on Big Pharma, Big Medicine, and His Own Colleagues—With Glee." *Stat*, September 15, 2017.

"Exceptional Responders: Why Do Some Cancer Drugs Work for Them and Not Others?" Cancer Treatment Centers of America, March 8, 2018. www.cancercenter.com/community/blog/2018/03/why-do-some-cancer-drugs-work-for-them-and-not-others.

Milowsky, M. I., et al. "Phase Ⅱ Study of Everolimus in Metastatic Urothelial Cancer." *BJU International* 112, no. 4 (2013): 462–470.

"NCI Sponsored Trials in Precision Medicine." Division of Cancer Treatment and Diagnosis. https://dctd.cancer.gov/majorinitiatives/NCI-sponsored_trials_in_precision_medicine.htm#h06.

West, Howard. "Novel Precision Medicine Trial Designs Umbrellas and Baskets." *JAMA Oncology* 3, no. 3 (2017): 423. doi:10.1001/jamaoncol.2016.5299.

Marquart, John, et al. "Estimation of the Percentage of US Patients with Cancer Who Benefit From Genome-Driven Oncology." *JAMA Oncology* 4, no. 8 (2018): 1093–1098. doi:10.1001/jamaoncol.2018.1660.

Prasad, Vinay. "Perspective: The Precision-Oncology Illusion." *Nature* 537 (2016): S63.

Kaiser, Jocelyn. "A Cancer Drug Tailored to Your Tumor? Experts Trade Barbs Over 'Precision Oncology.'" *Science*, April 24, 2018. doi:10.1126/science.aat9794.

Harris, Lyndsay, et al. "Update on the NCI-Molecular Analysis for Therapy Choice (NCI-MATCH/EAY131) Precision Medicine Trial." *Pharmacogenetics, Pharmacogenomics, and Therapeutic Response* 17, supplement 1 (2018). doi:10.1158/1535-7163.TARG-17-B080.

Davis, C., et al. "Availability of Evidence of Benefits on Overall Survival and Quality of Life of Cancer Drugs Approved by European Medicines Agency: Retrospective Cohort Study of Drug Approvals 2009–13." *BMJ* 359 (2017). https://doi.org/10.1136/bmj.j4530.

Drilon, A., T. W. Laetsch, S. Kummar, et al. "Efficacy of Larotrectinib in TRK Fusion-Positive Cancers in Adults and Children." *New England Journal of Medicine* 378 (2018): 731–739. doi:10.1056/NEJMoa1714448.

Broderick, Jason M. "FDA Approves Larotrectinib for NTRK+ Cancers." OncLive,

November 26, 2018. www.onclive.com/web−exclusives/fda−approves−larotrectinib−for−ntrk−cancers.

Darwin, Charles. *On the Origin of Species*. Digireads.com.

Nowell, P. C. "The Clonal Evolution of Tumor Cell Populations." *Science* 194, no. 4260 (1976): 23−28.

Greaves, Mel, and Carlo C. Maley. "Clonal Evolution in Cancer." *Nature* 481 (2012): 306−313.

Janiszewska, Michalina, et al. "Clonal Evolution in Cancer: A Tale of Twisted Twines." *Cell Stem Cell* 16 (2015). https://doi.org/10.1016/j.stem.2014.12.011.

McGranahan, Nicholas, and Charles Swanton. "Clonal Heterogeneity and Tumor Evolution: Past, Present, and the Future." *Cell* 168, no. 4 (2017): 613−628.

Fidler, Isaiah J. "The Pathogenesis of Cancer Metastasis: The 'Seed and Soil' Hypothesis Revisited." *Nature Reviews Cancer* 3 (2003): 453−458.

Ribatti, D., et al. "Stephen Paget and the 'Seed and Soil' Theory of Metastatic Dissemination." *Clinical and Experimental Medicine* 6, no. 4 (2006): 145−149.

Fidler, Isiah J., et al. "The 'Seed and Soil' Hypothesis Revisited." *Lancet Oncology* 9, no. 8 (2008): 808.

Pienta, Ken, et al. "The Cancer Diaspora: Metastasis Beyond the Seed and Soil Hypothesis." *Clinical Cancer Research* 19, no. 21 (2013). doi:10.1158/1078−0432.CCR−13−2158.

Tiong, Ing S., et al. "New Drugs Creating New Challenges in Acute Myeloid Leukemia." *Genes, Chromosomes & Cancer* (2019). https://doi.org/10.1002/gcc.22750.

Kubal, Timothy Edward, et al. "Safety and Feasibility of Outpatient Induction Chemotherapy with CPX−351 in Selected Older Adult Patients with Newly Diagnosed AML." *Journal of Clinical Oncology* 36, supplement 15 (2018): e19013−e19013.

Levis, Mark. "Midostaurin Approved for FLT3−Mutated AML." *Blood* 129 (2017): 3403−3406.

第四章　姬蒂·C.——什么伤口需要永远慢慢愈合？

Profiles in Science. The Mary Lasker papers. US National Library of Medicine.

Wallace, Langley Grace. "Catalyst for the National Cancer Act: Mary Lasker." Albert and Mary Lasker Foundation. December 15, 2016. www.laskerfoundation.org/new-noteworthy/articles/catalyst-national-cancer-act-mary-lasker/.

"National Cancer Act of 1971." National Cancer Institute. https://dtp.cancer.gov/timeline/noflash/milestones/M4_Nixon.htm.

Holford, T. R. "Tobacco Control and the Reduction in Smoking-Related Premature Deaths in the United States, 1964-2012." *JAMA* 311, no. 2 (2014): 164-171. doi:10.1001/jama.2013.285112.

Kolata, Gina. "Advances Elusive in the Drive to Cure Cancer." *New York Times*, April 23, 2009.

Leaf, Clifton. *The Truth in Small Doses: Why We're Losing the War on Cancer—And How to Win*. New York: Simon & Schuster, 2013.

Baker, Monya. "1,500 Scientists Lift the Lid on Reproducibility: Survey Sheds Light on the 'Crisis' Rocking Research." *Nature* 533 (2016): 452-454. www.nature.com/news/1-500-scientists-lift-the-lid-on-reproducibility-1.19970.

DeVita, Vincent T., Jr., and Edward Chu. "A History of Cancer Chemotherapy." *Cancer Research* 68, no. 21 (2008). doi:10.1158/0008-5472.CAN-07-6611.

Gilligan, A. M. "Death or Debt? National Estimates of Financial Toxicity in Persons with Newly-Diagnosed Cancer." *American Journal of Medicine* 131, no. 10 (2018): 1187-1199.

Fojo, T., et al. "Unintended Consequences of Expensive Cancer Therapeutics—The Pursuit of Marginal Indications and a Me-Too Mentality That Stifles Innovation And Creativity: The John Conley Lecture." *JAMA Otolaryngology-Head & Neck Surgery* 140, no. 12 (2014): 1225-1236.

Marchetti, S., and J. H. M. Schellens. "The Impact of FDA and EMEA Guidelines on Drug Development in Relation to Phase 0 Trials." *British Journal of Cancer* 97 (2007): 577-581. www.nature.com/articles/6603925.

Kummar, Shivaani. "Compressing Drug Development Timelines in Oncology Using Phase '0' Trials." *Nature Reviews Cancer* 7 (2007): 131-139. www.nature.com/articles/nrc2066.

Murgo, J. A., et al. "Designing Phase 0 Cancer Clinical Trials." *Clinical Cancer Research* 14, no. 12 (2008).

Spector, Reynold. "The War on Cancer: A Progress Report for Skeptics." *Skeptical Inquirer*, January/February 2010.

Hitchens, Christopher. "Topic of Cancer." *Vanity Fair*, August 2010.

Adams, C. P., and V. V. Brantner. "Estimating the Cost of New Drug Development: Is It Really 802 Million Dollars?" *Health Affairs* (Millwood) 25, no. 2 (2006): 420–428.

第五章　JC——接触自然，世界亲如一家

"Donor Registry Data." U.S. Department of Health and Human Services. https://bloodcell.transplant.hrsa.gov/research/registry_donor_data/index.html.

Koutsavlis, Ioannis. "Transfusion Thresholds, Quality of Life, and Current Approaches in Myelodysplastic Syndromes." *Anemia*, 2016, article ID 8494738. doi:10.1155/2016/8494738.

Black Bone Marrow.com. http://blackbonemarrow.com/.

Poynter, J. N., M. Richardson, M. Roesler, C. K. Blair, B. Hirsch, P. Nguyen, A. Cioc, J. R. Cerhan, and E. Warlick. "Chemical Exposures and Risk of Acute Myeloid Leukemia and Myelodysplastic Syndromes in a Population–Based Study." *International Journal of Cancer* 140, no. 1 (2017): 23–33. doi:10.1002/ijc.30420.

Murphy, T., and K. W. L. Yee. "Cytarabine and Daunorubicin for the Treatment of Acute Myeloid Leukemia." *Expert Opinion on Pharmacotherapy* 18, no. 16 (2017): 1765–1780. doi:10.1080/14656566.2017.1391216.

John Steele. The Man Who Would Tame Cancer: Patrick Soon–Shiong is opening a new front in the war on the deadly disease. *Nautilus*, January 28, 2016.

Steele, John. "The Man Who Would Tame Cancer: Patrick Soon–Shiong Is Opening a New Front in the War on the Deadly Disease." *Nautilus*, January 28, 2016.

Raza, A., et al. "Apoptosis in Bone Marrow Biopsy Samples Involving Stromal and Hematopoietic Cells in 50 Patients with Myelodysplastic Syndromes." *Blood* 86, no. 1 (1995): 268–276.

Raza, A., et al. "Novel Insights into the Biology of Myelodysplastic Syndromes: Excessive Apoptosis and the Role of Cytokines." *International Journal of Hematology* 63, no. 4 (1996): 265–278.

Raza, A., et al. "Thalidomide Produces Transfusion Independence in Long Standing

Refractory Anemias of Patients with Myelodysplastic Syndromes." *Blood* 98, no. 4 (2001): 958–965.

Raza, A., and N. Galili. "The Genetic Basis of Phenotypic Heterogeneity in Myelodysplastic Syndromes." *Nature Reviews Cancer* 12, no. 12 (2012): 849–859. doi:10.1038/nrc3321.

第六章　安德鲁——诚实是一种选择吗?

Wen, P. Y., and S. Kesari. "Malignant Gliomas in Adults." *New England Journal of Medicine* 359 (2008): 492–507.

Stewart, L. A. "Chemotherapy in Adult High–Grade Glioma: A Systematic Review and Meta–Analysis of Individual Patient Data from 12 Randomised Trials." *Lancet* 359 (2002): 1011–1018.

Kübler–Ross, Elisabeth. On Death and Dying. New York: Scribner, 1997.

Izard, Jason, and D. Robert Siemens. "What's in Your Toolkit? Guiding Our Patients Through Their Shared Decision–Making." *Canadian Urological Association Journal* 12, no. 10 (2018): 294–295.

Hagedoorn, Mariët, Ulrika Kreicbergs, and Charlotte Appel. "Coping with Cancer: The Perspective of Patients' Relatives." *Acta Oncologica* 50, no. 2 (2011): 205–211.

Wohlfarth, Philipp, et al. "Chimeric Antigen Receptor T–Cell Therapy—A Hematological Success Story." *Memo* 11, no. 2 (2018): 116–121. doi:10.1007/s12254–018–0409–x.

Titov, Aleksei, et al. "The Biological Basis and Clinical Symptoms of CAR–T Therapy–Associated Toxicities." *Cell Death & Disease* 9 (2018): article 897.

Fried, Shalev, et al. "Early and Late Hematologic Toxicity Following CD19 CAR–T Cells." *Bone Marrow Transplantation*, 2019. https://doi.org/10.1038/s41409–019–0487–3.

Brudno, Jennifer N., and James N. Kochenderfer. "Chimeric Antigen Receptor T–Cell Therapies for Lymphoma." *Nature Reviews Clinical Oncology* 15 (2018): 31–46.

Mahadeo, K. M. "Management Guidelines for Paediatric Patients Receiving Chimeric Antigen Receptor T Cell Therapy." *Nature Reviews Clinical Oncology* 16 (2019): 45–63.

Hoos, A. "Development of Immuno–oncology Drugs—From CTLA4 to PD1 to the Next Generations." *Nature Reviews Drug Discovery* 15, no. 4 (2016): 235–247.

Coulie, P. G., B. J. Van den Eynde, P. van der Bruggen, and T. Boon. "Tumour Antigens

Recognized by T Lymphocytes: At the Core of Cancer Immunotherapy." *Nature Reviews Cancer* 14, no. 2 (2014): 135–146.

Schmidt, Charles. "The Struggle to Do No Harm in Clinical Trials: What Lessons Are Being Learnt from Studies That Went Wrong?" *Nature*, December 20, 2017.

Maude, S. L., et al. "Tisagenlecleucel in Children and Young Adults with B–Cell Lymphoblastic Leukemia." *New England Journal of Medicine* 378, no. 5 (2018): 439–448.

Editorial. "CAR T–Cell Therapy: Perceived Need Versus Actual Evidence." *Lancet Oncology* 19, no. 10 (2018): 1259.

Osorio, Joana. "Cancer Immunotherapy Research Round–Up: Highlights from Clinical Trials." *Nature*, December 20, 2017.

Barreyro, L., T. M. Chlon, and D. T. Starczynowski. "Chronic Immune Response Dysregulation in MDS Pathogenesis." *Blood* 132, no. 15 (2018): 1553–1560.

Almasbak, Hilde, et al. "CAR T Cell Therapy: A Game Changer in Cancer Treatment." *Journal of Immunology Research* 2016, article 5474602. doi:10.1155/2016/5474602.

Sun, Shangjun, et al. "Immunotherapy with CAR–Modified T Cells: Toxicities and Overcoming Strategies." *Journal of Immunology Research*, 2018, article 2386187. doi:10.1155/2018/2386187.

Doudna, Jennifer A., and Samuel H. Sternberg. *A Crack in Creation: Gene Editing and the Unthinkable Power to Control Evolution*. Boston: Houghton Mifflin Harcourt, 2017.

Haapaniemi, Emma, Sandeep Botla, Jenna Persson, Bernhard Schmierer, and Jussi Taipale. "CRISPR–Cas9 Genome Editing Induces a p53–Mediated DNA Damage Response." *Nature Medicine*, 2018. doi:10.1038/s41591–018–0049–z.

Shin, Ha Youn, et al. "CRISPR/Cas9 Targeting Events Cause Complex Deletions and Insertions at 17 Sites in the Mouse Genome." *Nature Communications* 8 (2017): article 15464.

Kosicki, Michael, et al. "Repair of Double–Strand Breaks Induced by CRISPR–Cas9 Leads to Large Deletions and Complex Rearrangements." *Nature Biotechnology* 36 (2018): 765–771.

第七章　哈维——死亡凝视他，他亦凝视死亡

Weir, Hannah K., et al. "The Past, Present, and Future of Cancer Incidence in the United States: 1975 Through 2020." *Cancer* 121, no. 11 (2015): 1827−1837. doi:10.1002/cncr.29258.

By the Numbers: NCI Budget Breakdown, FY 2018. doi:10.1158/2159−8290. CD−NB2019−002.

Aparicio, Samuel, and Carlos Caldas. "The Implications of Clonal Genome Evolution for Cancer Medicine." *New England Journal of Medicine* 368 (2013): 842−851. doi:10.1056/NEJMra1204892.

Walter, M. J., et al. "Clonal Architecture of Secondary Acute Myeloid Leukemia." *New England Journal of Medicine* 366 (2012): 1090−1098.

Ruiz, C., E. Lenkiewicz, L. Evers, et al. "Advancing a Clinically Relevant Perspective of the Clonal Nature of Cancer." *Proceedings of the National Academy of Sciences of the United States of America* 108 (2011): 12054−12059.

Cohen, Jon. "'It's Sobering': A Once−Exciting HIV Cure Strategy Fails Its Test in People." *Science*, July 25, 2018. doi:10.1126/science.aau8963.

Crowley, E., et al. "Liquid Biopsy: Monitoring Cancer−Genetics in the Blood." *Nature Reviews Clinical Oncology* 10 (2013): 472−484.

Bleyer, Archie, and H. Gilbert Welch. "Effect of Three Decades of Screening Mammography on Breast−Cancer Incidence." *New England Journal of Medicine* 367, no. 21 (2012): 1998−2005.

Miller, Anthony B., et al. "Twenty Five Year Follow−Up for Breast Cancer Incidence and Mortality of the Canadian National Breast Screening Study: Randomised Screening Trial." *British Medical Journal* 348 (2014): 366.

Fagin, Dan. *Toms River: A Story of Science and Salvation*. Washington, DC: Island Press, 2014.

Ilic, D., M. Djulbegovic, J. H. Jung, et al. "Prostate Cancer Screening with Prostate−Specific Antigen (PSA) Test: A Systematic Review and MetaAnalysis." *BMJ* 362 (2018): k3519.

Loud, Jennifer, and Jeanne Murphy. "Cancer Screening and Early Detection in the 21st Century." *Seminars in Oncology Nursing* 33, no. 2 (2017): 121−128.

Adami, Hans−Olov, et al. "Towards an Understanding of Breast Cancer Etiology." *Seminars in Cancer Biology* 8, no. 4 (1998): 255−262.

Esserman, Laura J. "Overdiagnosis and Overtreatment in Cancer: An Opportunity for Improvement." *JAMA* 310, no. 8 (2013): 797.

Autier, P., and M. Boniol. "Effect of Screening Mammography on Breast Cancer Incidence." *New England Journal of Medicine* 368 (2013): 677−679. https://citeseerx.ist.psu.edu/viewdoc/download?doi=10.1.1.691.3537&rep=rep1&type=pdf.

Das, Srustidhar, and Surinder K. Batra. "Understanding the Unique Attributes of MUC16 (CA125): Potential Implications in Targeted Therapy." *Cancer Research*, 2015. doi:10.1158/0008−5472.CAN−15−1050.

Leaf, Clifton. *The Truth in Small Doses: Why We're Losing the War on Cancer—And How to Win*. New York: Simon & Schuster, 2013.

Adami, Hans−Olov, et al. "Time to Abandon Early Detection Cancer Screening." *European Journal of Clinical Investigation*, December 19, 2018. https://onlinelibrary.wiley.com/doi/full/10.1111/eci.13062.

Kopans, D. B. "Breast Cancer Screening: Where Have We Been and Where Are We Going? A Personal Perspective Based on History, Data and Experience." *Clinical Imaging* 48 (2018): vii−xi.

Malvezzi, M., et al. "European Cancer Mortality Predictions for the Year 2019 with Focus on Breast Cancer." *Annals of Oncology*, March 19, 2019. https://doi.org/10.1093/annonc/mdz051.

Malvezzi, M., et al. "European Cancer Mortality Predictions for the Year 2018 with Focus on Colorectal Cancer." *Annals of Oncology* 29, no. 4 (2018): 1016−1022.

Prasad, V. "Why Cancer Screening Has Never Been Shown to 'Save Lives' —And What We Can Do About It." *BMJ* 352 (2016). https://doi.org/10.1136/bmj.h6080.

Narod, S. A., et al. "Why Have Breast Cancer Mortality Rates Declined?" *Journal of Cancer Policy* 5 (2015): 8−17. https://doi.org/10.1016/j.jcpo.2015.03.002.

Colantonio, S., et al. "A Smart Mirror to Promote a Healthy Lifestyle." *Biosystems Engineering 138* (2015): 33−43.

Iverson, N. M., et al. "In Vivo Biosensing Via Tissue Localizable Near Infrared Fluorescent Single Walled Carbon Nanotubes." *Nature Nanotechnology* 8 (2013): 873−880.

Gambhir, Sanjiv Sam. "Toward Achieving Precision Health." *Science Translational Medicine* 10, no. 430 (2018): 3612. doi:10.1126/scitranslmed.aao3612.

Wong, D. "Saliva Liquid Biopsy for Cancer Detection." Paper presented at the American Association for the Advancement of Science 2016 Annual Meeting, Washington, DC, February 11–15, 2016.

Johnson, J. "Intelligent Toilets, Smart Couches and the House of the Future," *Financial Post*, June 6, 2012. http://business.financialpost.com/uncategorized/intelligent–toilets–smart–couches–and–the–house–of–the–future.

Wang, Lulu. "Microwave Sensors for Breast Cancer Detection." *Sensors* 18, no. 2 (2018): 655. https://doi.org/10.3390/s18020655.

Hsu, Jeremy. "Can a New Smart Bra Really Detect Cancer?" *Live Science*, October 17, 2012.

Kahn, N., et al. "Dynamic Nanoparticle–Based Flexible Sensors: Diagnosis of Ovarian Carcinoma from Exhaled Breath." *Nano Letters* 15, no. 10 (2015): 7023–7028.

Czernin, Johannes, and Sanjiv Sam Gambhir. "Discussions with Leaders: A Conversation Between Sam Gambhir and Johannes Czernin." *Journal of Nuclear Medicine* 59, no. 12 (2018): 1783–1785. doi:10.2967/jnumed.118.221648.

Vermesh, Ophir, et al. "An Intravascular Magnetic Wire for the High–Throughput Retrieval of Circulating Tumour Cells In Vivo." *Nature Biomedical Engineering* 2, no. 9 (2018): 696–705.

Ferrari, E., et al. "Urinary Proteomics Profiles Are Useful for Detection of Cancer Biomarkers and Changes Induced by Therapeutic Procedures." *Molecules* 24, no. 4 (2019): 794. https://doi.org/10.3390/molecules 24040794.

Colditz, Graham A., Kathleen Y. Wolin, and Sarah Gehlert. "Applying What We Know to Accelerate Cancer Prevention." *Science Translational Medicine*, 4, no. 127 (2012): 127rv4.

Wan, J. C., et al. "Liquid Biopsies Come of Age: Towards Implementation of Circulating Tumour DNA." *Nature Reviews Cancer* 17 (2017): 223–238.

Bianchi, D. W. "Circulating Fetal DNA: Its Origin and Diagnostic Potential—A Review." *Placenta* 25, supplement (2004): S93–S101. https://doi.org/10.1016/j.placenta.2004.01.005.

Jahr, S., et al. "DNA Fragments in the Blood Plasma of Cancer Patients: Quantitations and Evidence for Their Origin from Apoptotic and Necrotic Cells." *Cancer Research* 61 (2001): 1659–1665.

Thierry, A. R., et al. "Clinical Validation of the Detection of KRAS and BRAF Mutations from Circulating Tumor DNA." *Nature Medicine* 20 (2014): 430–435.

Ding, L., M. C. Wendl, J. F. McMichael, and B. J. Raphael. "Expanding the Computational Toolbox for Mining Cancer Genomes." *Nature Reviews Genetics* 15, no. 8 (2014): 556–570.

Murtaza, M., et al. "Non–Invasive Analysis of Acquired Resistance to Cancer Therapy by Sequencing of Plasma DNA." *Nature* 497 (2013): 108–112.

Siravegna, Giulia, et al. "Integrating Liquid Biopsies into the Management of Cancer." *Nature Reviews Clinical Oncology* 14 (2017): 531–548.

Taylor, D. D., and C. Gercel–Taylor. "MicroRNA Signatures of Tumor–Derived Exosomes as Diagnostic Biomarkers of Ovarian Cancer." *Gynecologic Oncology* 110 (2008): 13–21.

Yuan, Zixu. "Dynamic Plasma MicroRNAs Are Biomarkers for Prognosis and Early Detection of Recurrence in Colorectal Cancer." *British Journal of Cancer* 117 (2017): 1202–1210.

Hinkson, I., IV, et al. "A Comprehensive Infrastructure for Big Data in Cancer Research: Accelerating Cancer Research and Precision Medicine." *Frontiers in Cell and Developmental Biology*, September 21, 2017. https://doi.org/10.3389/fcell.2017.00083.

Philippidis, Alex. "Next–Gen Diagnostics: Thermo Fisher Scientific, University Hospital Basel Partner to Develop, Validate NGS Cancer Diagnostics." *Clinical OMICs* 4, no. 3 (2017). https://doi.org/10.1089/clinomi.04.03.17.

BloodPac: Blood Profiling Atlas in Cancer. www.bloodpac.org.

Liu, M. C., et al. "Plasma Cell–Free DNA (cfDNA) Assays for Early MultiCancer Detection: The Circulating Cell–Free Genome Atlas (CCGA) Study." *Annals of Oncology* 29, supplement 8 (2018): mdy269.048. https://doi.org/10.1093/annonc/mdy269.048.

Sallam, Reem M. "Proteomics in Cancer Biomarkers Discovery: Challenges and Applications." *Disease Markers*, 2015, article 321370. http://dx.doi.org/10.1155/2015/321370.

Taylor and Gercel–Taylor. "MicroRNA Signatures."

Peng, Liyuan. "Tissue and Plasma Proteomics for Early Stage Cancer Detection." *Molecular Omics* 14 (2018): 405–423. doi:10.1039/C8MO00126J.

Tajmul, M. D., et al. "Identification and Validation of Salivary Proteomic Signatures for Non–Invasive Detection of Ovarian Cancer." *International Journal of Biological Macromolecules* 108 (2018): 503–514.

Simpson, R. J., S. S. Jensen, and J. W. Lim. "Proteomic Profiling of Exosomes: Current Perspectives." *Proteomics* 8 (2008): 4083−4099.

Chen, Ziqing, et al. "Current Applications of Antibody Microarrays." *Clinical Proteomics* 15, no. 7 (2018). https://doi.org/10.1186/s12014−018−9184−2.

Halvaei, S. "Exosomes in Cancer Liquid Biopsy: A Focus on Breast Cancer." *Nucleic Acid* 10 (2018): 131−141.

Xu, Rong, et al. "Extracellular Vesicles in Cancer—Implications for Future Improvements in Cancer Care." *Nature Reviews Clinical Oncology* 15, no. 10 (2018): 617−638.

Valentino, A., et al. "Exosomal MicroRNAs in Liquid Biopsies: future biomarkers for Prostate Cancer." *Clinical and Translational Oncology* 19 (2017): 651−657.

Rajagopal, C., and K. B. Harikumar. "The Origin and Functions of Exosomes in Cancer." *Frontiers in Oncology*, March 20, 2018. https://doi.org/10.3389/fonc.2018.00066.

Rani, S., et al. "Isolation of Exosomes for Subsequent mRNA, MicroRNA, and Protein Profiling." *Methods in Molecular Biology* 784 (2011): 181−195.

Liu, F., U. Demirci, and S. S. Gambhir. Exosome−Total−Isolation−Chip (ExoTIC) Device for Isolation of Exosome−Based Biomarkers. US patent application 16/073,577, filed 2019.

Alix−Panabieres, C., and K. Pantel. "Circulating Tumor Cells: Liquid Biopsy of Cancer." *Clinical Chemistry* 59 (2013): 110−118.

Green, B. J., et al. "Beyond the Capture of Circulating Tumor Cells: NextGeneration Devices and Materials." *Angewandte Chemie International Edition* 55 (2016): 1252−1265. https://onlinelibrary.wiley.com/doi/full/10.1002/anie.201505100%4010.1002/%28ISSN%291521−3773.Microfluidics.

Vona, G., et al. "Isolation by Size of Epithelial Tumor Cells: A New Method for the Immunomorphological and Molecular Characterization of Circulating Tumor Cells." *American Journal of Pathology* 156, no. 1 (2000): 57−63.

Paterlini−Brechot, Patrizia, and Naoual Linda Benali. "Circulating Tumor Cells (CTC) Detection: Clinical Impact and Future Directions." *Cancer Letters* 253, no. 2 (2007): 180−204.

Hood, Leroy, and Stephen H. Friend. "Predictive, Personalized, Preventive, Participatory (P4) Cancer Medicine." *Nature Reviews Clinical Oncology* 8 (2011): 184−187.

Cohen, J. D., et al. "Combined Circulating Tumor DNA and Protein Biomarker−Based

Liquid Biopsy for the Earlier Detection of Pancreatic Cancers." *Proceedings of the National Academy of Sciences of the United States of America* 114, no. 38 (2017): 10202–10207. https://doi.org/10.1073/pnas.1704961114.

Wang, Qing, et al. "Mutant Proteins as Cancer-Specific Biomarkers." *Proceedings of the National Academy of Sciences of the United States of America* 108, no. 6 (2011): 2444–2449. https://doi.org/10.1073/pnas.1019203108.

Lennon, A. M., et al. "The Early Detection of Pancreatic Cancer: What Will It Take to Diagnose and Treat Curable Pancreatic Neoplasia?" *Cancer Research* 74, no. 13 (2014): 3381–3389.

Moses, H., 3rd, E. R. Dorsey, D. H. Matheson, and S. O. Thier. "Financial Anatomy of Biomedical Research." *JAMA* 294, no. 11 (2005): 1333–1342.

Claridge, Laura. *Emily Post: Daughter of the Gilded Age, Mistress of American Manners*. New York: Random House, 2008.

后记　告别之后，悲伤难言

Kübler-Ross, Elisabeth, and David Kessler. *On Grief and Grieving: Finding the Meaning of Grief Through the Five Stages of Loss*. New York: Scribner, 2005.

Robinson, Katherine. "Robert Frost: 'The Road Not Taken.' Our Choices Are Made Clear in Hindsight." Poetry Foundation, May 27, 2016. www.poetryfoundation.org/articles/89511/robert-frost-the-road-not-taken.

"Fairfield Minuteman Archives, Feb 12, 2004, p. 40." Newspaper Archive. https://newspaperarchive.com/fairfield-minuteman-feb-12-2004-p-40/.

Lang, Joel. "Barbara Griffiths: Downsizing Gives Artist Pause to Ponder Her Life and Her Art." CT Post, August 14, 2016. https://www.ctpost.com/living/article/Barbara-Griffiths-Downsizing-gives-artist-pause-9141213. php.

Sontag, Susan. *Illness As Metaphor*. New York: Farrar, Straus and Giroux, 1978.

Adams, Lisa Bonchek. *Persevere: A Life with Cancer*. Lancaster, PA: Bonchek Family Foundation, 2017.

结语　黎明已至

Weinberg, Robert A. "Coming Full Circle—From Endless Complexity to Simplicity and Back Again." *Cell* 157, no. 1 (2014): 267–271.

Fojo, Tito, and Christine Grady. "How Much Is Life Worth: Cetuximab, Non-Small Cell Lung Cancer, and the $440 Billion." *JNCI: Journal of the National Cancer Institute* 101, no. 15 (2009): 1044–1048. https://doi.org/10.1093/jnci/djp177.

Yachida, S., S. Jones, I. Bozic, T. Antal, R. Leary, B. Fu, M. Kamiyama, R. H. Hruban, J. R. Eshleman, M. A. Nowak, V. E. Velculescu, K. W. Kinzler, B. Vogelstein, and C. A. Iacobuzio-Donahue. "Distant Metastasis Occurs Late During the Genetic Evolution of Pancreatic Cancer." *Nature* 467 (2010): 1114–1117.

Desai, Pinkal, et al. "Somatic Mutations Precede Acute Myeloid Leukemia Years Before Diagnosis." *Nature Medicine* 24 (2018): 1015–1023.

Ehrenreich, Barbara. "Pathologies of Hope." *Harper's*, February 1, 2007. http://barbaraehrenreich.com/hope/.

Ibn Abi Talib, Ali. *Nahjul Balagha: Peak of Eloquence*. India: Alwaaz International, 2010.

缩略词对照表

缩略词	英文全称	中文翻译
AML	acute myelocytic leukemia	急性髓细胞性白血病
ALL	acute lymphoblastic leukemia	急性淋巴细胞白血病
CAR-T	chimeric antigen receptor T-cell	嵌合抗原受体 T 细胞
CCGA	the Circulating Cell-free Genome Atlas	循环游离基因图谱
CDX	cell line - derived xenografts	细胞系异种移植
CEA	carcinoembryonic antigen	癌胚抗原
cfDNA	cell-free DNA	游离 DNA
cffDNA	cell-free fetal DNA	游离胎儿 DNA
CHIP	clonal hematopoiesis of indeterminate potential	意义不明的克隆性造血
CR	complete remission	完全缓解
CRISPR	clustered regularly interspaced short palindromic repeats	规律间隔成簇短回文重复序列
CTC	circulating tumor cell	循环肿瘤细胞
ctDNA	circulating tumor DNA	循环肿瘤 DNA
DIC	disseminated intravascular coagulation	弥散性血管内凝血
DNA	deoxyribonucleic acid	脱氧核糖核酸
FDA	Food and Drug Administration	美国食品药品监督管理局
HHV-8	human herpes virus 8	人类疱疹病毒 8 型
HTLV-1	human T-cell lymphotropic virus type-1	人类嗜 T ［淋巴］细胞病毒 -1
ICU	intensive care unit	重症监护室

IGF-I	insulin-like growth factor I	胰岛素样生长因子 I
IRB	Institutional Review Board	机构审查委员会
ISET	isolation by size of epithelial tumor	上皮性肿瘤隔离
LFS	Li-Fraumeni syndrome	利－弗劳梅尼综合征
MDS	myelodysplastic syndrome	骨髓增生异常综合征
MICU	medical intensive care unit	内科重症监护室
MRD	minimal residual disease	微小残留病变
MRI	magnetic resonance imaging	磁共振成像
NCI	National Cancer Institute	美国国家癌症研究所
NIH	National Institutes of Health	美国国家卫生研究所
NIPS	non-invasive prenatal screening	非侵入性产前筛查
PDX	patient-derived xenograft	患者来源异种移植
PSA	prostate specific antigen	前列腺特异性抗原
RNA	ribonucleic acid	核糖核酸
RSV	Rous sarcoma virus	劳斯肉瘤病毒
TGF-β	transforming growth factor-β	转化生长因子－β
TNF	tumor necrosis factor	肿瘤坏死因子
TSG	tumor suppressor gene	抑癌基因